改訂新版

胃手術後の人の献立カレンダー

朝 昼 夕

女子栄養大学出版部

手術後の体力を回復し、さまざまな手術後の後遺症を克服するには、充分なエネルギーと必要な栄養素をきちんと確保することがたいせつです。
この本では退院直後の5回食から4回食まで、回復の段階に合わせ献立を紹介しています。
バランスのよい食品選びは家族の健康維持にも役立ちます。

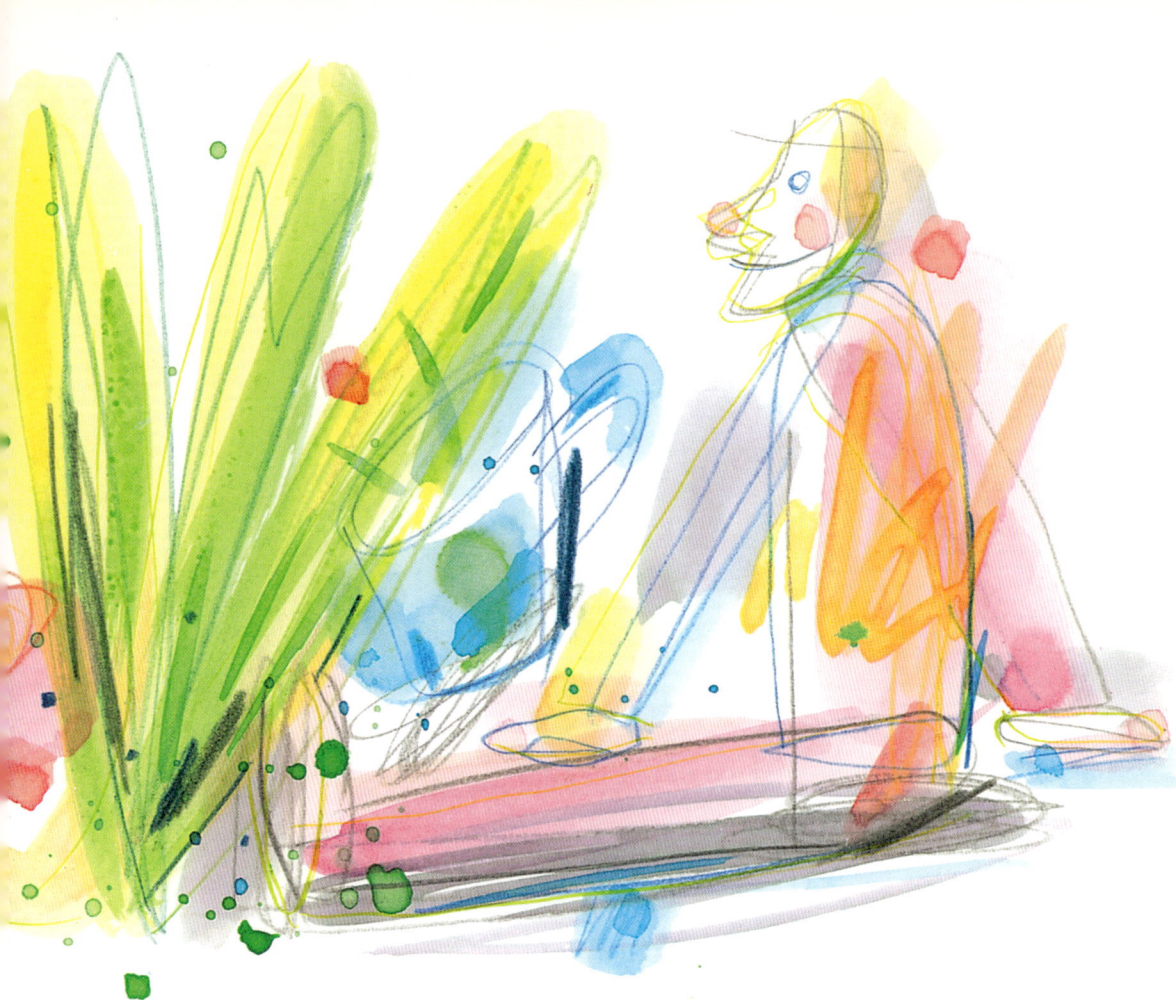

はじめに

　胃は栄養をとるための重要な器官です。胃の手術後はその程度にもよりますが、食事から体が必要とするだけの栄養分、特にエネルギーをとるのは容易ではありません。ちょっとしたことで負担が増えたためにたいへん苦しい思いをすることがあるので、心配で食べられなくなります。容量も機能も落ちている胃や胃を失った消化管をかばいながら、充分な栄養分、特にエネルギーをとるためには細心の注意が必要です。

　私たちは一刻一刻エネルギーを使いながら生きているのです。エネルギーが足りなくなるとその蓄えである体脂肪ばかりか、体そのものである体たんぱく質までエネルギーにして使い込んでしまい、やせて体力が低下し、そのことで消化力まで下がるという悪循環に陥りやすいのです。

　栄養が充分にとれて初めて体重も体力も回復できるのです。特に初めのころはたいへんです。しかし、1日も早く食事がとれるようにならないと回復が遅れて余病も招きかねません。本書はこのような難しい食生活を迫られている胃手術後のかたがたにお役に立つことを願って作りました。

女子栄養大学学長・医学博士　香川芳子

CONTENTS 目次

四群点数法でバランスよく

栄養バランスよく食べるために
食品を4グループに分ける食事法――4
80kcal＝1点とする点数法で1日の食事量をカウント――6

胃手術後の人の四群別食品選び

胃手術後の食事キーポイント――8
家族とはここが違う！　胃手術後の食品構成――10
栄養流動食を活用して消化器への
負担少なく、バランス栄養補給――12
♠ 第1群　卵、乳・乳製品のとり方――14
♥ 第2群　魚介類のとり方――16
♥ 第2群　肉類、豆・豆製品のとり方――18
♣ 第3群　野菜のとり方――20
♣ 第3群　芋、果物、きのこ、海藻のとり方――22
♦ 第4群　穀類のとり方――24
♦ 第4群　油脂・砂糖類のとり方――26
体に必要な量を覚えるには「計る」ことを習慣に――28
献立表の見方――30

前期　おかゆ・5回食の献立――32
前期　ごはん・5回食の献立――50
後期　ごはん・4回食の献立――92
手作りの間食　前期向き――118
　　　　　　　後期向き――120
間食に市販品を利用して手軽に栄養補給を――122
ぐあいが悪いときこそたいせつな栄養確保――124
外食するなら、ここに注意を――126
胃手術後に起こりやすい体の悩みトラブル――129
体を動かすことが、手術後の後遺症を軽減させる――134
献立作成にすぐ役立つ栄養価一覧――136
流動栄養食品などの栄養価一覧とお問い合わせ先――154
食品1点重量早見表――159～156

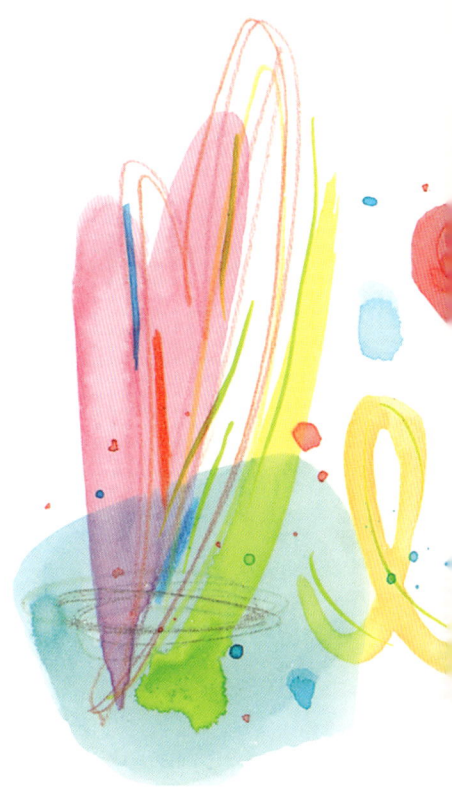

栄養バランスよく食べるために食品を4グループに分ける食事法

四群点数法でバランスよく

卵 乳・乳製品　栄養を完全にする

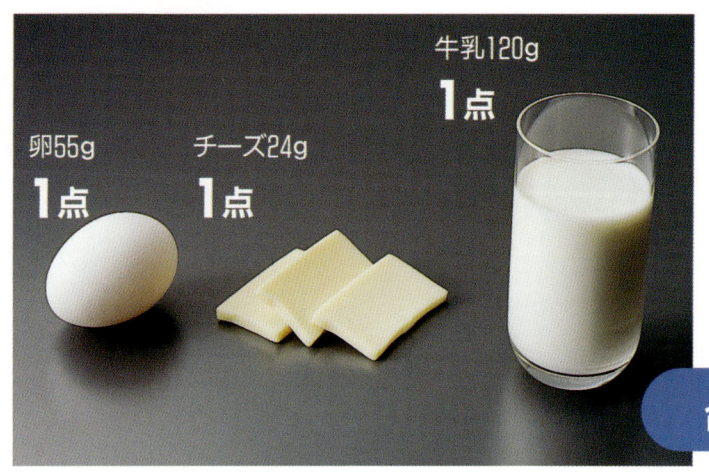

第1群
良質たんぱく質
脂質
カルシウム
ビタミンA・B₂

合計3点

魚介 肉 豆・豆製品　血や肉を作る

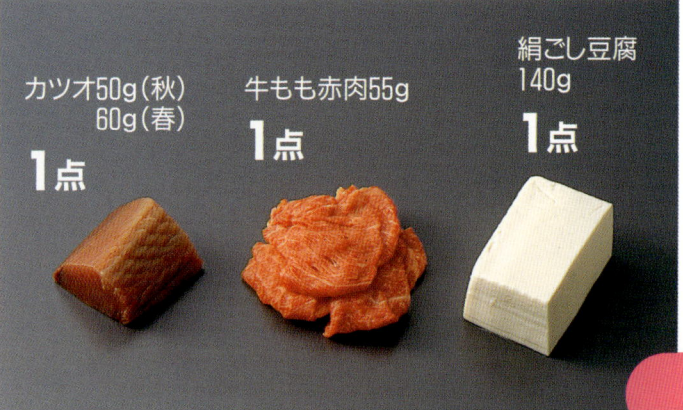

第2群
良質たんぱく質
脂質
ビタミンB₁・B₂
カルシウム

合計3点

1点＝80kcal

体に必要な栄養素をバランスよくとる

体に必要な栄養素はどんな栄養素が必要なのでしょうか。それには大きく分けて3種類あります。

1つは糖質や脂質、たんぱく質などエネルギー源になる栄養素。これらは三大熱量素ともいいます。2つ目は筋肉や血液を作るたんぱく質。3つ目は糖質、脂質、たんぱく質が体の中でエネルギー源として効率よく利用されるのを助けたり、体のいろいろな機能が順調に保たれるのを助ける働きをするビタミンやミネラル類。2つ目と3つ目は保全素といいます。

健康を保つためには、食品に含まれているこれらの栄養素を、自分の必要量に合わせて、過不足なくとらなくてはなりません。

食品を栄養素の似た者同士で4グループに分類

肉にはたんぱく質、脂質、ビタミン、ミネラルが、野菜にはビタミンや食物繊維が多く含まれています。このようにほとんどの食品には、いくつもの栄養素が混在して

健康な成人の1日の目安量

第3群
カロチン
ビタミンC
ミネラル
食物繊維

合計3点

体の調子をよくする　　　野菜　芋　果物

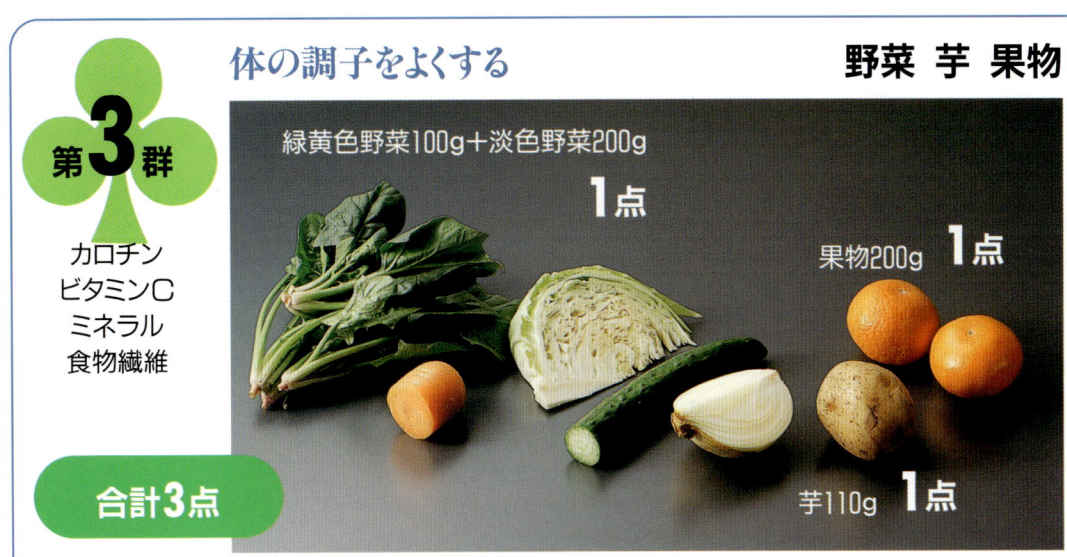

緑黄色野菜100g＋淡色野菜200g　1点
果物200g　1点
芋110g　1点

第4群
糖質
たんぱく質
脂質

合計11点（個人の必要量に合わせて量を調整）

力や体温となる　　　穀類　砂糖　油脂

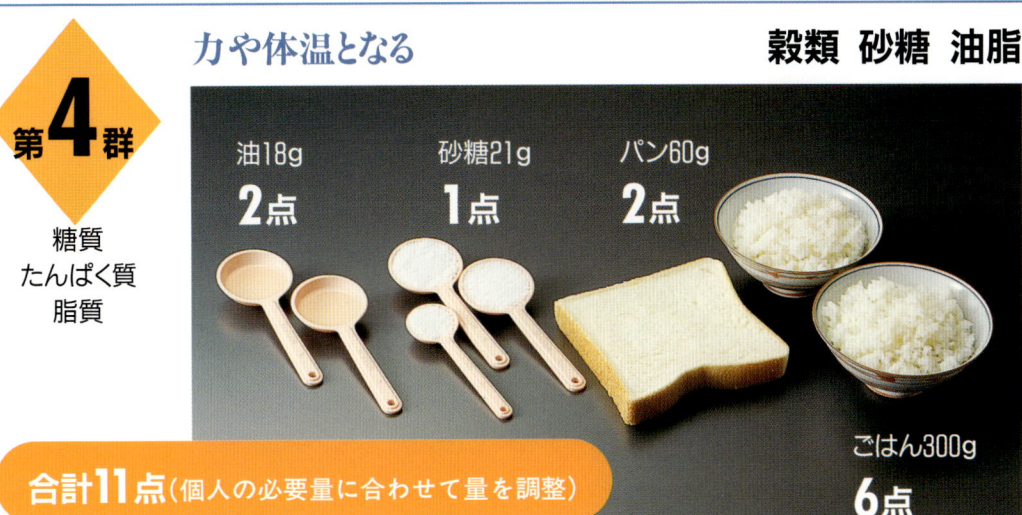

油18g　2点
砂糖21g　1点
パン60g　2点
ごはん300g　6点

いちます。その中で体にとって供給源として期待できる量の栄養素に注目すると、食品を栄養的に似た者同士に分類できます。

「四群点数法」では、日本人の栄養状態を考慮したうえで上の写真のように、4つのグループに分類しています。

毎日4つの食品群から偏りなく食品を選択する

いくつもの栄養素が含まれる食品を組み合わせて、1日に必要な栄養素が整うようにするのはとてもたいへんです。「四群点数法」では各グループ（食品群）から決められた量＝熱量点数を食べれば、1日に必要な栄養素がまんべんなくとれるように考えられています。熱量点数については6ページでご説明します。

同じグループ内の食品でしたら、好みの食品を選んで食べられます。いつも同じ食品ばかりに偏らないように注意していれば、栄養バランスよく食べることができます。肉なら鶏ささ身、魚ならタラなど決まった食品ばかり食べるのはおすすめできません。なるべく多種類の食品を食べましょう。

四群点数法でバランスよく

80kcal＝1点とする点数法で1日の食事量をカウント

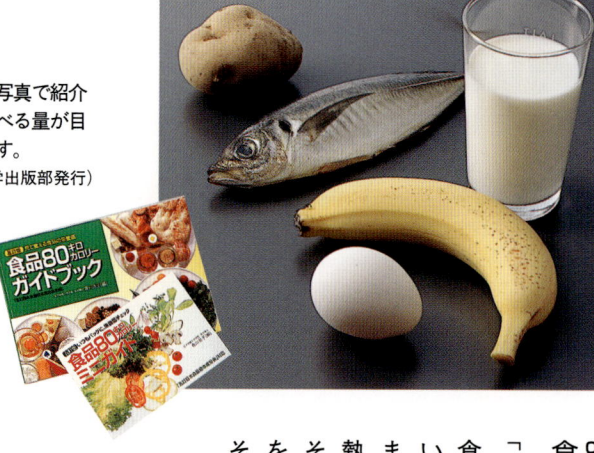

食品の1点重量を写真で紹介した本。1回に食べる量が目で見て覚えられます。
（ともに女子栄養大学出版部発行）

1点の単位80kcalは1回に食べる量

80kcal＝1点の熱量点数で食べる量を計算

「四群点数法」では、各グループの食品をどれくらいずつ食べたらよいのかを「熱量点数」で示しています。

熱量点数の1点とは、80kcalです。それぞれの食品の80kcal分の重量を「1点重量」といいます。それぞれの食品群から選んだ点数に合わせた重量だけ食べるのです。魚を1日1点食べるとします。タラなら100g、ブリなら30g食べればそれぞれ1点＝80kcalです。1点重量を覚えれば、なにを選んで食べても簡単にエネルギーを計算することができます。

卵1個、魚1切れ、じゃが芋1個、バナナ1本など、日常的によく使われる食品の1回使用量には、1点前後のものが多いのです。おもな食品の1点重量は159～156ページに紹介しています。よく食べる食品の1点重量を覚えておくと健康管理に役立ちます。

第1・2・3群を各3点とれば栄養所要量はほぼ満たせます

第1群は卵と乳・乳製品、第2群は肉、魚介、豆・豆製品、第3群は野菜・きのこ・海藻、果物、芋のグループです。健康な成人はだれでも第1群から第3群までは各3点以上をとります。

第1群から3点、第2群から3点、第3群から3点、3・3・3の合計9点をとれば、エネルギー以外の体に必要な栄養素の約90％を満たすことができます。

第4群は穀類と油脂、砂糖、嗜好品の食品群です。

第4群のとり方で一人一人に合わせてエネルギーを調整

人は身長、体重、活動量などによって一人一人、必要なエネルギー量が違いますが、その調整はおもにこの食品群のとり方でします。7ページの1日20点の点数構成例は、事務職などの活動量の少ない18～20歳代の女性向きのものです。男性や青少年は、もっとたくさんの点数（エネルギー）が必要です。年齢や性別に合わせた点数構成の目安は裏表紙の内側（見返し）ペー

1点＝80kcal

6

「4つの食品群」の栄養配分の充足率

第1群から第3群で必要な栄養の9割がとれる
第4群が加われば100%に

凡例: 第1群 / 第2群 / 第3群 / 第4群

エネルギー	89.8
たんぱく質	129.6
カルシウム	102.3
鉄	94.2
ビタミンA	204.7
ビタミンB_1	166.3
ビタミンB_2	144.0
ビタミンC	202.0

四群点数法による 20点(1600kcal)の人の点数構成例

食品群		1日 20点	朝食 計6点	昼食 計7点	夕食 計7点
第1群 ♠	乳・乳製品	2点	2点	2点	2点
	卵	1点			
第2群 ♥	魚介	1点	2点	2点	2点
	肉	1点			
	豆・豆製品	1点			
第3群 ♣	野菜・きのこ・海藻・芋	3点	100〜150g	100〜150g	100〜150g
			朝昼夕間食の1日分の合計が1点		
	果物		朝昼夕間食の1日分の合計が1点		
第4群 ◆	穀類	8点	朝昼夕の各食事に最低2点		
	砂糖	1点	1日分の合計が1点まで		
	油脂	2点	1日分の合計が2点まで		

健康家族はなにをどれだけ食べるか

4つの食品群			18〜29歳 女		18〜29歳 男		30〜49歳 女		30〜49歳 男		50〜69歳 女		50〜69歳 男	
♠	第1群	乳・乳製品	250g	2.0点	250g	2.0点	250g	2.0点	250g	2.0点	250g	2.0点	250g	2.0点
		卵	50	1.0	50	1.0	50	1.0	50	1.0	50	1.0	50	1.0
♥	第2群	魚介、肉	100	2.0	120	2.5	100	2.0	120	2.5	100	2.0	120	2.5
		豆・豆製品	80	1.0	80	1.0	80	1.0	80	1.0	80	1.0	80	1.0
♣	第3群	野菜	300	1.0	300	1.0	300	1.0	300	1.0	300	1.0	300	1.0
		芋	100		100		100		100		100		100	
		果物	200		200		200		200		200		200	
◆	第4群	穀類	180	8.0	270	12.0	180	8.0	260	11.5	160	7.0	210	9.5
		砂糖	20	1.0	20	1.0	20	1.0	20	1.0	15	0.7	20	1.0
		油脂	20	2.0	25	2.5	15	1.5	25	2.5	15	1.5	20	2.0
合計点数(エネルギー)			20.0点 (1600kcal)		25.0点 (2000kcal)		19.5点 (1560kcal)		24.5点 (1960kcal)		18.2点 (1456kcal)		22.0点 (1760kcal)	

＊この表は第六次改定日本人の栄養所要量(生活活動強度Ⅱ〈やや低い〉の場合)をもとに作成しました。

食事は毎食バランスよく

健康な人は、1日に必要な点数を朝、昼、夕食の3食でなるべく均等にとります。1食にボリュームが偏るのは、肥満や生活習慣病の原因になりやすいので気をつけます。3食の点数配分は上の表を参考にして毎食バランスよく食べる習慣を身につけましょう。

食事は毎食バランスよく覚えましょう。一人一人が自分に必要な点数構成をしっかり方も違います(11ページ)。健康な人とは必要な栄養量も食べ手術後で体力を回復したい人は、ンスよく食べましょう。バラこねる原因になります。バラ品ばかりで増やしていると健康を群で増やしますが、いつも同じ食を増やしたい人では、好みの食活動量の多い人、やせていて体重きなどはもってのほかです。お菓子を食べたためにごはん抜減らさないこと。もちろんお酒や食事を減らすときにもむやみにたいせつです。ダイエットなどで第4群の中では穀類をきちんととをごらんください。

胃手術後の食事キーポイント

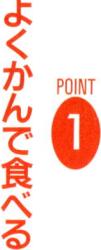

胃手術後の人の四群別食品選び

KEY POINT

手術後は今までどおりに食事がとれずに悩む人が少なくありません。それでも、食事は毎日のことで、体調を左右する重要な要素です。体に必要な栄養量がきちんと確保できると、栄養状態がよくなりさまざまな術後の症状の軽減にもつながります。自分なりのくふうも加えて、充分な栄養をとる努力をすることがたいせつです。

POINT 1　よくかんで食べる

胃は食べたものを粉砕し、攪拌して消化液と混ぜる働きをします。胃を失ったあとの食事では、口に胃の働きを肩代わりさせる気持ちでとにかくよくかんで食べることがいちばん重要なことです。

やわらかいおかゆをかまずにさらさらと食べるより、普通のごはんを充分によくかんで食べるほうが残された消化管にかかる負担は少ないのです。

また、一口ずつ口に入れ、よくかんで食べることは早食いの防止にも役立ち一石二鳥です。健康な人では、食べたものは胃にいったんためられて少しずつ腸に送られますが、胃の手術後は短時間で食べたものが腸に届いてしまうので、

よくかんで食べることは、つかえやダンピング症候群だけでなく、下痢の予防にもなるのです。

下痢などを起こしやすいのです。

POINT 2　食事回数を増やす

手術後は食べたものをいったんためておく場がないので、一度に食べられる食事の量は少なくなります。ですから、体に必要な量を朝、昼、夕食の3回の食事で食べることはとてもできません。

体に充分な量の栄養をしっかりととるためには、食事の回数を増やし、少しずつ何度も食べることがたいせつです。1日に必要な量を5～6回に分けて食べます。1日3回の食事プラスおやつの形で、市販品をじょうずに組み入れれば、食事作りをする家族の負担も軽く

することができるでしょう。1年ほどすると1回に食べられる量も増えてきますが、それでも3回の食事だけでは、栄養不足になったり、1回の量が多すぎて消化不良などの原因になります。1日4回食を基本に食事回数を増やして小分けにして食べることです。

POINT 3　エネルギーを充分にとる

手術後には食べたものを消化吸収する力が落ちています。たとえ同じだけ食べても利用効率が下がっているので体がエネルギーとして使える分が少なくなっているのです。術後の体力を回復し、維持するためには健康なとき以上に充分なエネルギー量の摂取が必要です。

1点＝80kcal

BMI法による身長別目標体重早見表

身長(cm)	体重(kg)
145	41〜46
146	41〜46
147	42〜47
148	43〜48
149	43〜48
150	44〜49
151	45〜50
152	45〜50
153	45〜51
154	46〜52
155	46〜52
156	47〜53
157	48〜54
158	48〜54
159	49〜55
160	50〜56
161	51〜57
162	51〜57
163	52〜58
164	53〜59
165	53〜59
166	54〜60
167	54〜61
168	55〜62
169	55〜62
170	56〜63

BMIの計算方法

$$BMI = \frac{体重(kg)}{身長(m) \times 身長(m)}$$

BMI（Body Mass Index）は、統計的にもっとも病気が少なく、死亡率の少ない体重を判定する方法。BMI＝22が目標。

POINT 4 たんぱく質を確保する

エネルギー源になる栄養素には糖質、たんぱく質、脂質があります。どの栄養素もバランスよくとることが必要ですが、中でもたんぱく質は血や筋肉になる大事な栄養素です。糖質中心の食事はダンピング症状を起こしやすく、揚げ物などの脂肪が多い食事は下痢の原因になりがちです。毎食、たんぱく質のとれる食事を心がけましょう。

POINT 5 ビタミン・ミネラルの不足に注意

ビタミン源になる野菜をたくさんは食べられないことや、胃酸の分泌が少ない、またはなくなるためにビタミンやミネラルが不足しやすくなります。淡色野菜よりビタミンCやカロチン、鉄が多く含まれる緑黄色野菜を優先してとるなど、ビタミンやミネラルを充分に確保する努力をしましょう。特に、傷口を治すには、亜鉛や鉄がたくさん必要です。充分補いましょう。

POINT 6 塩分のとりすぎは心配なし

術後は体力の回復のために、しっかり食べることがとてもたいせつ。おかゆやごはんには好みの佃煮を添える、おかずはしっかりした味つけにするなど食の進むくふうをします。胃切除後の人は、食べられる絶対量が少ないので1品ずつを濃いめの味つけにしてもだいじょうぶ。全体量が少ないので1日10g以下になります。

POINT 7 栄養状態をチェックする

体重の変化、爪の状態、便通の様子などに気をつけましょう。注意深く観察することで、自分の栄養状態をある程度判断することができます。エネルギーが不足していないか、ビタミンや鉄分が不足していないかなど早めに気づいて対策をとることで体調悪化を防ぐこともできます。

胃手術後は体重が増えずに悩む人が多い。11ﾟの食品構成を目安に、必要に応じて摂取エネルギーを増やします。

胃手術後の人の四群別食品選び

家族とはここが違う！胃手術後の食品構成

胃の手術を受けた人と健康な人とは、食べてよいもの、控えたほうがよいものが違います。
肥満やコレステロールが高くなる心配からは、まず解放されます。
今までは生活習慣病予防のために避けていた食べ物が、おすすめ食品になったりもします。
健康家族とはどこが違うのか、1日にとりたい総量はどれくらいかを覚えましょう。

たんぱく質は1日3.5点のうち2点を魚でとる

たんぱく質は健康なとき以上にしっかり確保したい栄養素です。たんぱく質源のおもな食品は、乳・乳製品、卵、魚介、肉類、豆・豆製品です。たんぱく質確保のために、必要な量は家族とは違います。肉と魚では、消化がよく、不飽和脂肪酸も多く含む魚を優先させて食べましょう。各食品の選び方、食べ方は14ページからご紹介します。

野菜、果物は量を控えめに

健康なときには、生活習慣病やがんを防ぐためにたっぷり食べることがすすめられていますが、手術後は量を控えめにします。中でもごぼうや竹の子など繊維の多い野菜、果物は少量にします。くわしい食べ方は20ページを参考に。

容量は1日1800mlが目安

食べられる量が少なくなるので、低エネルギー向き料理では、体に必要な栄養を確保する前におなかいっぱいになってしまい必要量が食べられません。汁物の汁の量、加熱してもかさの減りにくい野菜の量、料理の組み合わせ方などに注意し、食事はなるべくコンパクトな形でかさを少なくするくふうをします。

1~2年は避けたほうが安全な食品

「もうだいじょうぶ」と食べて、腸閉塞や下痢など、せっかく調子がよくなった体調をくずす原因になりやすい食品がラーメンやとう

考え方を切りかえておいしく食べるくふうを

ほとんどの人は手術後、体重が減ります。太ることを気にせずにエネルギーの高い食事ができます。コレステロールも血圧も低くなる人がほとんどでしょう。コレステロールが多いからと健康なときには控えなければいけなかった生クリームや卵黄も、手術後には滋養のあるおすすめ食品です。食物繊維をとるために、野菜をたっぷり食べなくてはと思い込んでいる人もいます。健康なときには確かにそうですが、手術後には食物繊維の多い食品は量を控えなくてはいけません。
健康時に体によい食べ方が、手術後にも体によいとは限りません。考え方を切りかえることがたいせつです。

1点=80kcal

胃手術後の人の食品構成の目安

			前期1			前期2			後期		
主食			おかゆ			ごはん			ごはん		
エネルギー たんぱく質(g) 脂質(g) 糖質(g)			1720kcal(**21.5点**) 80 55 220			1800kcal(**22.5点**) 90 55 240			2000kcal(**25点**) 90 55 290		
♠ 第1群	卵		55g	1.0点	5.0点	55g	1.0点	5.0点	55g	1.0点	5.0点
	乳・乳製品		300	4.0		300	4.0		300	4.0	
♥ 第2群	魚介		80	2.0	3.5	80	2.0	3.5	100	2.0	4.5
	肉		60	1.0		60	1.0		80	1.5	
	豆・豆製品		50	0.5		50	0.5		100	1.0	
♣ 第3群	野菜	緑黄色野菜	150	1.0	2.0	150	1.0	2.0	150	1.0	2.0
		淡色野菜	150			150			150		
	芋		50	0.5		50	0.5		50	0.5	
	果物		100	0.5		100	0.5		100	0.5	
♦ 第4群	おかゆ・米飯		600	5.0	6.5	330	6.0	7.5	480	9.0	10.5
	パン		30	1.0		30	1.0		30	1.0	
	その他の穀類		10	0.5		12	0.5		12	0.5	
	油脂		10	1.0	1.0	10	1.0	1.0	15	2.0	2.0
	砂糖		20	1.0	1.0	20	1.0	1.0	20	1.0	1.0
経腸栄養			200	2.5	2.5	200	2.5	2.5			
容量			1800ml			1800ml			1800ml		

前期は退院後約1年間、後期はその後が目安です

上表には食品構成の目安を示しました。一人一人の状態に応じて必要な栄養量は違いますから、体調に合わせた調整は必要ですが、体力を回復するために少しでも食べるくふうをしましょう。前期1は退院後1～2か月、前期2は退院後1年間、後期はそれ以降というのが目安です。

1～2年は食べないほうがよい食品

とうもろこし、炭酸飲料など。人によっては、食べてもまったく平気ということもありますが、一般的には手術後1～2年は避けたほうが安全です。初めて食べるときは、体調のよいときに一口二口、味わう程度から様子を見ましょう。

胃手術後の人の
四群別食品選び

栄養流動食を活用して消化器への負担少なく、バランス栄養補給

毎日の献立に経腸栄養食品を組み入れて栄養を補給する

手術後の患者さんや食事が充分にとれない人の栄養補給のために栄養バランスの整った液体流動食が各種あります。経腸栄養剤とか、経腸栄養食品といわれるものです。

胃手術後しばらくは食品だけでは必要な栄養素をとりきれません。経腸栄養食品はたんぱく質、ビタミン、ミネラルなどの各種栄養素がバランスよく含まれているだけでなく、消化吸収しやすい形で調整されています。食事がまったく食べられない人が経腸栄養食品だけでも栄養補給ができるように調整されているのです。

手術後は、健康なとき以上に充分な栄養摂取が必要です。食品だけですべてをまかなおうと無理をしては消化不良など、かえって体調をくずす原因になります。毎日の献立に経腸栄養食品をとり入れて無理のない栄養補給をしましょう。

好みの味のものを選択

経腸栄養といっても家庭では液状の流動栄養食として経口的に飲むものです。味が好みに合わなくては毎日飲むことはできません。ゼラチンで固めてゼリーにし、冷たく冷やして食べたり、スープのベースに使うなどするのも食べやすいようです。香りづけのフレーバーもあります。専用のフレーバー以外にも、コーヒーやココアなど自分でくふうしてみましょう。13ページに代表的ないくつかを紹介します。

経腸栄養食品を好みの味に変える
フレーバーもある
㈱三和化学研究所

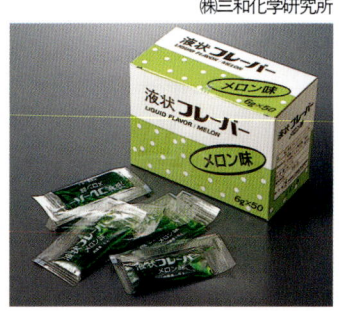

健康保険が適用になる
経腸栄養剤もある

ました。高エネルギーのもの、食物繊維が比較的多く含まれるもの、高たんぱくのもの、低脂肪のものなど、味だけでなく成分にもいろいろ特徴があります。自分の体調や好みに合わせて選びましょう。

経腸栄養の中には、「エンシュア・リキッド」(アボット ジャパン㈱・写真)のように健康保険が適用になるものもあります。この製品は、購入には処方箋が必要です。主治医や栄養士に相談してはいかがでしょう。

価です。これが負担になるかたも多いことでしょう。

毎日の食事にとり入れたいものですが、値段は牛乳などに比べて高

健康保険の適用になる経腸栄養もある
エンシュア・リキッド 250mℓ 250kcal
アボット ジャパン㈱

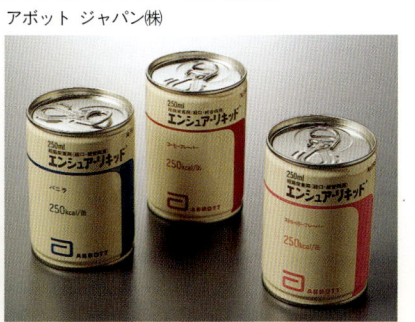

1点＝80kcal

経腸栄養食品のいろいろ　目的と味の好みに合わせて選びましょう。　栄養流動食の成分値・入手先は154㌻参照

高たんぱくのタイプ──食事がうまく食べられないときに

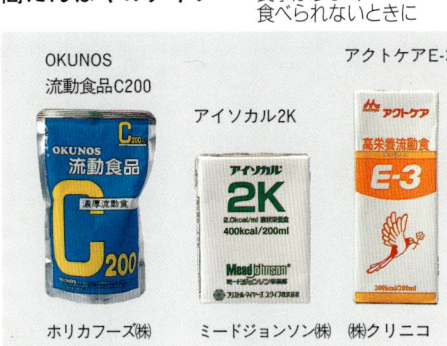

- OKUNOS 流動食品C200　ホリカフーズ㈱
- アイソカル2K　ミードジョンソン㈱
- アクトケアE-3　㈱クリニコ

低脂肪のタイプ──下痢ぎみのときに

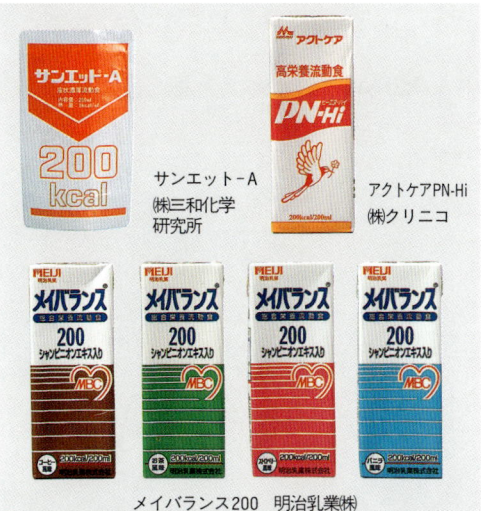

- サンエット-A　㈱三和化学研究所
- アクトケアPN-Hi　㈱クリニコ
- メイバランス200　明治乳業㈱

食物繊維の多いタイプ──おなかの調子を整えたいときに

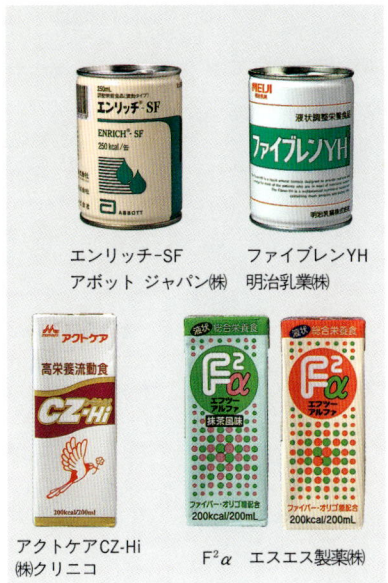

- エンリッチ-SF　アボット ジャパン㈱
- ファイブレンYH　明治乳業㈱
- アクトケアCZ-Hi　㈱クリニコ
- F²α　エスエス製薬㈱

高エネルギーのタイプ──エネルギーを効率よくとりたいときに

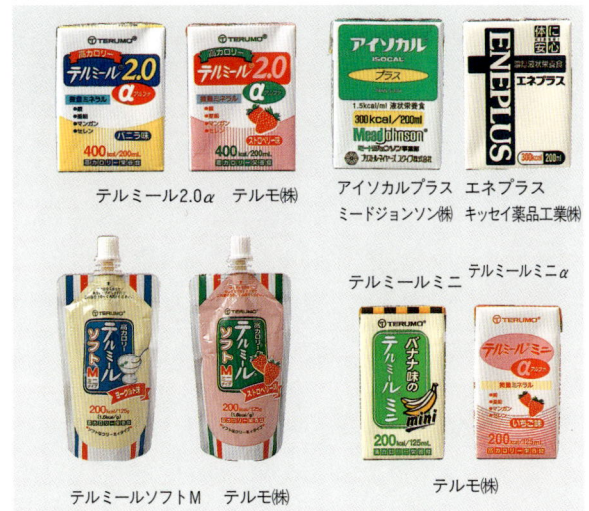

- テルミール2.0α　テルモ㈱
- アイソカルプラス　ミードジョンソン㈱
- エネプラス　キッセイ薬品工業㈱
- テルミールソフトM　テルモ㈱
- テルミールミニ　テルミールミニα　テルモ㈱

栄養補助食品も積極的に利用する

食事が思うように食べられないときには、エネルギーや栄養の補給のために栄養を強化した補助食品などを使うのも一つの方法です。不足しやすいカルシウムや鉄分を強化したウエハースやふりかけなどもあります。「粉飴」など甘みの少ないでんぷん糖は、お茶や薬を飲む水に入れて飲めばエネルギーの補給になります。

カルシウムや鉄分など栄養を強化したふりかけ
ヘルシーフード㈱

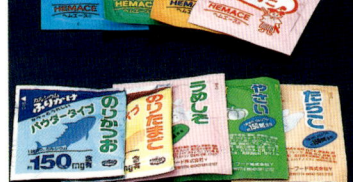

でんぷん糖でエネルギー補給もおすすめ
粉飴　㈱H+Bライフサイエンス

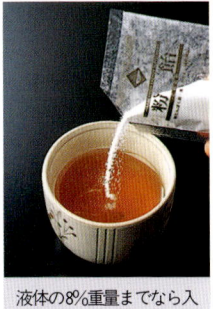

液体の8%重量までなら入れても味に影響しないでエネルギーが補給できる。

胃手術後の人の四群別食品選び

第1群 卵、乳・乳製品のとり方

卵は1日1点が基本
乳・乳製品の脂肪は消化がよい。1日4点が目安

卵黄と卵白の栄養比較

卵黄 1個分 21g			卵白 1個分 34g
1.0点	エネルギー	0.2点	
3.5g	たんぱく質	3.6g	
101μg	ビタミンA	0μg	
32mg	カルシウム	2mg	

卵は1日1点分を食べる

鶏卵 1点＝55g（1個）
うずらの卵 1点＝45g（5〜6個）

卵は滋養豊富 毎日1個は習慣に

卵のたんぱく質には体の中では作ることのできない必須アミノ酸が豊富に含まれています。良質のたんぱく質源であるだけでなく、調理も簡単にバリエーション豊富な味を楽しむことができます。健康なときにはコレステロールが多いことを気にする人も多いので

すが、手術後には高脂血症の心配はまずないので、滋養豊富な食品として毎日1個を食べることを習慣にしましょう。

ぐあいが悪いときには卵黄だけでも

卵の卵黄と卵白では栄養成分が違います。たんぱく質はどちらにも豊富に含まれていますが、ビタミンAやカルシウム、鉄分などは黄身のほうに断然多く含まれます。エネルギーも黄身のほうが高いのです。コンパクトにエネルギーやビタミン、ミネラルをとるには、白身より黄身がおすすめです。特にぐあいが悪いとき、食欲のないときにはおかゆに卵の黄身を落として食べるのも手。

ヨーグルトには整腸効果がある

牛乳を飲むと下痢をしやすいという人でも、ヨーグルトなら比較的だいじょうぶのようです。ヨーグルトに含まれている乳酸菌に腸の働きを整える作用があるので便秘

とずいぶんたくさんの量をとる必要があります。乳・乳製品には良質のたんぱく質が多いだけでなく、胃手術後の人には健康な人以上に不足しやすいカルシウムが体に吸収利用されやすい形で含まれているからです。

牛乳で1点、ヨーグルトで1点、チーズで1点、生クリームで1点の合計4点がとり方の目安です。これまで乳・乳製品をとる習慣のなかった人には、たいへんかもしれませんが、ミルク煮やスープに使う、デザートや間食に食べるなどくふうしてとりましょう。

乳・乳製品は1日合計4点が目安

乳・乳製品は健康なときに比べる

1点＝80kcal

の解消にも効果的。食物繊維をたくさんはとりにくい手術後の人にはぴったりです。間食にも利用してみましょう。

チーズはコンパクトにエネルギー確保

チーズにはたんぱく質や脂肪が多く、コンパクトにエネルギーをとることができます。間食として外出先に持って行くにも手軽。健康なときには塩分の多いことが気になりますが、手術後にはあまり心配することはありません。

乳脂肪は消化がよく下痢をしにくい

生クリームは少量で高エネルギーを確保することができます。乳脂肪は植物油などに比べて、消化されやすく、食べても下痢や胸やけを起こしにくいのでおすすめ。後期になって体重も戻り、食事量も健康時の状態に近づいてきたら、量を控えますが、前期の体力回復には1日1点分を。

カルシウムを効率よくとれる強化タイプ乳もある

普通の牛乳に比べてカルシウムが多く含まれる牛乳の仲間もあります(下写真)。低脂肪タイプのものはたんぱく質も多めに含まれているようです。好みに合わせて選択を。

乳・乳製品の1点重量

脱脂粉乳　1点＝22g
たんぱく質7.5g
低脂肪牛乳
1点＝170g
たんぱく質6.5g
普通牛乳
1点＝120g
たんぱく質4.0g
カテージチーズ
1点＝75g
たんぱく質10.0g
プレーンヨーグルト(無糖)
1点＝130g
たんぱく質4.7g
プロセスチーズ
1点＝24g
たんぱく質5.4g
雪印 スキムミルク
カルシウムたっぷり!!
雪印3.6牛乳
成分無調整
低脂肪乳
ブルガリア
COTTAGE CHEESE
SNOW 6P CHEESE

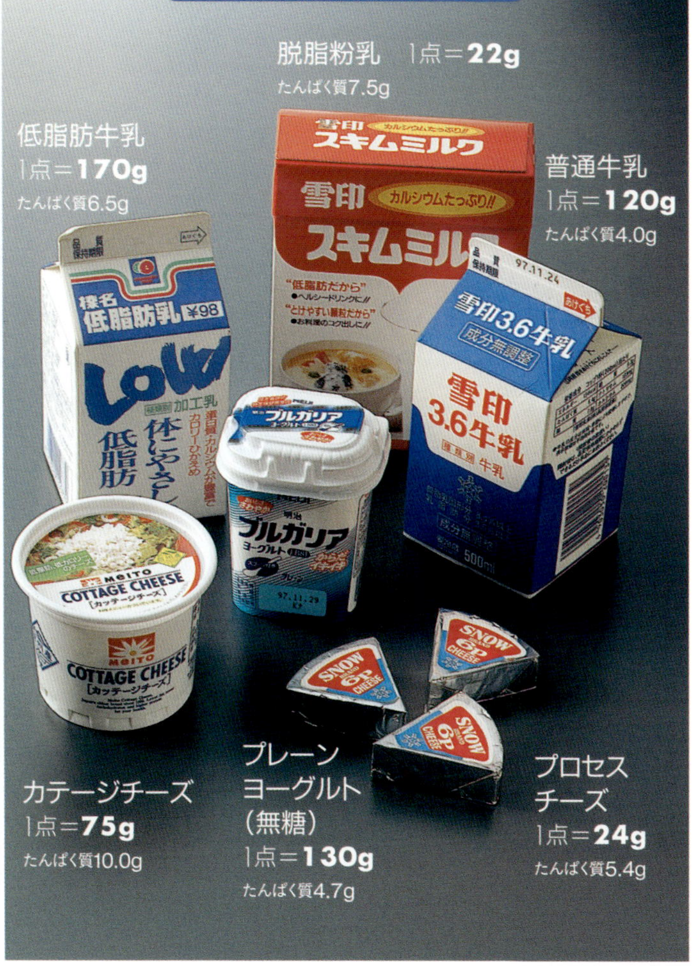

エネルギーもとれる乳製品

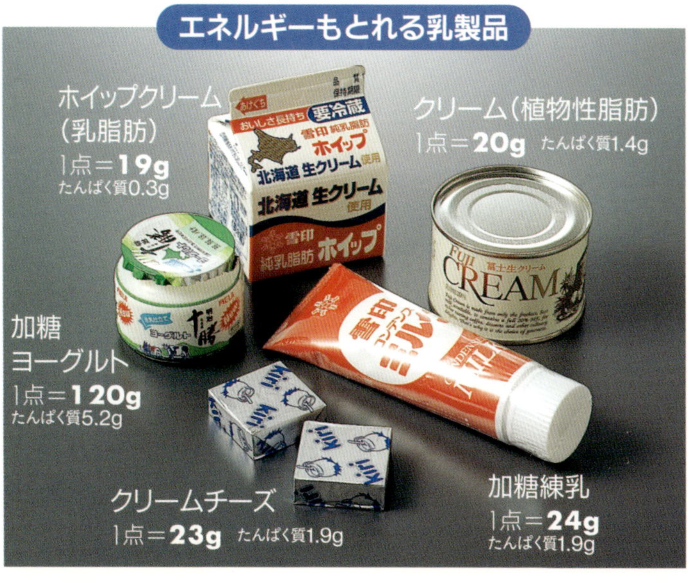

ホイップクリーム(乳脂肪)
1点＝19g
たんぱく質0.3g
クリーム(植物性脂肪)
1点＝20g　たんぱく質1.4g
加糖ヨーグルト
1点＝120g
たんぱく質5.2g
クリームチーズ
1点＝23g　たんぱく質1.9g
加糖練乳
1点＝24g
たんぱく質1.9g
北海道 生クリーム
純乳脂肪 ホイップ
FUJI CREAM

毎日骨太
MBP
もっと
カルシウム
乳飲料
カルシウムの
多いミルク
乳飲料

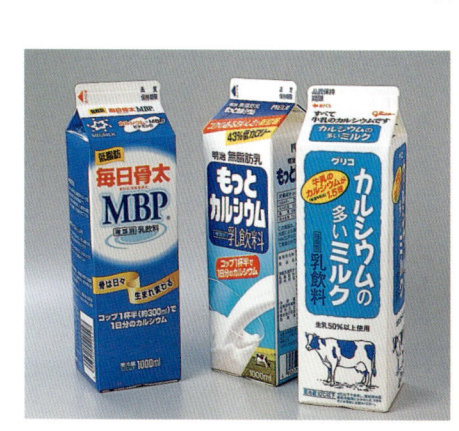

胃手術後の人の四群別食品選び

第2群 魚介類のとり方

新鮮なものを選び、1日2点を食べる
消化の悪い貝類、イカ、タコは避けること

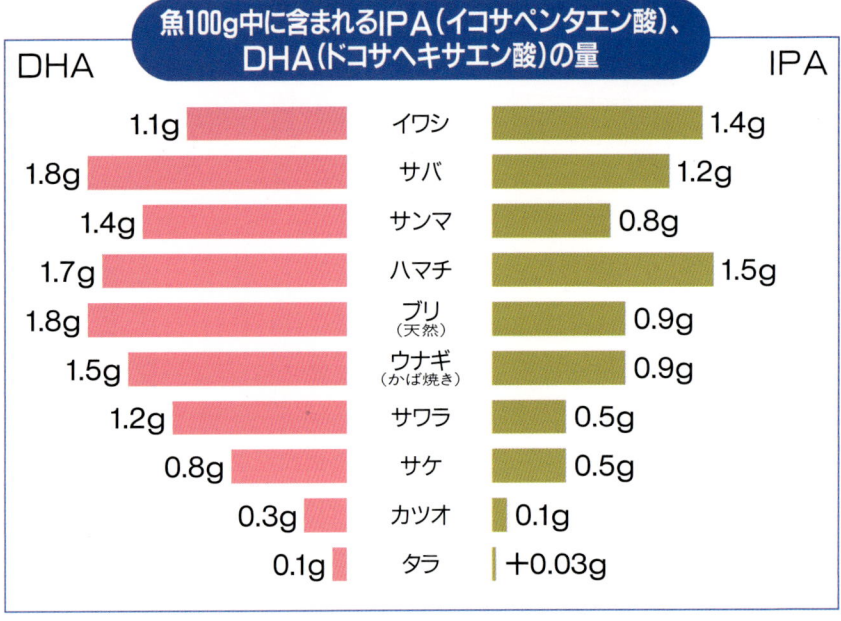

血管の健康を保つ多価不飽和脂肪酸は魚の脂肪に多く含まれる

魚100g中に含まれるIPA（イコサペンタエン酸）、DHA（ドコサヘキサエン酸）の量

DHA		IPA
1.1g	イワシ	1.4g
1.8g	サバ	1.2g
1.4g	サンマ	0.8g
1.7g	ハマチ	1.5g
1.8g	ブリ（天然）	0.9g
1.5g	ウナギ（かば焼き）	0.9g
1.2g	サワラ	0.5g
0.8g	サケ	0.5g
0.3g	カツオ	0.1g
0.1g	タラ	+0.03g

第2群はたんぱく質源 魚を最優先でとる

第2群はおもにたんぱく質の供給源になる食品のグループです。魚介、肉、豆・豆製品がこのグループですが、中でも魚介類は良質のたんぱく質源です。

魚は消化もよく、脂肪中には免疫力を高める不飽和脂肪酸も多く含まれています。手術後の食事では、第2群の食品は魚介類をメインにとりましょう。1日に2点分を魚介類でとることが目安です。

「四群点数法」では魚介類は食品1点あたりに含まれるたんぱく質量によって3つのグループに分類しています。

A・B・Cのグループ分けでわかる魚のたんぱく質量

Aグループ 1点あたりのたんぱく質量が14g以上のもの

Bグループ 1点あたりのたんぱく質量が10g以上14g未満のもの

Cグループ 1点あたりのたんぱく質量が10g未満のもの

Aグループのものは低脂肪で消化もよいので、手術後の初期にはおすすめです。ただし、1点重量が70〜100gとボリュームがあるので食事のかさを少なくして効率よくエネルギーを確保するには、1日1点分くらいまでに。

Cグループの魚には血管をじょうぶにするといわれるn-3系の多価不飽和脂肪酸のIPAやDHAが豊富に含まれています。1点分が35〜50gと高エネルギーなので、小1切れでも約2点分のエネルギーを確保することができます。

赤身の魚は鉄分が多い 鮮度のよいものは刺し身もOK

貧血になりやすい胃手術後の人は、

1点＝80kcal

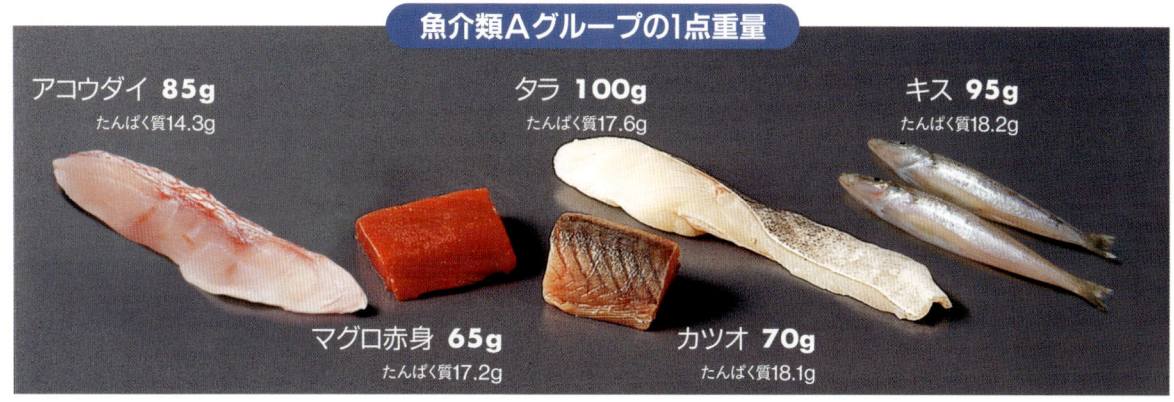

魚介類Aグループの1点重量

- アコウダイ 85g　たんぱく質14.3g
- タラ 100g　たんぱく質17.6g
- キス 95g　たんぱく質18.2g
- マグロ赤身 65g　たんぱく質17.2g
- カツオ 70g　たんぱく質18.1g

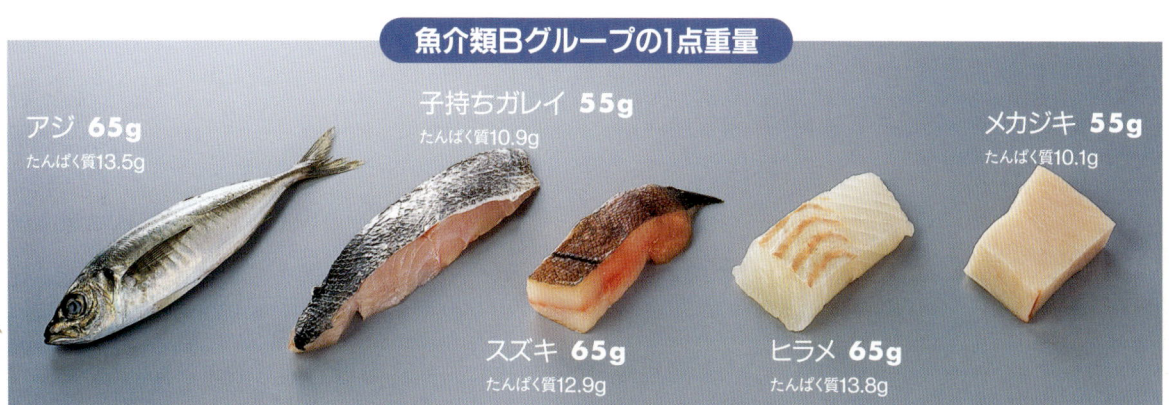

魚介類Bグループの1点重量

- アジ 65g　たんぱく質13.5g
- 子持ちガレイ 55g　たんぱく質10.9g
- メカジキ 55g　たんぱく質10.1g
- スズキ 65g　たんぱく質12.9g
- ヒラメ 65g　たんぱく質13.8g

Cグループの写真は2点分

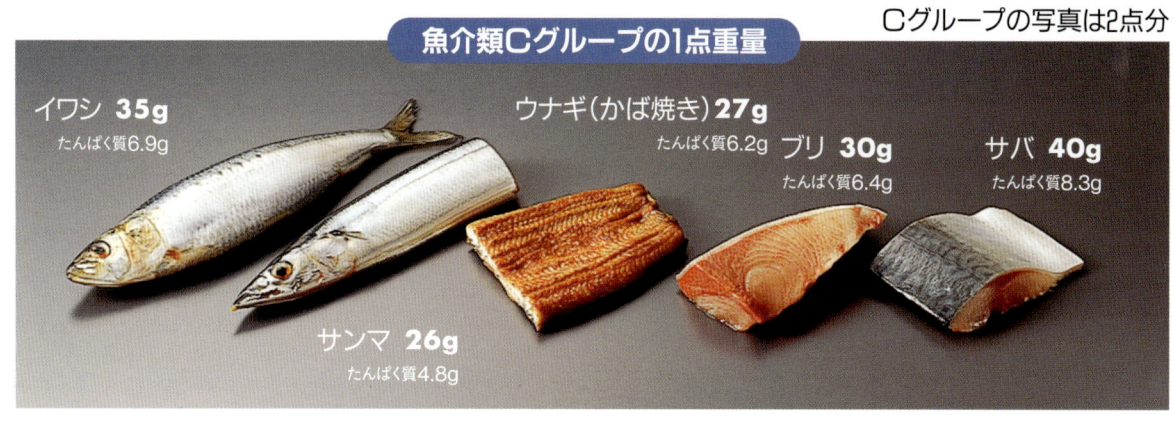

魚介類Cグループの1点重量

- イワシ 35g　たんぱく質6.9g
- ウナギ（かば焼き）27g　たんぱく質6.2g
- ブリ 30g　たんぱく質6.4g
- サバ 40g　たんぱく質8.3g
- サンマ 26g　たんぱく質4.8g

鉄分を充分にとることがたいせつです。カツオやマグロなど赤身の魚には鉄分が体に吸収利用されやすい形で豊富に含まれています。積極的に食べたいもの。新鮮なものを選べば刺し身で食べてもだいじょうぶです。

カキ以外の貝類は消化不良の原因、しばらくは避ける

内臓ごと食べる貝類には、鉄分などのミネラルが多く含まれているのですが、消化が悪いのが欠点。1年くらいは避けたほうがよいでしょう。貝の中でもカキは消化がよいのでだいじょうぶ。ただし、生食は避け、かならず新鮮なものを加熱して食べます。

消化が悪いということから、イカやタコも1年くらいは避けます。

こまめなたんぱく質補給に加工品も利用

魚をまるごと食べられるシラス干しはカルシウムや鉄分補給に、びん詰のサケフレークやアミの佃煮をおかゆやごはんにのせて食欲増進とたんぱく質補給などに加工品をじょうずに利用しましょう。

胃手術後の人の四群別食品選び

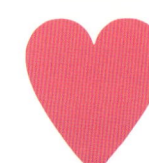

第2群 肉類、豆・豆製品のとり方

**肉は1点から1.5点、前期は脂肪の少ないものを
大豆製品は消化のよい加工品を中心に選択**

1点=80kcal

肉の栄養価

肉は魚と並ぶ、第2群のたいせつなたんぱく質源です。健康なときにはコレステロール値などが気になって避けていた肉の脂肪ですが、手術後はその心配がないので食べてもだいじょうぶ。ただし、一度にたくさんとるのは、脂肪のとりすぎから消化不良になりやすいので注意しましょう。

肉は部位によって栄養価がたいへん違います。脂肪の少ない部位は1点重量が多く、1点あたりのたんぱく質量は脂肪の多い部位に比べて多く含まれます。脂肪の多い部位は、1点重量が少ないので少量で高エネルギーをとることができます。

部位によって大きく変わる肉の栄養価

大事なのはやわらかく調理すること

シチューなどのように時間をかけて煮込めばかたい肉でもやわらかく消化よく食べることができます。脂肪の少ない肉は加熱によってかたくなりやすいので調理法でくふうをしましょう。

ひき肉はポロポロしていて意外にかみにくいものです。卵などのつなぎを入れてやわらかい肉団子仕立てにするなどのくふうをしましょう。

ベーコンなど脂肪の多い加工品は少量でエネルギーが確保できるので重宝します。肉類が加工品ばかりになるとたんぱく質不足になるので要注意です。脂肪の少ない肉と組み合わせて使いましょう。手術後、体重が増えてきて手術前の体重まで戻ったら高エネルギーのうまみや風味の添加に手軽に使えるので重宝します。肉類が加工品ばかりになるとたんぱく質不足になるので要注意です。脂肪の少ない肉と組み合わせて使いましょう。手術後、体重が増えてきて手術前の体重まで戻ったら高エネルギーの加工品は量を控えめに。

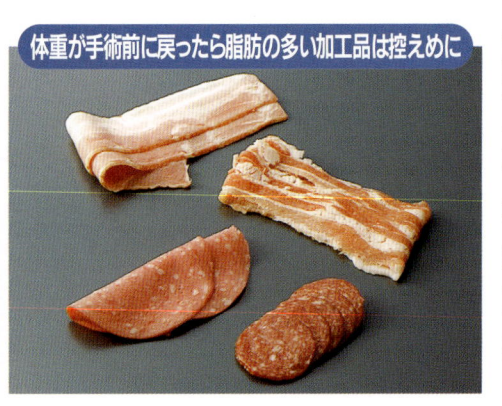

体重が手術前に戻ったら脂肪の多い加工品は控えめに

ベーコン、ソーセージなどの肉加工品は、脂肪が多く、少量でもエネルギーがたくさんとれます。

豆・豆製品は大豆加工品を中心に

豆・豆製品の中でも大豆とその加工品は植物性のたんぱく質源。カルシウムやビタミンB₁も多いので毎日0.5～1点はとりたいもの。

ただし、粒のまま食べる煮豆、枝豆、おからなど食物繊維の多いのは控えます。

きな粉のように粉にしたものは少量ならだいじょうぶ。納豆は粒のままですが、発酵食品で消化がよいのでよくかんで食べればOKです。

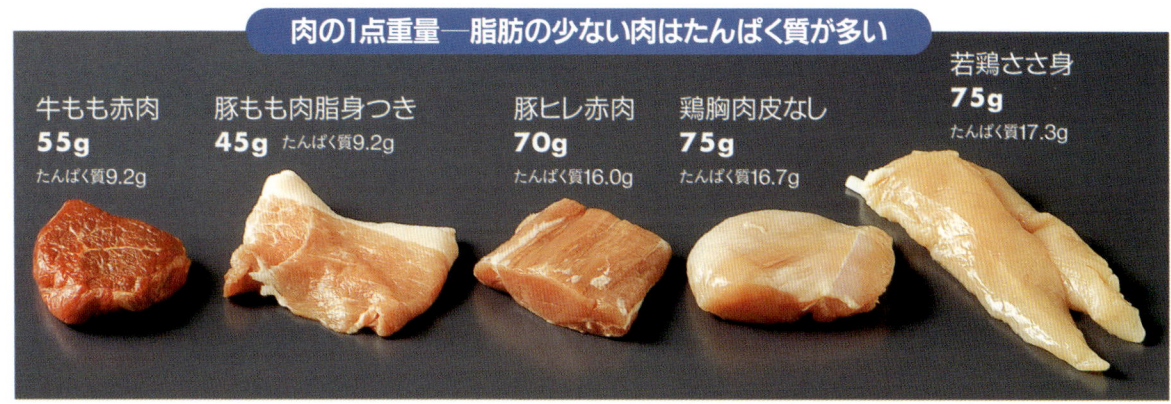

肉の1点重量—脂肪の少ない肉はたんぱく質が多い

- 牛もも赤肉 55g たんぱく質9.2g
- 豚もも肉脂身つき 45g たんぱく質9.2g
- 豚ヒレ赤肉 70g たんぱく質16.0g
- 鶏胸肉皮なし 75g たんぱく質16.7g
- 若鶏ささ身 75g たんぱく質17.3g

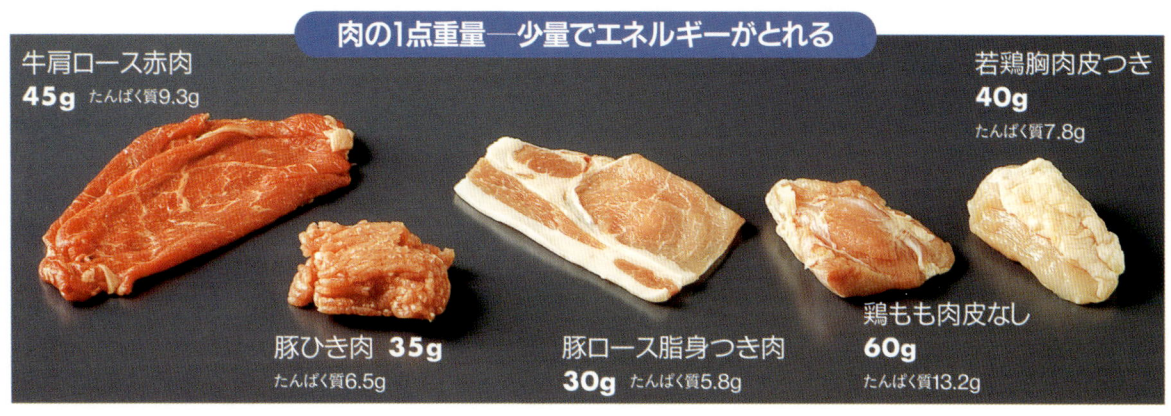

肉の1点重量—少量でエネルギーがとれる

- 牛肩ロース赤肉 45g たんぱく質9.3g
- 豚ひき肉 35g たんぱく質6.5g
- 豚ロース脂身つき肉 30g たんぱく質5.8g
- 鶏もも肉皮なし 60g たんぱく質13.2g
- 若鶏胸肉皮つき 40g たんぱく質7.8g

大豆製品の1点重量—前期は1日0.5点が目安

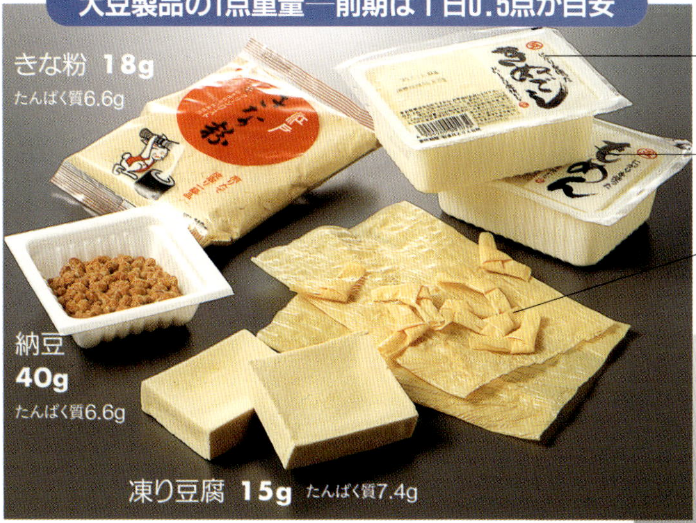

- きな粉 18g たんぱく質6.6g
- 絹ごし豆腐 140g たんぱく質6.9g
- もめん豆腐 110g たんぱく質7.3g
- 干し湯葉 16g たんぱく質8.5g
- 納豆 40g たんぱく質6.6g
- 枝豆 60g たんぱく質7.0g
- 煮豆 45g たんぱく質7.2g
- 凍り豆腐 15g たんぱく質7.4g

大豆製品の1点重量—食物繊維が多いので控えめに

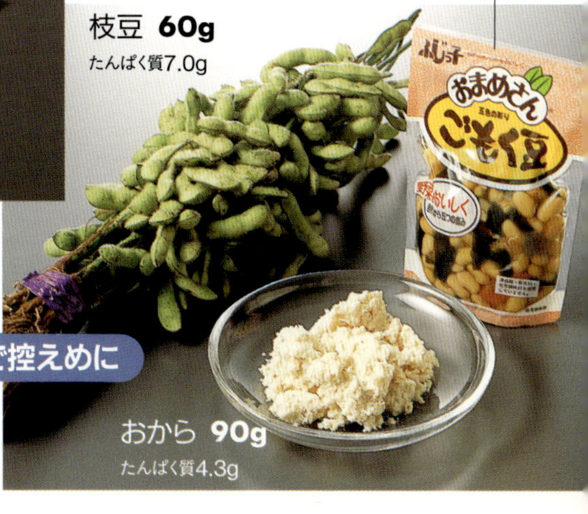

- おから 90g たんぱく質4.3g

胃手術後の人の
四群別食品選び

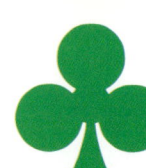

第3群 野菜のとり方
緑黄色野菜を優先的にとる
繊維の多い根菜は量を控えめに

低エネルギーでかさの多い野菜は量を控えめに

第3群は野菜、果物、海藻、芋のグループです。おもに、ビタミン、ミネラル、食物繊維の供給源です。第3群の中でも野菜はエネルギーが低いので、かさをたっぷり食べることができ、ダイエットなどでエネルギー制限をしているときにはうれしい食品です。

しかし、手術後には食事のかさを減らしたいこと、食物繊維も消化の面から量を控えたいことなどの理由で野菜は量を控えめにします。食事量が十分にとれないときに低エネルギーの野菜でおなかがいっぱいになっては栄養不足の原因に。

野菜は1日合計300gで1点とする

1日に必要な野菜の量は、緑黄色野菜と淡色野菜を合計して300gです。300gで1点と考えます。野菜は種類が多いので1点重量を覚えるのがたいへんです。エネルギーが低くて1回に1点分食べることもあまりありませんし、1つの料理に数種類の野菜を組み合わせて使うことが多いからです。1日に合計して300gを食べたらそれで1点食べたと考えます。

カロチン、ビタミンCの豊富な緑黄色野菜を1日に150gとるぐらいを目安に。

野菜には緑黄色野菜と淡色野菜があります。含まれているカロチンの量で分けていて、カロチン量の多いものが緑黄色野菜です。緑黄色野菜にはビタミンCも多く含まれています。手術後の人は食が細くなっているので少量で効率よくビタミンが確保できるよう緑黄色野菜を優先してとりましょう。1日に150gの緑黄色野菜がとれれば、野菜の1日総量は200gでも充分です。

健康時に食物繊維をしっかりとることががん予防、生活習慣病予防に必要でしたが、胃手術後は残された消化器機能をたいせつにいたわることが大事です。竹の子、ごぼうなど繊維の多い消化しにくい野菜は食べる量や頻度を控えます。術後しばらくはトマトは皮をむく、青菜は葉先を刻んで使うなど消化のよい食べ方をくふうしましょう。

加熱してかさを減らし、なおかつ衛生的に

健康時には生で食べることの多いサラダ用の野菜もさっと熱湯をくぐらせるとやわらかく、かさが減って食べやすくなります。こうすると胃酸の殺菌作用が期待できない胃のない人でも、衛生面で安心です。

繊維の多い根菜類は消化不良やガスのたまる原因に

1点=80kcal

緑黄色野菜は1日150gとる

やわらかくゆでる。　　前期は葉先だけを使う。　やわらかくゆでる。

量を少なめに使う。

前期は穂先だけを使う。茎元は皮をむいてやわらかくゆでる。

皮をむいて種も除く。

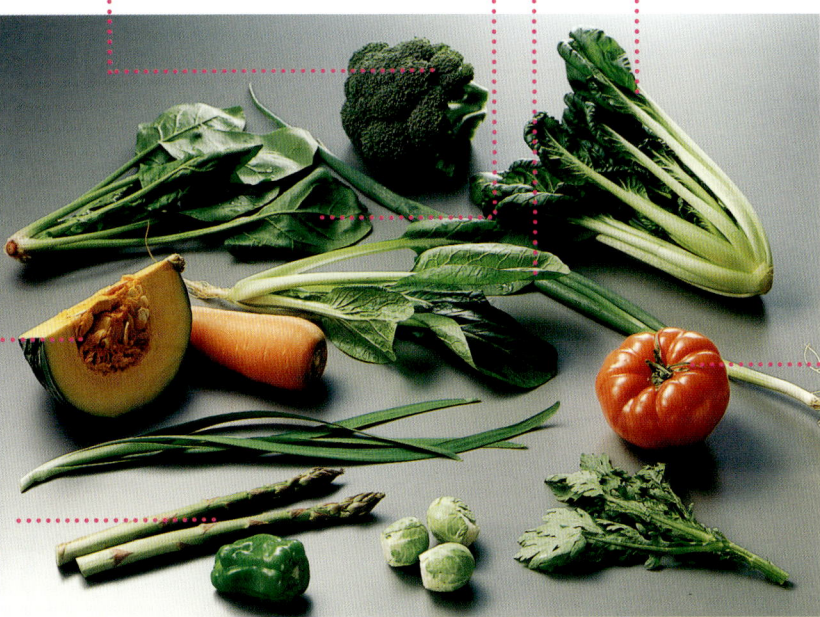

淡色野菜は量を控えめに

繊維がかたく残りやすいので注意。　　　　　前期はさっと加熱すると安心。

繊維が多いので量は控えめに。

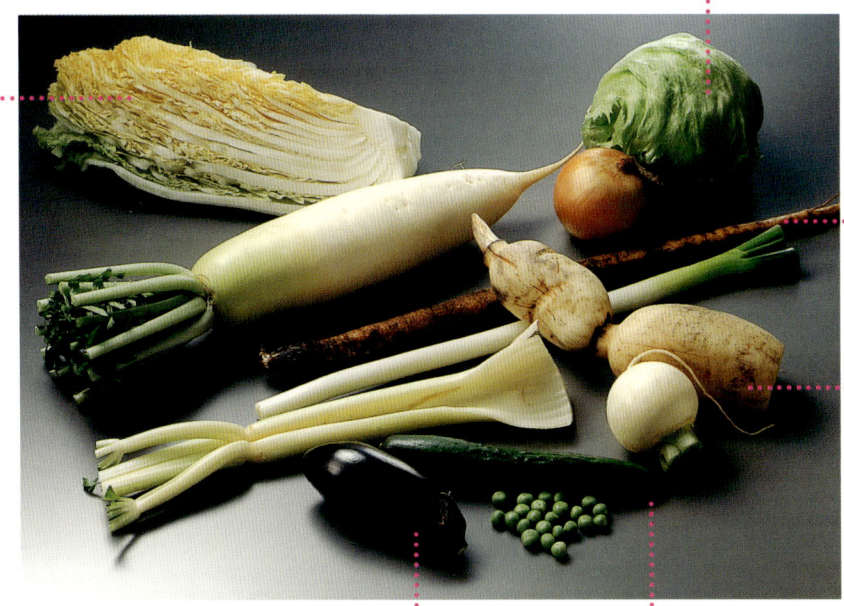

前期は皮をむいて使う。　前期はさっと熱湯にくぐらせる。

胃手術後の人の四群別食品選び

第3群 芋、果物、きのこ、海藻のとり方

芋と果物はそれぞれ1日に0.5点を目安にとる
きのこと海藻はいずれかを少量とる程度に

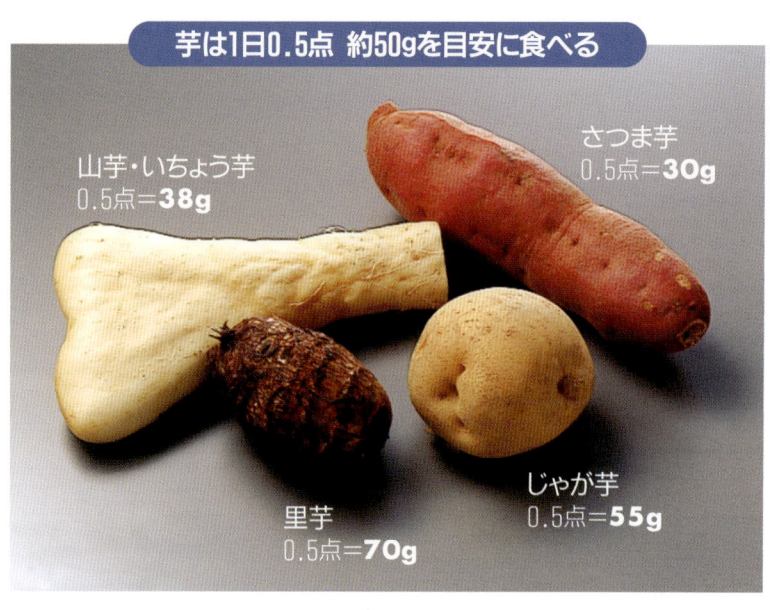

芋は1日0.5点 約50gを目安に食べる

山芋・いちょう芋 0.5点＝38g
さつま芋 0.5点＝30g
里芋 0.5点＝70g
じゃが芋 0.5点＝55g

芋はビタミンの供給源、野菜の仲間

芋はビタミンCやB₁、食物繊維が多く含まれるため四群点数法では野菜の仲間に分類しています。芋に含まれるビタミンはでんぷんにガードされているために加熱に強い性質があります。

1日にじゃが芋なら1/2個が目安

芋は加熱してもかさが減りにくいので、食べる量は1日に0.5点分を目安にします。食べすぎはおなかがはったり、胸やけの原因になりやすいので注意します。ほくほくのふかし芋はつまりやすいので飲み物といっしょにとりましょう。山芋はとろろ汁にするとのど越し悪いのでしばらくは控えます。

果物は消化の悪い柑橘類などは控えめに

果物はたいせつなビタミンC源、糖質源（エネルギー源）です。生で食べることが多いので、手術後しばらくはやわらかく消化のよいものを選びましょう。甘煮や缶詰など加熱してあるものは消化もよく、砂糖のエネルギーもとれるのでおすすめです。

柑橘類は酸味の刺激も強く、繊維が多くて消化が悪いので、初期は缶詰でも避けたほうがよいです。パイナップルや柿も消化が悪いのでしばらくは控えます。

がよく食べやすいようですが、食べすぎには注意。山かけごはんにするとごはんがかみにくくなるので避けたほうがよいでしょう。

1点＝80kcal

缶詰とドライフルーツの1点重量と食物繊維量

	1点重量	食物繊維量
桃（シロップ煮）	95g	—
パイナップル（シロップ煮）	95	—
チェリー（シロップ煮）	110	—
あんず（シロップ煮）	100	—
みかん（シロップ煮）	130	0.7g
干しぶどう	27	1.1
干しあんず	28	2.9
干し柿	29	4.6

海藻・きのこ・こんにゃく100gあたりの食物繊維量

ひじき（乾燥）	43.3g
わかめ（もどして）	3.0
えのきだけ	3.9
生しいたけ	3.5
まいたけ	2.7
マッシュルーム	2.0
こんにゃく	2.2

1日にいずれか1〜2品を少量使用

果物は1日0.5点 100gを目安に食べる

- いちご 0.5点＝**120g**
- りんご 0.5点＝**75g**
- バナナ 0.5点＝**48g**
- 柿 0.5点＝**65g**
- みかん 0.5点＝**90g**
- キウイフルーツ 0.5点＝**75g**

缶詰は消化のよいエネルギー源 ドライフルーツは控えめに

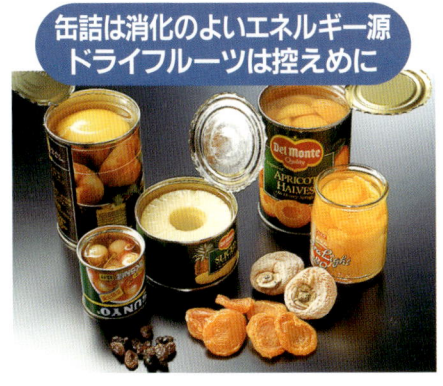

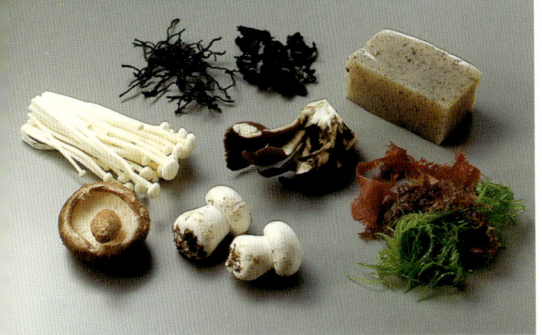

1日に0.5点が目安

生で食べる新鮮な果物や缶詰は合計で1日に0.5点、約100gを目安にします。ドライフルーツは少量で高エネルギーがとれるのですが、繊維が多く消化もよくないので控えたほうが無難です。もし食べるときには、よくかんで食べます。

きのこや海藻は繊維が多くて消化が悪く、エネルギーもほとんどとれません。きのこにはビタミン、海藻にはミネラルも多いのですが、ほかの食品からもとれるので、手術後は控えめにします。

使う量は1日に、海藻ならわかめのみそ汁1杯程度、しいたけ1枚程度の使用量にします。またたとえ少量ずつでも1日に何品も食べることは避けて1日に1〜2品にします。海藻の中では、のり、わかめが比較的消化がよいので、初めはこれらから食べて様子を見ましょう。

きのこ、海藻は、少量ずつでも一度に何品も食べない

胃手術後の人の
四群別食品選び

◆第4群 穀類のとり方

穀類はたいせつなエネルギー源、主食になるごはん、パンを中心にして自分の必要量を確保

穀類としては1日に、前期は6.5～7.5点、後期は10.5点が目安量

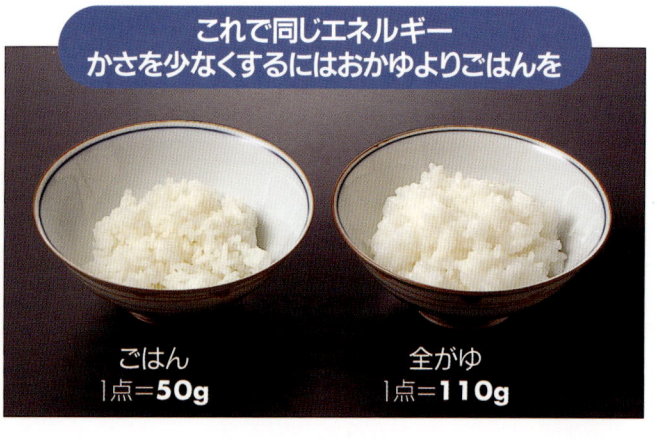

これで同じエネルギー
かさを少なくするにはおかゆよりごはんを

ごはん　1点＝50g
全がゆ　1点＝110g

個人の体重に合わせて量を調整する

第4群は穀類、砂糖、油脂、嗜好品のグループです。おもにエネルギー源になる食品群です。中でも穀物は重要で、糖質だけでなくたんぱく質、食物繊維、各種ビタミン源も含まれています。手術後の体力の回復には充分なエネルギーが必要です。

手術後の人が必要な1日の穀類は、前期は6.5～7.5点分、後期は10.5点が目安量です。個人個人の体重やエネルギーの必要量に合わせて量を調整します。手術後、体重が標準まで戻ってきたら、体重に合わせて調整しましょう。

毎回の食事ごとに分けて少しずつ食べる

手術後には1回に食べられる量が少ないので、かさのある穀類は、毎食ごとに小分けして食べます。健康なときには、全粒粉のパンや七分づき米など精製度の低いものがすすめられていましたが、手術後は食物繊維の多いものは避けたほうがよいでしょう。

おかゆよりごはんがコンパクトなエネルギー源

退院後、初めのうちはおかゆ食かやわらかくて食べやすく、消化もよいのでよいのですが、水分が多いので低エネルギー。食事のかさが多くなります。ごはんでもやわらかめに炊いて、一口ずつよくかんで食べるようにすればだいじょうぶです。おかゆは、さらさらとよくかまずに食べるのをやめます。

もちやめん類、カレーライスには気をつけて

つかえや消化不良の原因になりやすいのですが、これらの食品です。めん類の中でラーメンを除けば、どれも食品自体が消化の悪いものではないのですが、少しずつよくかんで食べるという食べ方が難しい

1点＝80kcal

1日6点の穀類

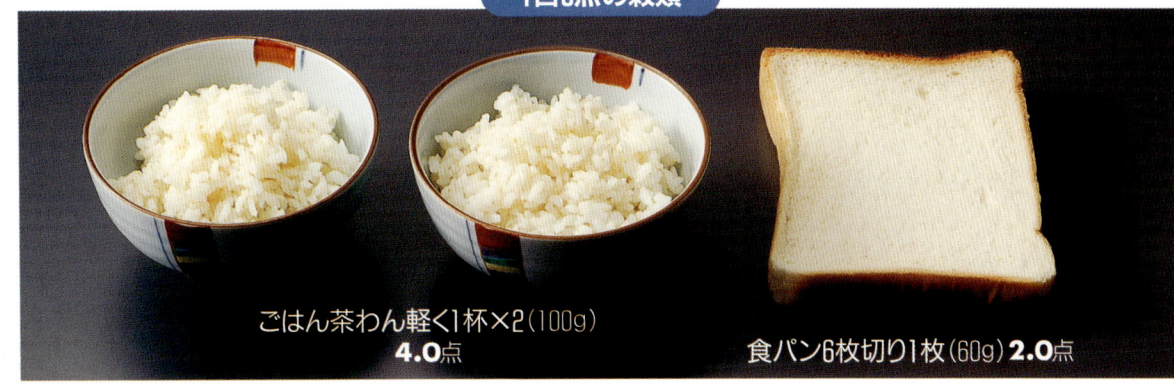

ごはん茶わん軽く1杯×2（100g） **4.0点**

食パン6枚切り1枚（60g） **2.0点**

穀類の仲間

小麦粉、パン粉、かたくり粉も穀類の仲間

穀類の栄養成分は糖質が中心です。食事がほとんど糖質だけに偏るとダンピング症候群を起こしやすくなります。間食も含めて、食事はかならずたんぱく質源になる食品と組み合わせて食べます。

穀類だけの食事は避け、たんぱく質食品といっしょに食べる量にしましょう。

もちはべたつくので、傷口にひっかかってつまりやすく、うどんはつるつると飲み込んでしまいがち。カレーライスのように汁けをかけたごはんも、口の中でよくかむのが難しいものです。食べるときには充分に気をつけて少量にしましょう。

小麦粉、パン粉、かたくり粉など調理に使う分も含みます。主食の穀類のうち1〜2点分をクッキーやビスケット、カステラなど嗜好品で間食にとってもかまいません。

よく食べる穀類の1点重量

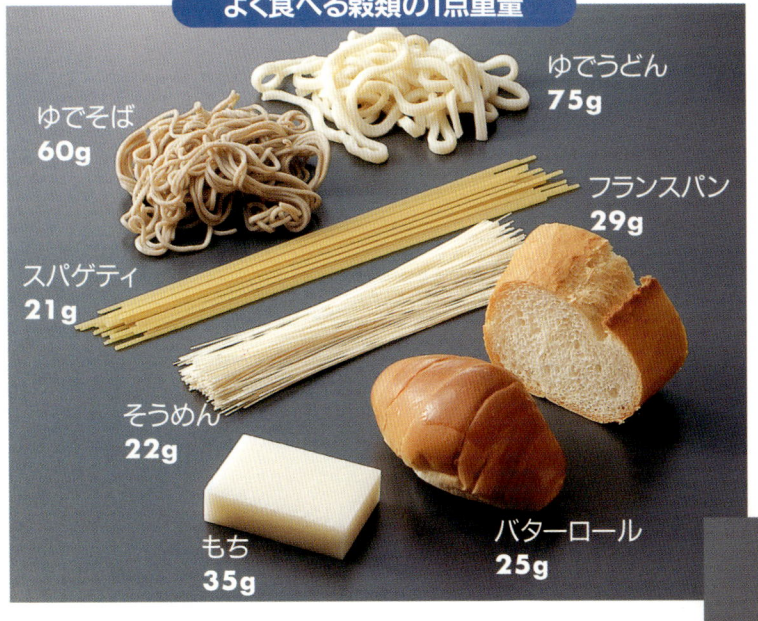

- ゆでそば **60g**
- ゆでうどん **75g**
- スパゲティ **21g**
- フランスパン **29g**
- そうめん **22g**
- もち **35g**
- バターロール **25g**

かまずに飲み込みやすいめん類には注意

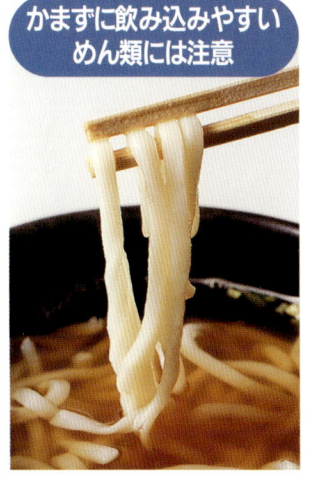

小麦粉・パン粉・かたくり粉の目安

- 小麦粉大さじ1（9g）=**0.4点**
- パン粉大さじ1（3g）=**0.1点**
- かたくり粉大さじ1（9g）=**0.4点**

胃手術後の人の四群別食品選び

第4群 油脂・砂糖類のとり方

◆ 油脂は高エネルギーのエネルギー源、1日に1～2点が目安
◆ 砂糖類は1日1点が目安。でんぷん糖も活用

植物油 2点＝18g
（大さじ1½）

油脂は1日に前期は1点、後期は2点が目安

油脂はたいせつなエネルギー源

体の中でエネルギー源になる三大栄養素は糖質とたんぱく質と脂質です。前の2つは1gあたり約4kcalなのに対し、脂質は1gあたり約9kcalと倍以上の高エネルギー。少ない食事量で充分なエネルギーを確保するためには油脂をじょうずに献立に利用することがたいせつです。油っこい料理は苦手と油を使わないあっさりしたものばかり食べていては、必要なエネルギー量はとれません。総エネルギー量の30％は脂質からとるようにします。

前期は1日1点、後期は2点が油脂の目安

植物油1点は小さじ2杯強。前期はこれが1日分です。
植物油、ラード、バターやマーガリン以外にマヨネーズやドレッシングのような脂質の多い調味料、ごまやピーナッツなどの種実類も油脂の仲間です。
油脂は揚げ物やいため物などで一度にとることは下痢や消化不良、もたれなどの原因になります。食事ごとに少量ずつとることが肝心です。

植物油に比べて、生クリームやバターなどの乳脂肪のほうが消化されやすく、もたれや下痢を起こしにくいようです。マヨネーズのような乳化された脂肪でとるのもよいでしょう。

消化のよい乳脂肪

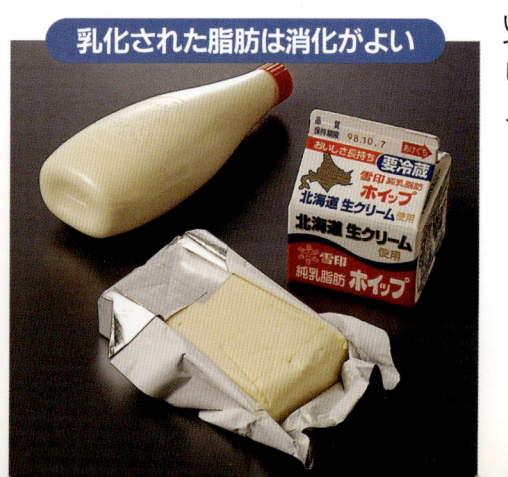

乳化された脂肪は消化がよい

1点＝80kcal

砂糖は1日1点が目安

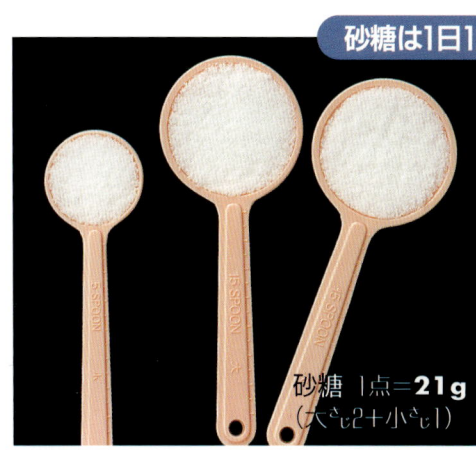

砂糖 1点＝21g
（大さじ2＋小さじ1）

種実は粒のままでは消化しにくい

ピーナッツやごまなどの種実は、ミネラルも多く含む脂質源ですが、粒のままで食べるのは消化が悪いので前期は避けたほうがよいでしょう。すりごまやごまペースト、ピーナッツバターなどでとればだいじょうぶ。油っぽさをあまり感じずに香りもよく、しつこいものが苦手な人でも脂肪分をとりやすいでしょう。

ペースト状なら種実も安心

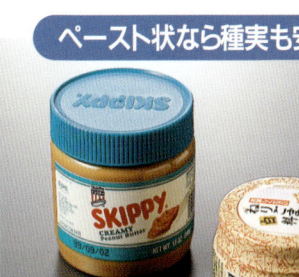

砂糖は1日1点が目安

砂糖はたいせつなエネルギー源ですが、一度にたくさんの糖質をとるとダンピング症候群を起こしやすくなるので注意しましょう。料理に使うことがあまりないようなら、クッキーやカステラなど間食でとってもよいでしょう。ジャムやはちみつも砂糖の仲間です。

オリゴ糖やカルシウム糖

砂糖をたくさんとることができない胃手術後の人にはおすすめです。カルシウムが多く含まれる砂糖もあります。甘みにプラスされた機能を持つ甘味料を積極的にとり入れるのも手です。

プラス機能の甘味料もある

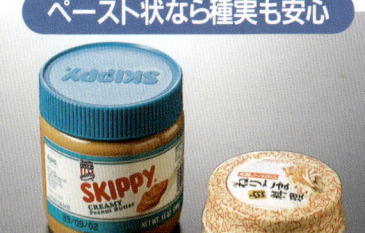

オリゴ糖は腸内のビフィズス菌を増やし、腸の働きを整える作用があります。野菜などから食物繊維をとることができます。食欲がないときやエネルギー不足が気になるときには毎日飲むお茶や薬を飲むための水に入れてエネルギー補給をするのも一方法です。

エネルギー補給にはでんぷん糖の活用を

砂糖に代わるエネルギー源としてでんぷん糖（でんぷんから作った甘味料、粉飴、テトラスターなど）があります。エネルギーは砂糖と同じですが、甘みが少ないので飲み物や料理にたくさん加えても甘ったるくならないでエネルギーをとることができます。

でんぷん糖はエネルギー補給に重宝

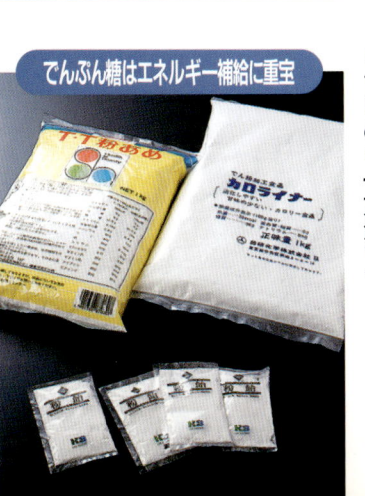

27

胃手術後の人の四群別食品選び

体に必要な量を覚えるには「計る」ことを習慣に

重量を計る

上皿ばかり
最大計量1kg
最小目盛10g

デジタルスケールは携帯に便利
写真は142×87×14mm、1gから1kgまで計れる。

計量カップ・スプーンは女子栄養大学代理部で扱っています。03-3949-9371

すり切り用のへら

大さじ 15ml
小さじ 5ml
ミニスプーン 1ml

計量カップ 200ml

容量を計る

1点=80kcal

キッチンにはかりを置いて計量を習慣に

必要量を食べているかを知るためには、材料の重量を計ってから作ること。重量を計って食べることがとてもたいせつです。すぐにいつも食べているものはだいたいの重量が見ただけで推測できるようになります。

食べていないと思っていても意外にエネルギーは確保できていたりもします。

重量・容量を計る

日常の料理に使う食品の重量を計るには、最大量が1~2kg、最小量が5~10gの上皿ばかりが簡便です。デジタルスケールは1g単位まで、器ごとでも正味重量が計れます。コンパクトタイプのものなら食卓に置いても。

少量の液体や調味料は、計量カップ・スプーンを使って計ります。「計量カップ・スプーン」は表紙の裏をごらんください。

食べられない部分の割合が廃棄率

この本で紹介している料理材料の重量は正味重量です。正味重量とは、野菜の皮や、魚の骨といった食品中の食べない部分の重さのことです。実際に食べる部分の重さを除いた実際に食べる部分の重さを除いた食品中の食べない部分の重さのことです。正味重量を計ればよいのですが、尾頭つきの魚など食べたあとでないと廃棄する部分の重量が計れないときには、廃棄率を使って計算します。たとえば里芋なら皮をむいて面取りしたら廃棄率は15%になります。おもな食品の廃棄率も表紙の裏を

廃棄率

里芋 4個 230g

正味 200g　面取り 15%

28

計量カップ・スプーンの使い方

スプーン½杯
1 スプーン1杯をカップと同じ要領で計る。
2 へらの曲線部分を真ん中に直角に立てて先を払う(大さじなら長いほう、小さじなら短いほうのカーブを使う)。

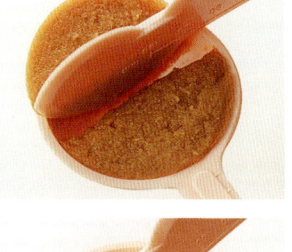

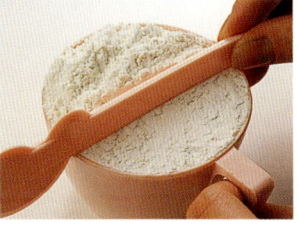

カップ1杯
1 小麦粉などの粉類はかたまりのない状態で山盛りにすくう。
2 へらの柄で縁に沿ってすり切る。

スプーン¼杯
½をさらにへらで半分に切ってスプーンのカーブに沿わせて払う。

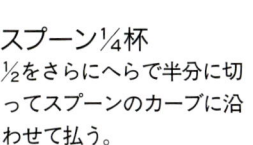

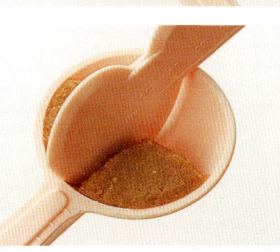

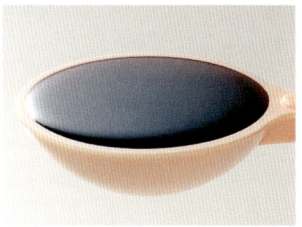

液体の計り方
1杯は表面張力で液体が盛り上がるくらいに満たし入れる。

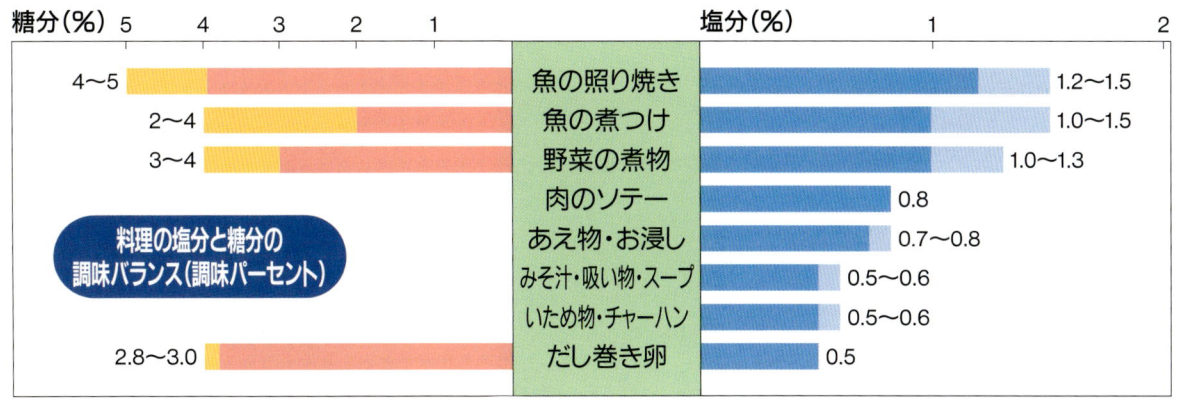

料理の塩分と糖分の調味バランス(調味パーセント)

糖分(%)	料理	塩分(%)
4〜5	魚の照り焼き	1.2〜1.5
2〜4	魚の煮つけ	1.0〜1.5
3〜4	野菜の煮物	1.0〜1.3
	肉のソテー	0.8
	あえ物・お浸し	0.7〜0.8
	みそ汁・吸い物・スープ	0.5〜0.6
	いため物・チャーハン	0.5〜0.6
2.8〜3.0	だし巻き卵	0.5

みりんの甘みは砂糖に比べて弱いので、材料表中の砂糖をみりんに置きかえるときには、3倍重量にする。

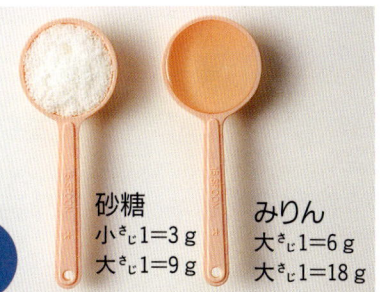

砂糖とみりんは1:1の容量比が同じ糖分

砂糖 小さじ1=3g 大さじ1=9g
みりん 大さじ1=6g 大さじ1=18g

どれもみんな塩分1g

塩 ミニスプーン1(または小さじ⅕弱)
しょうゆ 小さじ1
みそ 大さじ½

ごらんください。

調味料は計って使う習慣を目分量での味つけは、濃い味になりすぎる傾向があります。家族の健康管理のためにも、つねに適度の味つけに仕上げるためにも調味料は計って使うことも習慣にしましょう。

味つけの基準は、材料に対してのパーセントで覚えると簡単です。これを調味パーセントといいます。普通は材料の正味重量に対して、汁物や汁けの多い煮物はだしの量に対して何%の塩分または糖分で調味するかというように計算します。

みそとしょうゆの塩分量 みりんの糖分量

塩と砂糖以外にも塩分や糖分が含まれています。調味料の代表的なものでいえば、みそやしょうゆには塩分が、みりんには糖分が含まれています。塩分・糖分パーセントの計算にはそれらの塩分を換算しなくてはいけません。練り製品などの加工品にも塩分や糖分が含まれます。使いすぎには注意が必要です。

献立表の見方

その日の体調や買い物での材料のそろい方によって献立を変更するときには、点数構成を目安に分量を調節します。

●材料の分量(g)は正味重量(廃棄量は含んでいない)。
●熱量点数は1点重量(159～156ページ参照)により算出し、小数点第2位を四捨五入した。0.1点未満のものは"+"で表示。

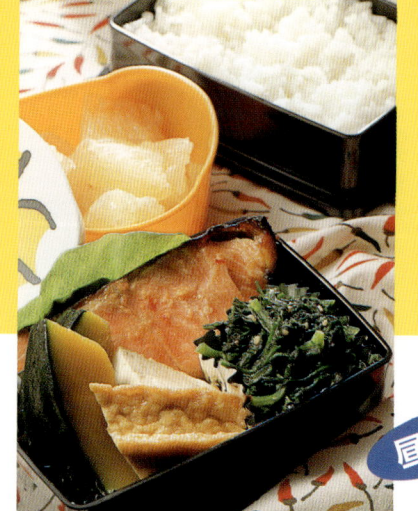
昼食

前期の献立例で組み入れている栄養流動食(経腸栄養)は、その他の欄に記載。とらないときにはその分の点数を第1～4群の好みの食品群でとる。

きのこ類、海藻、しらたき、こんにゃくなどの食品は、1回に使う量の点数が低いので3群(♣・淡色野菜)の欄に"+"と表示します。

野菜は種類が多く、1回に少量ずつ使うことが多い。点数計算がめんどうなときには合計300gで1点とする。胃手術後の人は、緑黄色野菜を優先的にとり、緑黄色野菜が1日に150g以上とれていれば、野菜量合計が200gでOK。

3群(♣)のうち、緑黄色野菜と淡色野菜の欄で"+"と表示してあるものは、合計で30gを0.1点として加算する。ただし朝・昼・夕・間食の区分内での加算。

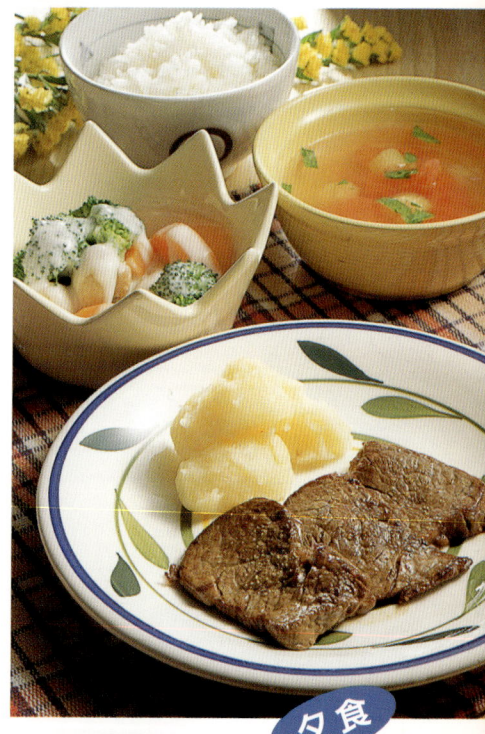
夕食

各群でとりたい目安量は10～11ページを参照。目安からあまり大きくはずれないようにする。

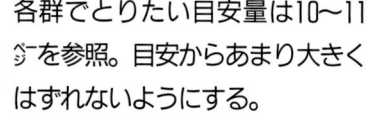
1点=80kcal

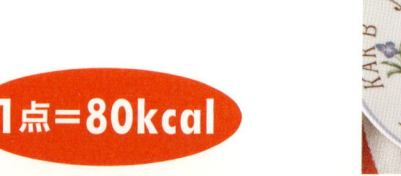
間食

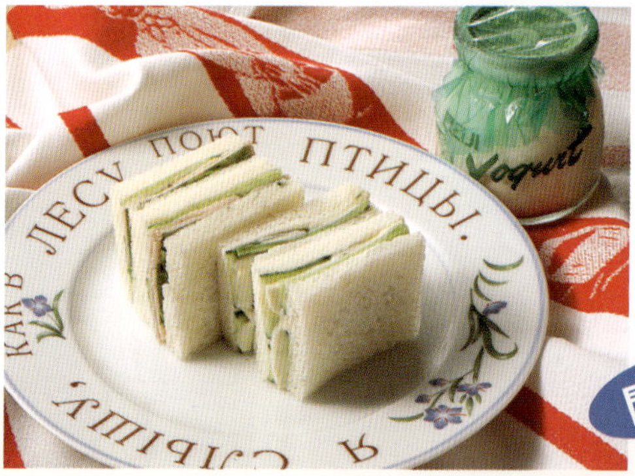

後期 ごはん・4回食 92・94ページの例

月 Monday

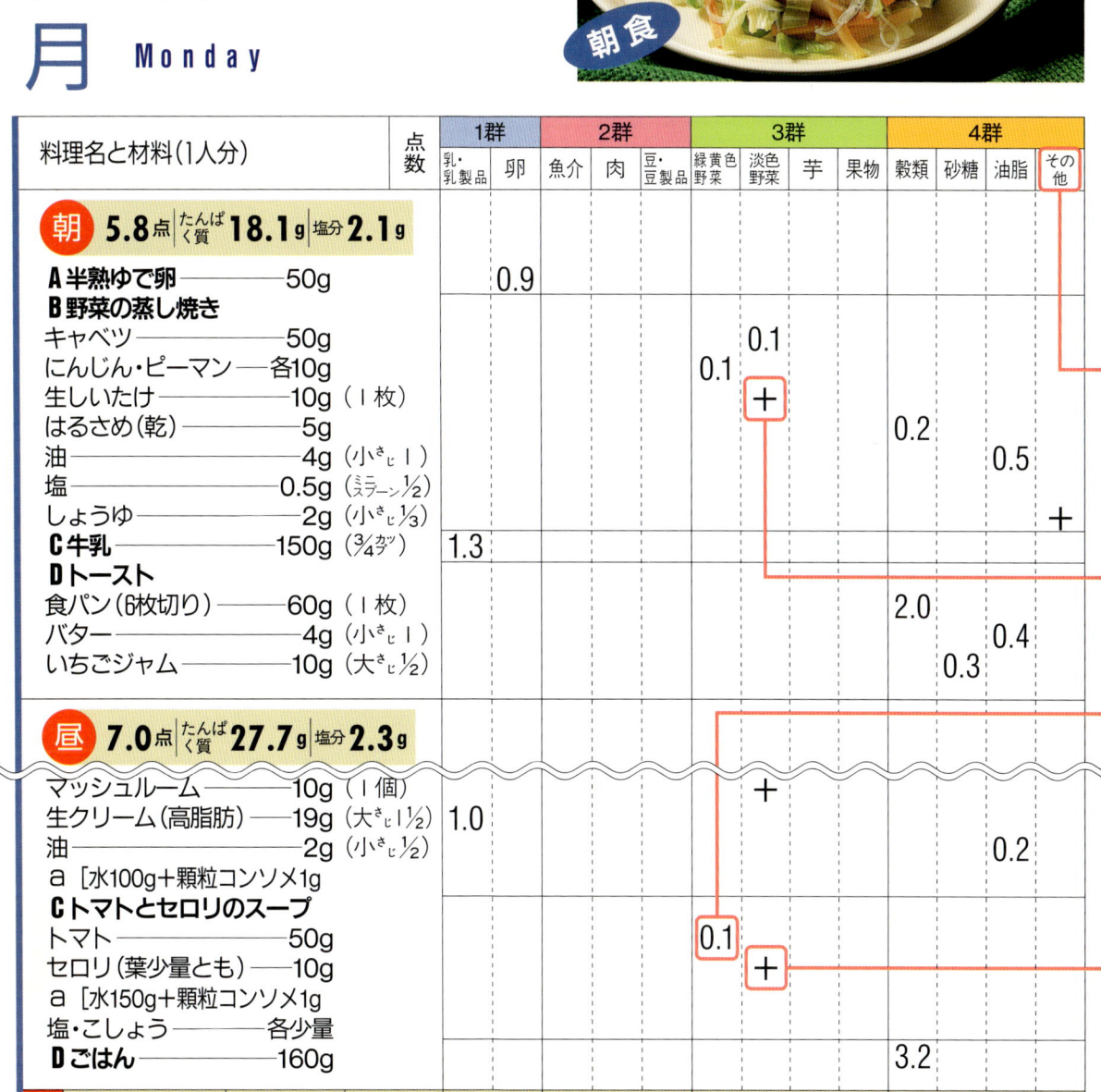
朝食

料理名と材料(1人分)	点数	1群 乳・乳製品	1群 卵	2群 魚介	2群 肉	2群 豆・豆製品	3群 緑黄色野菜	3群 淡色野菜	3群 芋	3群 果物	4群 穀類	4群 砂糖	4群 油脂	4群 その他
朝 5.8点 たんぱく質 18.1g 塩分 2.1g														
A 半熟ゆで卵————50g			0.9											
B 野菜の蒸し焼き														
キャベツ————50g								0.1						
にんじん・ピーマン—各10g							0.1	+						
生しいたけ————10g（1枚）														
はるさめ（乾）————5g											0.2			
油————4g（小さじ1）													0.5	
塩————0.5g（ミニスプーン½）														
しょうゆ————2g（小さじ⅓）														+
C 牛乳————150g（¾カップ）		1.3												
D トースト														
食パン(6枚切り)————60g（1枚）											2.0		0.4	
バター————4g（小さじ1）														
いちごジャム————10g（大さじ½）												0.3		
昼 7.0点 たんぱく質 27.7g 塩分 2.3g														
マッシュルーム————10g（1個）								+						
生クリーム（高脂肪）—19g（大さじ1½）		1.0											0.2	
油————2g（小さじ½）														
a［水100g＋顆粒コンソメ1g］														
C トマトとセロリのスープ														
トマト————50g							0.1							
セロリ（葉少量とも）————10g								+						
a［水150g＋顆粒コンソメ1g］														
塩・こしょう————各少量														
D ごはん————160g											3.2			
1日合計 熱量 24.9点 たんぱく質 87.5g 塩分 8.8g		♠4.9点		♥4.2点			♣2.4点				♦13.3点			

エネルギー、たんぱく質の不足に注意。目安となる量は前期・後期で違う。11ページを参照。2〜3日の平均で目標量をとれていればOK。

1日の塩分量は10g以下を目標とする。食品中に含まれる塩分が1日2g前後あるので、調味料や加工品からとる塩分は8g以下にする。

前期 おかゆ・5回食

月 Monday

青菜は葉先をよく使う、トマトやなすは皮をむくなどしばらくは繊維の多い部分は取り除きます。ゆでるときも煮るときも、家族のものより少し時間をかけてやわらかく調理しましょう。おかゆが苦手な人は、やわらかめのごはんでもよくかんでゆっくり食べればだいじょうぶです。

料理名と材料(1人分)	点数	1群 乳・乳製品	1群 卵	2群 魚介	2群 肉	2群 豆・豆製品	3群 緑黄色野菜	3群 淡色野菜	3群 芋	3群 果物	4群 穀類	4群 砂糖	4群 油脂	4群 その他
朝 5.5点 たんぱく質 20.9g 塩分 1.4g														
A 和風オムレツ														
卵 ——50g			0.9											
ツナ缶(油漬け) ——30g				1.0										
牛乳 ——15g (大さじ1)		0.1												
バター ——4g (小さじ1)													0.4	
B 春菊のお浸し														
春菊(葉先) ——50g							0.2							
a しょうゆ ——3g (小さじ1/2)														+
だし ——10g (小さじ2)														
C 全がゆ														
全がゆ ——220g											2.0			
シラス干し ——3g				0.1										
D ヨーグルト(加糖) ——100g (1/2カップ)		0.8												
間食 3.1点 たんぱく質 12.6g 塩分 1.2g														
一口チーズサンド														
食パン(10枚切り・耳なし) ——30g (1枚)											1.0			
プロセスチーズ ——24g		1.0												
パセリ(軸を除く) ——少量							+							
牛乳 ——130g (3/5カップ)		1.1												
昼 5.0点 たんぱく質 19.1g 塩分 2.6g														
A ポテトとサケ缶の重ね焼き														
じゃが芋 ——55g (1/2個)									0.5					
サケ缶(水煮) ——50g				1.1										
トマト ——20g							+							
玉ねぎ ——20g								0.1						
バター ——4g (小さじ1)													0.4	
塩 ——0.8g														
パセリのみじん切り ——少量							+							
B けんちん汁														
もめん豆腐 ——55g (1/6丁)					0.5									
大根 ——40g								0.1						
にんじん・ねぎ ——各10g							0.1	+						
油 ——2g (小さじ1/2)													0.2	
だし ——150g (3/4カップ)														
塩 ——0.8g														
しょうゆ ——3g (小さじ1/2)														+
C 全がゆ ——170g											1.5			
D メロン ——100g										0.5				

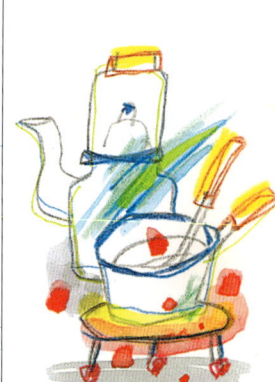

朝
A 和風オムレツ
① ツナは缶汁をきって粗くほぐす。
② ボールに卵をときほぐして①、牛乳を混ぜる。バターをとかしたフライパンでオムレツ形に焼く。

B 春菊のお浸し
① 春菊の葉先はゆでて水にとり、水けを絞って食べよく切る。
② aの割りじょうゆで①をあえる。

やわらかいものもよくかむことで唾液中の消化液の力を活用。春菊はかたい茎を除いて。

間食
一口チーズサンド
パンは2枚に切り、チーズを2枚に切ってはさむ。食べよく切り、パセリを添える。

パンの耳はかたいので除きます。牛乳は冷たいものや一気に飲むのは避けて少しずつに。

昼
A ポテトとサケ缶の重ね焼き
① 芋は5mm厚さの輪切りにして水にさらす。トマトは皮をむいてざく切り、玉ねぎは薄切りに。
② 厚手なべにバターを塗り、①とサケ缶を順に重ね、塩をふる。紙ぶたとなべぶたをして芋がやわらかくなるまで蒸し焼きにする。

トマトの皮は繊維が多いので除いて使います。魚の缶詰は骨までやわらかく重宝します。

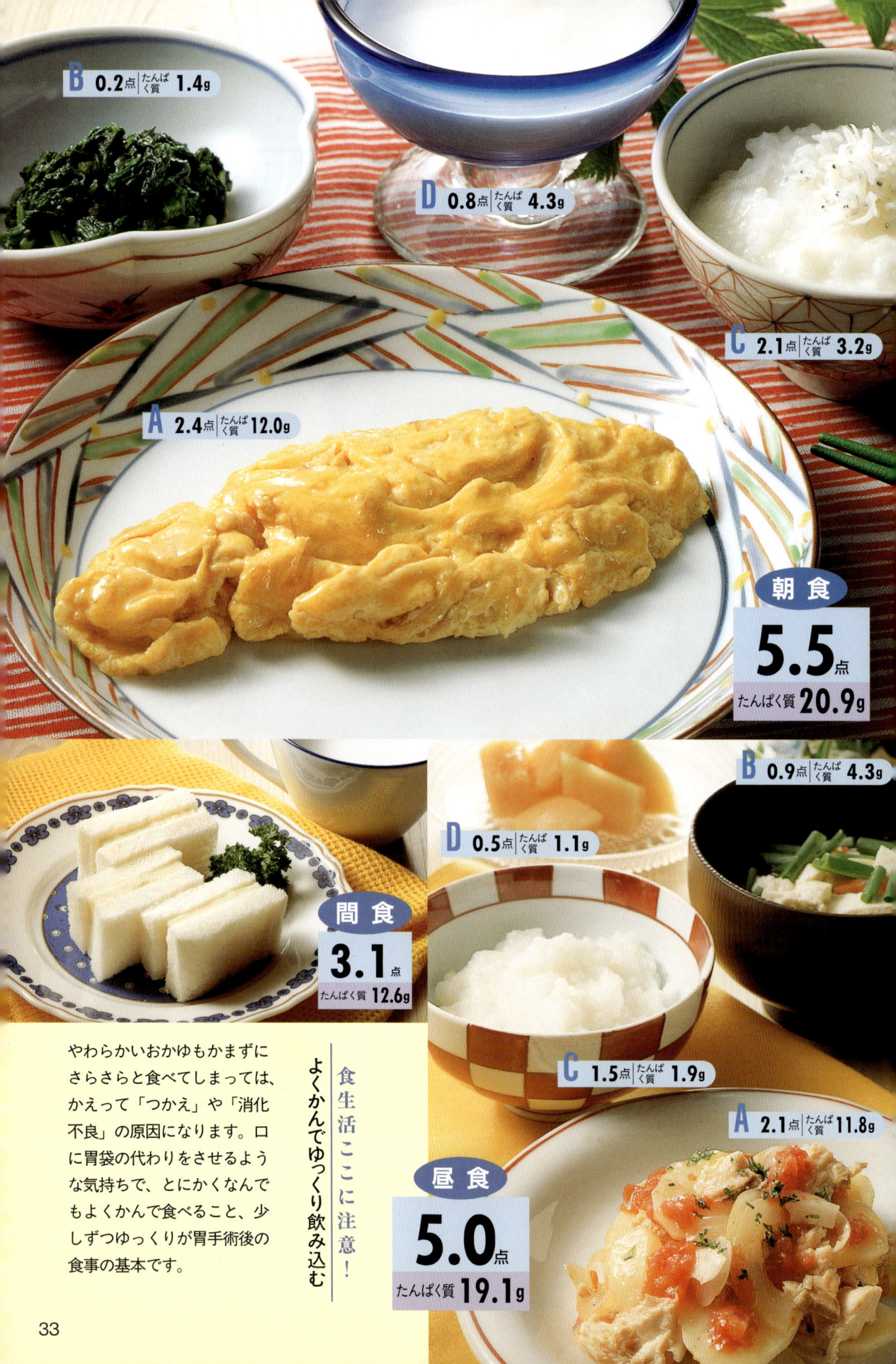

B 0.2点 たんぱく質 1.4g
D 0.8点 たんぱく質 4.3g
C 2.1点 たんぱく質 3.2g
A 2.4点 たんぱく質 12.0g

朝食
5.5点
たんぱく質 20.9g

B 0.9点 たんぱく質 4.3g
D 0.5点 たんぱく質 1.1g

間食
3.1点
たんぱく質 12.6g

C 1.5点 たんぱく質 1.9g
A 2.1点 たんぱく質 11.8g

昼食
5.0点
たんぱく質 19.1g

食生活ここに注意！
よくかんでゆっくり飲み込む

やわらかいおかゆもかまずにさらさらと食べてしまっては、かえって「つかえ」や「消化不良」の原因になります。口に胃袋の代わりをさせるような気持ちで、とにかくなんでもよくかんで食べること、少しずつゆっくりが胃手術後の食事の基本です。

前期 おかゆ・5回食

月 Monday

胃を切除してしばらくは、一度にたくさんは食べられないので、食事回数を増やして必要な栄養量を確保するくふうをします。前期は3回の食事プラス2回の間食の1日5回食からスタート。間食には市販品や経腸栄養を活用して、手間をかけずに栄養バランスを整えるくふうを。

料理名と材料(1人分)	点数	1群 乳・乳製品	1群 卵	2群 魚介	2群 肉	2群 豆・豆製品	3群 緑黄色野菜	3群 淡色野菜	3群 芋	3群 果物	4群 穀類	4群 砂糖	4群 油脂	4群 その他
間食 3.5点 たんぱく質 9.7g 塩分 0.1g														
ミニシュークリーム ― 32g (3個)														1.0
経腸栄養 ― 200ml														2.5
夕 4.3点 たんぱく質 15.4g 塩分 3.0g														
A チキンロールキャベツ														
キャベツ ― 80g (2枚)							0.3							
鶏ひき肉 ― 35g					0.7									
a 玉ねぎのみじん切り ― 20g (大さじ2)								0.1						
a 卵 ― 5g			0.1											
a パン粉 ― 2g (小さじ2)											0.1			
a 塩 ― 0.5g														
b 水1カップ+顆粒コンソメ ― 1g (小さじ¼)														
b 塩 ― 0.3g														
生クリーム(高脂肪) ― 19g (大さじ1⅓)		1.0												
トマトケチャップ ― 6g (小さじ1)														0.1
B 皮むきなすとトマトのあえ物														
なす ― 50g (小1個)								0.1						
トマト ― 20g							+							
a 酢 ― 5g (小さじ1)														+
a しょうゆ ― 6g (小さじ1)														0.1
a みりん ― 6g (小さじ1)												0.2		
C トーストパン														
食パン(耳なし) ― 45g											1.5			
1日合計 熱量 21.4点 たんぱく質 77.7g 塩分 8.3g		♠ 5.0点		♥ 3.4点			♣ 2.0点				♦ 11.0点			

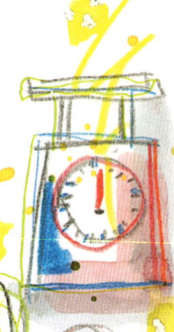

間食
ミニシュークリーム
市販品、手作りしたもののいずれでもよい。1点分は32g。
シュークリームの生地はバターと小麦粉、中のクリームは卵と牛乳が原料なので間食に好適。

夕
A チキンロールキャベツ
ひき肉は部位を限定しない一般のものを。生クリーム入りのソースで味とエネルギーアップ。

❶ キャベツはしんなりするまでゆで、ざるに広げてさます。
❷ aを練り混ぜる。2等分し、①のキャベツで包む。
❸ なべでbを煮立て、②を入れる。紙ぶたとなべぶたをし、弱火で約30分煮る。器に盛る。
❹ ③の煮汁に生クリームとケチャップを入れてソースを作り、③にかける。

B 皮むきなすとトマトのあえ物
❶ なすはへた、皮を除いて一口大に切り、水にさらす。やわらかくゆで、ざるにとって水けをきる。
❷ トマトも皮をむき、ざく切りに。
❸ aを混ぜ、①②をあえる。

34

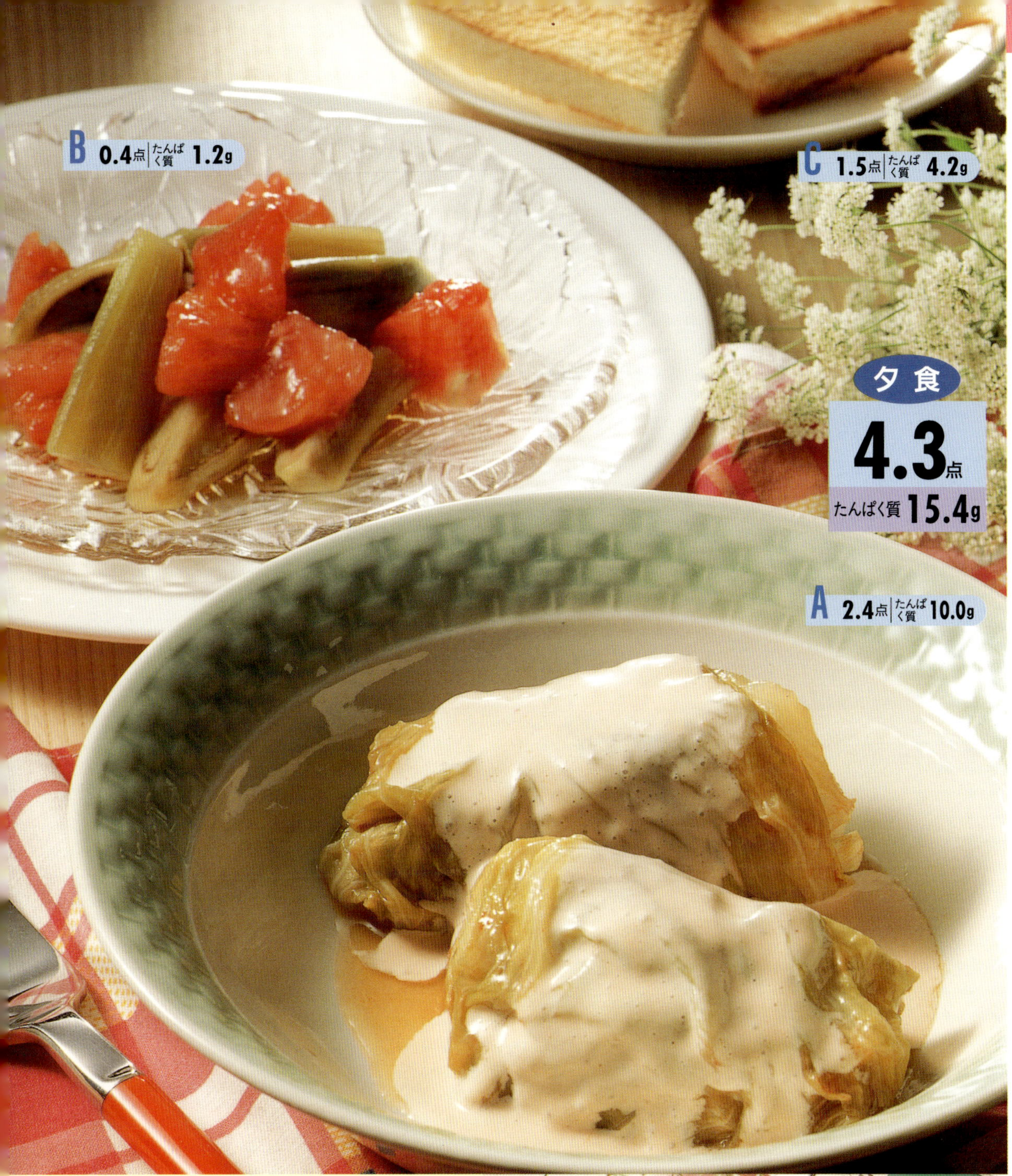

B 0.4点 たんぱく質 1.2g
C 1.5点 たんぱく質 4.2g
夕食
4.3点
たんぱく質 15.4g
A 2.4点 たんぱく質 10.0g

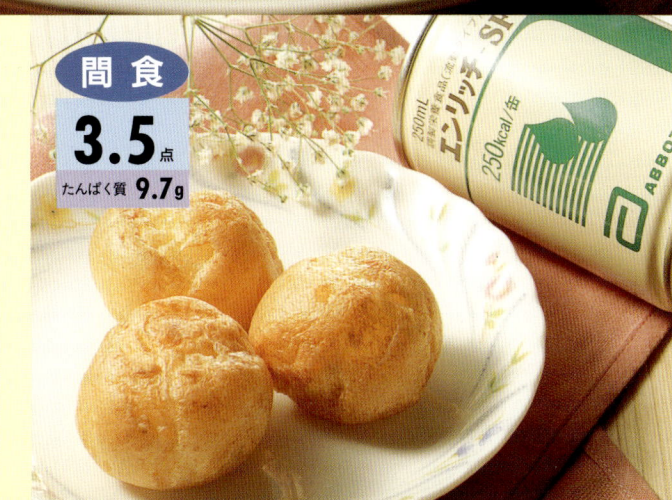

食生活ここに注意！

新鮮な食材を選び、衛生に注意

胃から分泌される胃酸には殺菌作用があります。胃手術後にはこの作用が失われるので、今まで以上に食品の鮮度や衛生管理に気をつけます。神経質になることはありませんが、加熱せずに食べる生ものは、体調のすぐれないときは避けましょう。

間食
3.5点
たんぱく質 9.7g
エンリッチ
250kcal/缶

前期 おかゆ・5回食

間食のミルクセーキはミキサーで。めんどうなら果物を細かく刻んで
乳製品と混ぜても可。一気には飲まず、"かんで飲む"感覚で少量ずつに。

Tuesday 火

1日合計 熱量 21.6点 ♠4.7 ♥2.8 ♣2.2 ♦11.9 たんぱく質 76.7g 塩分 7.0g

夕 5.1点 たんぱく質 17.8g 塩分 1.2g

E 豆腐とひき肉の重ね焼き うすあんかけ
- もめん豆腐(⅓丁) ── 100g 0.9 ♥
- 豚ひき肉 ── 30g 0.8 ♥
- a 酒 ── 5g 0.1 ♦
- 塩 ── 0.3g
- 砂糖 ── 3g 0.2 ♦
- かたくり粉 ── 0.8g ＋
- かたくり粉 ── 2g 0.1 ♦
- 油 ── 4g 0.5 ♠
- あん だし ── 45g
- しょうゆ ── 3g ＋ ♦
- かたくり粉 ── 1g ＋ ♦

根三つ葉と麩の煮浸し
- 根三つ葉 ── 50g 0.1 ♣
- 麩 ── 2g 0.1 ♦
- だし ── 30g
- しょうゆ ── 3g ＋ ♦
- みりん ── 3g 0.1 ♦

シラスのおろしあえ
- シラス干し ── 3g 0.1 ♥
- おろし大根 ── 50g 0.1 ♣
- 全がゆ ── 220g 2.0 ♦

昼 4.8点 たんぱく質 27.8g 塩分 1.7g

A タラのみそ漬け焼き
- 生ダラ(大1切れ) ── 100g 1.0 ♥
- みそ ── 4g 0.1 ♦
- みりん ── 4g 0.1 ♦
- グリーンアスパラガス(穂先) ── 40g 0.1 ♣

B 皮むきなすとかぼちゃの煮物
- なす ── 50g 0.2 ♣
- かぼちゃ ── 20g 0.2 ♣
- a だし ── 80g
- しょうゆ ── 4g 0.1 ♦
- みりん ── 4g 0.1 ♦
- 練りごま ── 1.5g 0.1 ♣

C 全がゆ ── 220g 2.0 ♦
D ヨーグルト(加糖) ── 100g 0.8 ♠

間食 4.3点 たんぱく質 12.8g 塩分 0.8g
- ウエハース ── 16g 0.9 ♦
- プロセスチーズ ── 22g 0.9 ♠
- 経腸栄養 ── 200ml 2.5 ♦

朝 4.5点 たんぱく質 12.9g 塩分 3.2g

ほうれん草の巣ごもり卵
- 卵 ── 50g 0.9 ♠
- ほうれん草(葉先) ── 30g 0.1 ♣
- しょうゆ ── 6g 0.1 ♦
- だし ── 15g

野菜いため
- 大根 ── 40g 0.1 ♣
- 玉ねぎ ── 20g 0.1 ♣
- にんじん ── 10g ＋ ♣
- 油 ── 4g 0.5 ♠
- 塩 ── 0.7g

里芋のみそ汁
- 里芋 ── 50g 0.4 ♣
- さやえんどう ── 5g ＋ ♣
- だし ── 150g
- みそ ── 10g 0.3 ♦
- 全がゆ ── 220g 2.0 ♦

間食 2.9点 たんぱく質 5.4g 塩分 0.1g

いちごと桃のミルクセーキ
- いちご ── 50g 0.2 ♣
- 白桃(缶詰) ── 50g 0.6 ♣
- 牛乳 ── 130g 1.1 ♠
- 生クリーム(高脂肪) ── 19g 1.0 ♠

野菜はやわらかく煮るのが原則ですが、トマトは皮を除けば生でOK。
経腸栄養は栄養バランスを保つために毎日必要です。

Wednesday 水

1日合計 熱量 21.6点 ♠4.8 ♥3.9 ♣1.8 ♦11.1 たんぱく質 71.8g 塩分 5.5g

夕 6.0点 たんぱく質 19.2g 塩分 1.5g

イワシの煮つけ さやいんげん添え
- イワシ(1尾) ── 70g 1.9 ♥
- 水 ── 45g
- 酒 ── 15g 0.2 ♦
- しょうゆ ── 6g 0.1 ♦
- 砂糖 ── 3g 0.1 ♦
- しょうがの薄切り ── 2枚 ＋ ♣
- さやいんげん ── 20g 0.1 ♣

白菜のお浸し
- 白菜 ── 60g 0.1 ♣
- にんじん ── 10g 0.1 ♣
- しょうゆ ── 3g ＋ ♦
- みりん ── 3g 0.1 ♦
- だし ── 10g
- 全がゆ ── 220g 2.0 ♦

いちごの生クリームかけ
- いちご ── 80g 0.3 ♣
- 生クリーム(高脂肪) ── 19g 1.0 ♠

昼 4.2点 たんぱく質 15.2g 塩分 2.5g

F 凍り豆腐と野菜の卵とじ
- 凍り豆腐(乾・½枚) ── 7g 0.5 ♥
- にんじん ── 10g 0.1 ♣
- 玉ねぎ ── 10g 0.1 ♣
- 三つ葉 ── 3g ＋ ♣
- 油 ── 2g 0.2 ♦
- a だし ── 60g
- 塩 ── 0.5g
- しょうゆ ── 6g 0.1 ♦
- 卵 ── 50g 0.9 ♠

ブロッコリーの梅肉あえ
- ブロッコリー ── 50g 0.2 ♣
- 梅肉 ── 2.5g ＋ ♦
- みりん ── 3g 0.1 ♦
- だし ── 5g
- 全がゆ ── 220g 2.0 ♦

間食 3.9点 たんぱく質 9.4g 塩分 0.2g
- ビスケット(ハード) ── 10g 0.5 ♦
- クリームチーズ ── 20g 0.9 ♠
- 経腸栄養 ── 200ml 2.5 ♦

朝 5.4点 たんぱく質 22.1g 塩分 1.2g

肉じゃが
- 牛もも薄切り肉 ── 55g 1.4 ♥
- じゃが芋 ── 50g 0.5 ♣
- にんじん ── 10g 0.1 ♣
- さやえんどう ── 10g ＋ ♣
- だし ── 50g
- しょうゆ ── 5g 0.1 ♦
- 砂糖 ── 3g 0.1 ♦
- 酒 ── 5g 0.1 ♦

トマトのサラダ
- トマト(皮を除く) ── 60g 0.1 ♣
- グリーンアスパラガス(穂先) ── 20g 0.1 ♣
- マヨネーズ ── 5g 0.4 ♦
- 牛乳 ── 5g ＋ ♠
- 全がゆ ── 170g 1.5 ♦
- サケそぼろ ── 10g 0.1 ♥
- ヨーグルト(加糖) ── 100g 0.8 ♠

間食 2.1点 たんぱく質 5.9g 塩分 0.1g
- カステラ ── 26g 1.0 ♦
- 牛乳 ── 130g 1.1 ♠

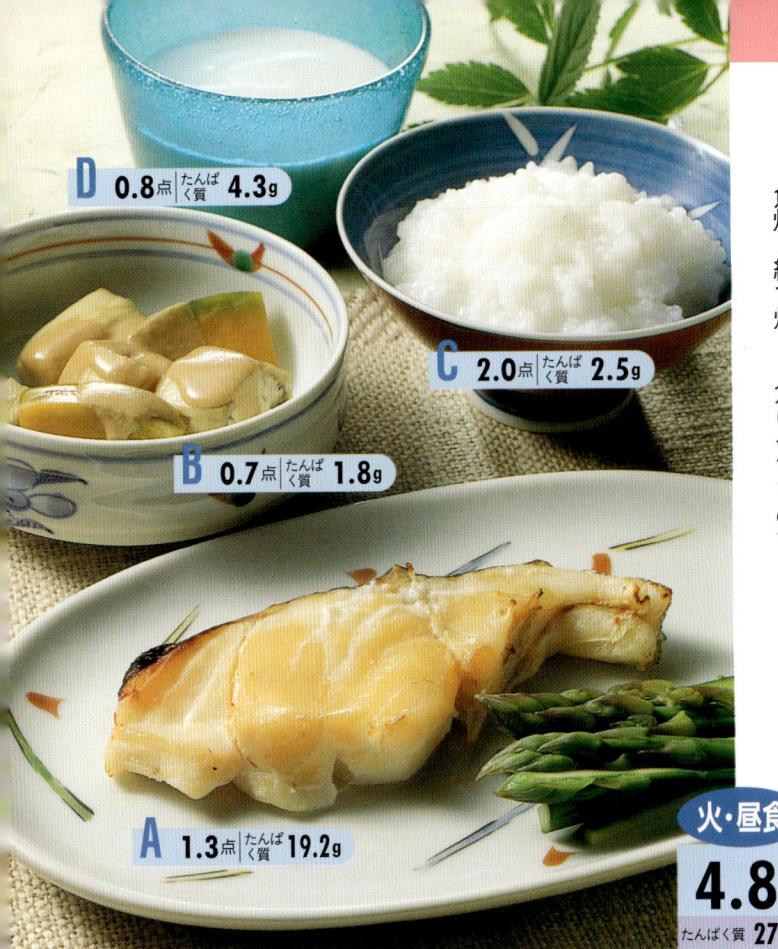

タラのみそ漬け焼きの献立

火 昼

タラは良質のたんぱく源。身がやわらかいので口当たりがよく、みその風味が食欲を刺激。煮物の野菜は皮を除いて調理します。

A タラのみそ漬け焼き

1. みそとみりんを混ぜる。
2. タラの両面に①を塗り(あれば脱水シートにはさむ)、冷蔵庫に入れて1時間ほどおく。
3. 魚のみそをぬぐい取り、熱した魚焼き網で焼く。焦げやすいので火加減に注意。
4. グリーンアスパラは中央から穂先までの部分を③の網で焼き、食べやすく切って魚と盛り合わせる。

B 皮むきなすとかぼちゃの煮物

1. なすとかぼちゃは皮を除いて一口大に切り、なすは水に放す。
2. aを煮立ててかぼちゃを入れ、紙ぶたとなべぶたをして弱火で15分煮、なすを加えて約10分煮る。

火・昼食
4.8点 たんぱく質 **27.8g**

- A 1.3点 たんぱく質 19.2g
- B 0.7点 たんぱく質 1.8g
- C 2.0点 たんぱく質 2.5g
- D 0.8点 たんぱく質 4.3g

豆腐とひき肉の重ね焼き うすあんかけ

火 夕

うす味のあんをかけるので口当たりものどの通りもなめらか。豆腐とひき肉は裏返しても離れないようかたくり粉で接着。

E 豆腐とひき肉の重ね焼き

1. 豆腐はふきんに包み、軽く重石をして水けをきり、3等分に切る。
2. aをよく混ぜ、3等分する。
3. 豆腐の片面にかたくり粉をふり、②をのせて平らにのばす。
4. 油を熱したフライパンで③の両面を焼いて火を通し、器に盛る。
5. あんの材料をひと煮立ちさせ、④にかける。

E 2.6点 たんぱく質 12.6g

凍り豆腐と野菜の卵とじ

水 昼

卵は半熟仕上げに。煮汁が少しあるほうが食べやすいので、煮つまり加減ならだしを補って調整しましょう。

F 凍り豆腐と野菜の卵とじ

1. 凍り豆腐は湯でもどし、水けを押し絞って3cm長さの短冊切りに。
2. にんじんも3cm長さの短冊切り、玉ねぎは薄切りにする。
3. 油でにを炒め、①、aを加えて5〜6分煮る。とき卵を流し入れて三つ葉のざく切りを散らし、ふたをして火を止めて蒸らす。

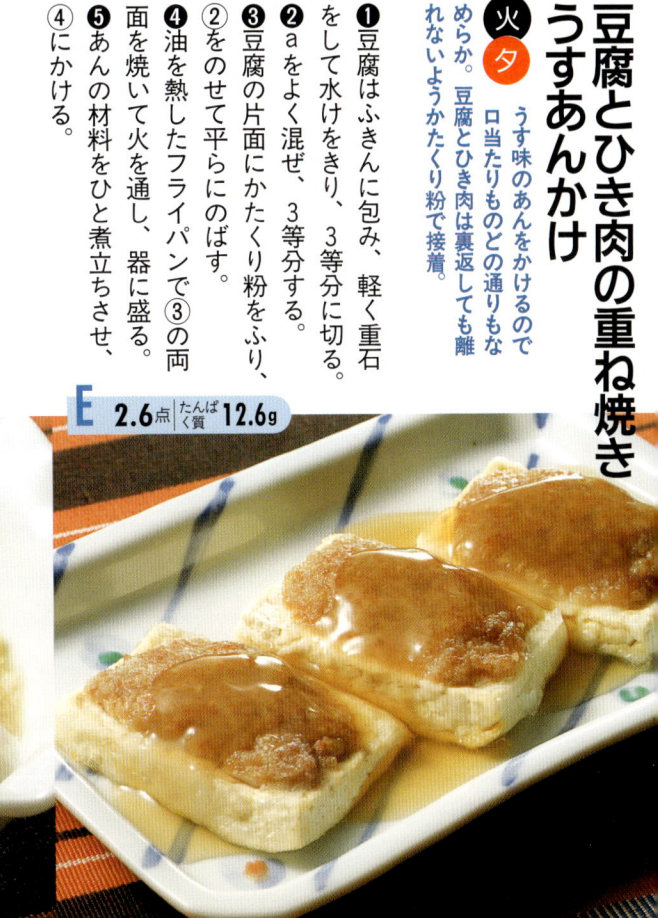

F 1.9点 たんぱく質 10.4g

前期 おかゆ・5回食

バターの配合量が多いクロワッサンはかさが少なくてもエネルギー確保ができます。
甘みが多い菓子パンは主食には向きませんので避けます。

Thursday 木

| 1日合計 | 熱量 21.5点 | ♠4.7 ♣2.2 | ♥3.3 ♦11.3 | たんぱく質 76.1g | 塩分 7.1g |

朝 5.6点 たんぱく質 20.2g 塩分 2.5g

E チーズオムレツ トマトソース
- 卵 ──────── 50g 0.9 ♠
- プロセスチーズ ── 22g 0.9 ♠
- バター ─────── 3g 0.3 ♠
- トマト ────── 50g 0.1 ♣
- 塩 ───────── 0.5g

キャベツの煮浸し
- キャベツ ───── 50g 0.1 ♣
- だし ──────── 15g
- しょうゆ ────── 3g + ♦
- みりん ─────── 3g 0.1 ♦
- 削りガツオ ───── 1g 0.1 ♥
- クロワッサン ── 40g 2.3 ♠
- ヨーグルト(加糖) ─ 100g 0.8 ♠

間食 3.1点 たんぱく質 5.2g 塩分 0.1g

洋梨の生クリームあえ
- 洋梨(缶詰) ──── 50g 0.6 ♣
- 生クリーム(高脂肪) ─ 19g 1.0 ♠

バナナミルクセーキ
- バナナ ────── 40g 0.4 ♣
- 牛乳 ─────── 130g 1.1 ♠

昼 5.0点 たんぱく質 19.3g 塩分 2.1g

サバの塩焼き
- サバ(1切れ) ──── 70g 1.8 ♥
- 塩 ───────── 0.5g
- おろし大根 ───── 50g 0.1 ♣
- レモン汁 ────── 2g + ♣

じゃが芋とにんじんの煮物
- じゃが芋 ────── 50g 0.5 ♣
- にんじん ────── 20g 0.1 ♣
- だし ──────── 100g
- 砂糖 ───────── 3g 0.2 ♦
- 塩 ───────── 0.7g

青梗菜のごま浸し
- 青梗菜(葉先) ──── 50g 0.1 ♣
- しょうゆ ────── 3g + ♦
- みりん ─────── 3g 0.1 ♦
- だし ──────── 10g
- すり白ごま ───── 1.5g 0.1 ♦
- 全がゆ ────── 220g 2.0 ♦

間食 3.4点 たんぱく質 8.0g 塩分 0.0g
- 水ようかん ───── 40g 0.9 ♦
- 経腸栄養 ───── 200ml 2.5 ♦

夕 4.4点 たんぱく質 23.4g 塩分 2.4g

豚ヒレ肉のなべ照り焼き ゆで野菜添え
- 豚ヒレ肉 ────── 60g 0.9 ♥
- しょうゆ ────── 3g + ♦
- 酒 ───────── 2.5g + ♦
- 油 ───────── 2g 0.2 ♠
- ブロッコリー ──── 20g 0.1 ♣
- カリフラワー ──── 20g 0.1 ♣

F はるさめときゅうりの酢の物
- はるさめ(乾) ──── 5g 0.2 ♦
- きゅうり ────── 20g + ♣
- a ┌ 酢 ─────── 5g + ♦
  │ 砂糖 ────── 1.5g 0.1 ♦
  │ 塩 ─────── 0.5g
  └ だし ─────── 5g

豆腐と小松菜のみそ汁
- もめん豆腐 ───── 50g 0.5 ♥
- 小松菜 ────── 20g + ♣
- だし ──────── 150g
- みそ ─────── 10g 0.3 ♦
- 全がゆ ────── 220g 2.0 ♦

切り身を料理するとき、さっと水洗いしてから使うと衛生上さらに安心です。
魚の骨を飲み込むことがないようくれぐれもご用心を。

Friday 金

| 1日合計 | 熱量 21.4点 | ♠5.2 ♣1.7 | ♥3.0 ♦11.5 | たんぱく質 80.2g | 塩分 6.2g |

朝 4.7点 たんぱく質 16.2g 塩分 1.2g

肉みそ入り卵焼き
- 卵 ───────── 55g 1.0 ♠
- 鶏ひき肉 ───── 10g 0.2 ♥
- みそ ─────── 3g 0.1 ♦
- 酒 ───────── 2.5g + ♦
- 油 ───────── 2g 0.2 ♠

小松菜のごま浸し
- 小松菜(葉先) ─── 50g 0.1 ♣
- しょうゆ ────── 3g + ♦
- みりん ─────── 3g 0.1 ♦
- だし ──────── 10g
- すり白ごま ───── 1g 0.1 ♦
- 全がゆ ────── 170g 1.5 ♦
- ヨーグルト(加糖) ─ 100g 0.8 ♠
- りんご ─────── 80g 0.6 ♣

間食 1.9点 たんぱく質 5.4g 塩分 0.2g
- ビスケット(ハード) ─ 15g 0.8 ♦
- 牛乳 ─────── 130g 1.1 ♠

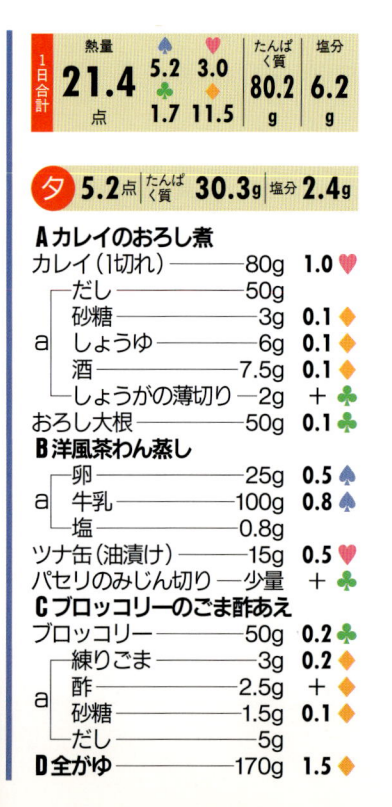

昼 5.6点 たんぱく質 18.9g 塩分 2.2g

鶏肉のしょうが焼き
- 鶏もも肉(皮なし) ─ 55g 0.8 ♥
- しょうゆ ────── 3g + ♦
- 酒 ───────── 2.5g 0.1 ♦
- おろししょうが ── 少量 + ♣
- 油 ───────── 2g 0.3 ♠
- トマト(皮を除く) ─ 50g 0.1 ♣

マッシュポテト
- じゃが芋 ────── 50g 0.5 ♣
- にんじん ────── 20g 0.1 ♣
- 生クリーム(高脂肪) 19g 1.0 ♠
- バター ─────── 2g 0.2 ♠
- 塩 ───────── 0.5g
- サラダ菜 ────── 5g + ♣

くずし豆腐のすまし汁
- もめん豆腐 ───── 50g 0.5 ♥
- ねぎ ─────── 10g + ♣
- だし ──────── 150g
- 塩 ───────── 0.6g
- しょうゆ ────── 3g + ♦
- 全がゆ ────── 220g 2.0 ♦

間食 4.0点 たんぱく質 9.4g 塩分 0.2g
- アイスクリーム(普通脂肪) 45g 1.0 ♠
- ウエハース ───── 8g 0.5 ♦
- 経腸栄養 ───── 200ml 2.5 ♦

夕 5.2点 たんぱく質 30.3g 塩分 2.4g

A カレイのおろし煮
- カレイ(1切れ) ── 80g 1.0 ♥
- a ┌ だし ────── 50g
  │ 砂糖 ────── 3g 0.1 ♦
  │ しょうゆ ──── 6g 0.1 ♦
  │ 酒 ─────── 7.5g 0.1 ♦
  └ しょうがの薄切り 2g + ♣
- おろし大根 ──── 50g 0.1 ♣

B 洋風茶わん蒸し
- a ┌ 卵 ──────── 25g 0.5 ♠
  │ 牛乳 ────── 100g 0.8 ♠
  └ 塩 ─────── 0.8g
- ツナ缶(油漬け) ── 15g 0.5 ♥
- パセリのみじん切り 少量 + ♣

C ブロッコリーのごま酢あえ
- ブロッコリー ──── 50g 0.2 ♣
- a ┌ 練りごま ──── 3g 0.2 ♠
  │ 酢 ─────── 2.5g + ♦
  │ 砂糖 ────── 1.5g 0.1 ♦
  └ だし ─────── 5g

D 全がゆ ────── 170g 1.5 ♦

38

カレイのおろし煮の献立

金 夕

おろし煮は魚の持ち味が生きるうす味が美味。茶わん蒸しは卵を牛乳でとく洋風仕立てにしてたんぱく質とカルシウムを補給。

A カレイのおろし煮

① カレイはさっと洗って水けをきる。煮立てたaに入れ、紙ぶたをして15分ほど煮る。途中でときどき煮汁をすくいかける。
② 魚を器に盛る。煮汁におろし大根を入れてひと煮立ちさせ、魚にかける。煮汁もどうぞ。
★ カレイが1尾づけの場合は小1尾（廃棄込み150g）を下処理して。

B 洋風茶わん蒸し

① aを混ぜ、こし器を通す。
② 蒸し茶わんに入れ、蒸気の立った蒸し器に入れ、強火で2～3分、弱火で12～13分蒸す。途中で粗くほぐしたツナを入れ、蒸し上がりにパセリを散らす。

C ブロッコリーのごま酢あえ

① ブロッコリーは小房に分けてやわらかくゆでる。
② aを混ぜたごま酢で①をあえる。

金・夕食
5.2点
たんぱく質 **30.3**g

D 1.5点 たんぱく質 1.9g
B 1.8点 たんぱく質 9.1g
C 0.5点 たんぱく質 2.8g
A 1.4点 たんぱく質 16.5g

チーズオムレツ トマトソース

木 朝

チーズに塩分があるので卵液に調味は不要。生トマトで作る即席ソースは、真っ赤ほどよい酸味と甘みの完熟トマトを。

① チーズは5mm角くらいに刻み、ときほぐした卵を混ぜる。
② トマトは皮をむいてざく切りに。
③ フライパンでバターをとかし、①を入れて半熟状のオムレツを作り、器に盛る。
④ あいたフライパンにトマトを入れてくずしながらいため、塩で調味して③のオムレツにかける。

E 2.2点 たんぱく質 11.1g

はるさめときゅうりの酢の物

木 夕

きゅうりを熱湯にくぐらせるのは皮をやわらかくするため。はるさめはつるんと飲み込みやすいのでよくかむことを忘れずに。

① はるさめは熱湯につけてもどす。水洗いして水けをよくきり、食べよい長さに切る。
② きゅうりは熱湯にくぐらせてから小口切りにし、塩少量（分量外）をまぶす。しんなりしたらさっと水洗いし、水けを絞る。
③ aを混ぜ、①②をあえる。

F 0.3点 たんぱく質 0.2g

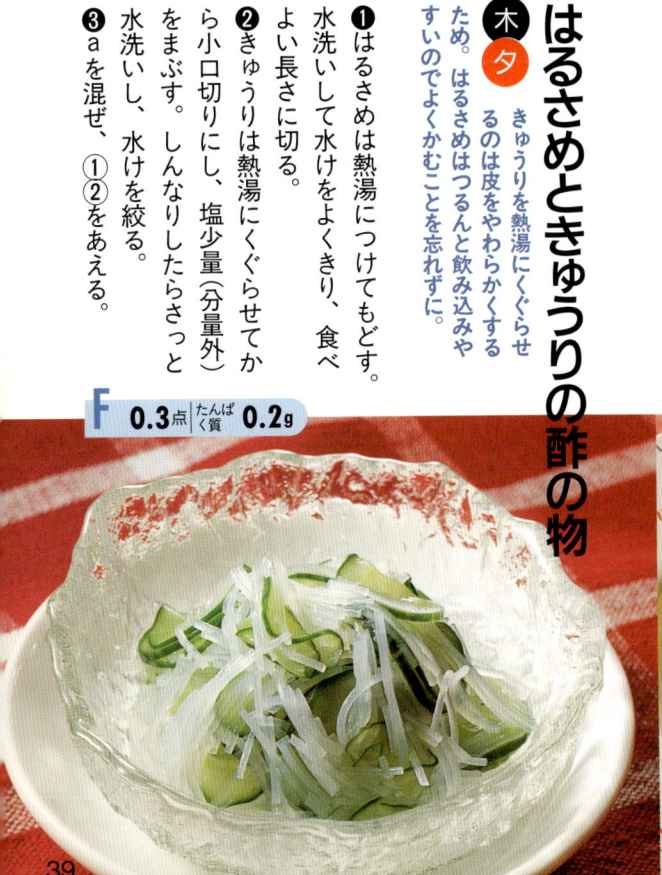

前期 おかゆ・5回食

牛乳ゼリーは口に入るときは冷たく、口の中では体温でとけるまで味わってから飲み込みましょう。冷たい刺激は口の中までに。

Saturday 土

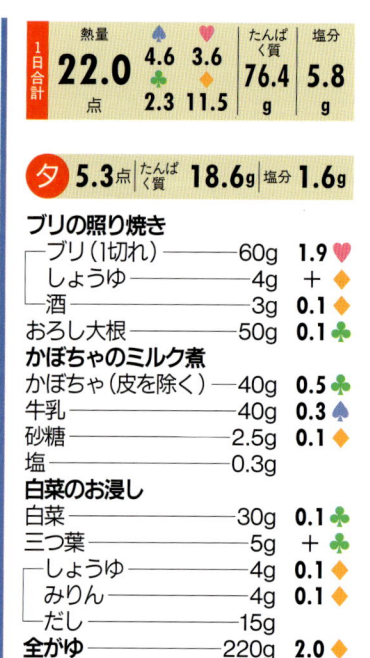

| 1日合計 | 熱量 22.0点 | ♠4.6 ♣2.3 | ♥3.6 ♦11.5 | たんぱく質 76.4g | 塩分 5.8g |

夕 5.3点 たんぱく質 18.6g 塩分 1.6g

ブリの照り焼き
- ブリ（1切れ）——60g 1.9♥
- しょうゆ——4g ＋♦
- 酒——3g 0.1♦
- おろし大根——50g 0.1♣

かぼちゃのミルク煮
- かぼちゃ（皮を除く）——40g 0.5♣
- 牛乳——40g 0.3♠
- 砂糖——2.5g 0.1♦
- 塩——0.3g

白菜のお浸し
- 白菜——30g 0.1♣
- 三つ葉——5g ＋♣
- しょうゆ——4g 0.1♦
- みりん——4g 0.1♦
- だし——15g
- 全がゆ——220g 2.0♦

昼 5.9点 たんぱく質 21.8g 塩分 2.0g

豚肉団子と野菜のみそ煮
- 豚ももひき肉——50g 1.1♥
- 玉ねぎのみじん切り——20g 0.1♣
- じゃが芋——50g 0.5♣
- ブロッコリー——20g 0.1♣
- だし——100g
- みそ——9g 0.2♦
- 砂糖——3g 0.2♦

E 皮むきなすのチーズ焼き
- なす——70g 0.2♣
- ナチュラルチーズ——15g 0.8♠
- 油——2g 0.3♦
- 塩——0.5g
- パセリのみじん切り——少量 ＋♣
- 全がゆ——220g 2.0♦
- メロン——80g 0.4♣

間食 3.6点 たんぱく質 11.0g 塩分 0.1g

牛乳ゼリー
- 牛乳——80g 0.7♠
- 砂糖——6g 0.3♦
- 板ゼラチン——1.5g 0.1♥
- みかん（缶詰）——5g ＋♣
- 経腸栄養——200ml 2.5♦

朝 5.1点 たんぱく質 19.1g 塩分 2.0g

卵とほうれん草のいため物
- 卵——50g 0.9♠
- ほうれん草（葉先）——50g 0.1♣
- バター——4g 0.4♦
- 塩——0.5g

煮やっこ
- もめん豆腐——50g 0.5♥
- 大根——30g 0.1♣
- にんじん——10g 0.1♣
- だし——100g
- 砂糖——1.5g 0.1♦
- しょうゆ——6g 0.1♦
- 削りガツオ——1g ＋♥
- 全がゆ——220g 2.0♦
- ヨーグルト（加糖）——100g 0.8♠

間食 2.1点 たんぱく質 5.9g 塩分 0.1g

- カステラ——26g 1.0♠
- 牛乳——130g 1.1♠

刺し身は鮮度第一、食べる直前に調理するなどを守れば安心して食べられます。消化のよい赤身マグロや白身魚を。貝類は避けること。

Sunday 日

| 1日合計 | 熱量 22.2点 | ♣4.2 ♣2.0 | ♦4.2 ♦11.8 | たんぱく質 86.6g | 塩分 8.3g |

夕 5.2点 たんぱく質 26.4g 塩分 2.4g

A 刺し身盛り合わせ
- ハマチ（生食用）——30g 1.0♥
- マグロ赤身（生食用）——25g 0.4♥
- タイ（生食用）——20g 0.5♥
- 大根のせん切り——20g ＋♣
- 青じそ・菊菊——各1g ＋♣
- 練りわさび——少量 0.1♦
- しょうゆ——5g ＋♦

B 春菊とにんじんの白あえ
- 春菊（葉先）——30g 0.1♣
- にんじん——15g 0.1♣
- しょうゆ——2g ＋♦
- もめん豆腐——50g 0.5♥
- 練りごま——3g 0.2♠
- 砂糖——1.5g 0.1♦
- だし——30g

C 小松菜とはんぺんのすまし汁
- 小松菜（葉先）——30g 0.1♣
- はんぺん——5g 0.1♥
- だし——150g
- 塩——0.5g
- しょうゆ——3g ＋♦

D 全がゆ——220g 2.0♦

昼 6.0点 たんぱく質 26.8g 塩分 3.4g

ポトフ
- 牛もも肉——55g 1.4♥
- じゃが芋——50g 0.5♣
- にんじん——20g 0.1♣
- かぶ——30g 0.1♣
- ブロッコリー——30g 0.1♣
- スープ——200g 0.2♦
- 塩——1g

F かぼちゃの酢じょうゆあえ
- かぼちゃ——20g 0.2♣
- 酢——2.5g ＋♦
- しょうゆ——2.5g ＋♦
- ロールパン——60g 2.4♦

フルーツ入りヨーグルト
- ヨーグルト（加糖）——100g 0.8♠
- みかん・白桃（缶詰）——各10g 0.2♣

間食 3.4点 たんぱく質 9.5g 塩分 0.1g

- ミニシュークリーム——30g 0.9♠
- 経腸栄養——200ml 2.5♦

朝 4.5点 たんぱく質 15.2g 塩分 1.8g

シラウオの卵とじ
- ゆでシラウオ——20g 0.2♥
- 卵——55g 1.0♠
- 三つ葉——3g ＋♣
- だし——45g
- 塩——0.5g
- しょうゆ——3g ＋♦
- みりん——3g 0.1♦

ゆでなすのお浸し
- なす（皮を除く）——70g 0.2♣
- しょうゆ——4g ＋♦
- みりん——4g 0.1♦
- だし——10g
- 削りガツオ——1g 0.1♥
- 全がゆ——220g 2.0♦

いちごのコンデンスミルクがけ
- いちご——60g 0.3♣
- コンデンスミルク——12g 0.5♠

間食 3.1点 たんぱく質 8.7g 塩分 0.6g

ミニサンドイッチ
- 食パン（耳なし）——30g 1.0♦
- クリームチーズ——18g 0.8♠
- ジャム（いちご）——5g 0.2♦
- 牛乳——130g 1.1♠

刺し身盛り合わせの献立

🔴 日 夕

刺し身の魚は2点以内で数種類取り合わせると味の変化が楽しめます。白あえの豆腐は衛生の点からも湯通しして使います。

A 刺し身盛り合わせ

3種の魚は、それぞれ2～3切れずつに切る。つま、わさびと盛り合わせ、しょうゆを添える。

B 春菊とにんじんの白あえ

❶春菊の葉先はやわらかくゆで、水けを絞って包丁を入れる。
❷にんじんは短めの短冊切りにしてやわらかくゆでる。
❸①②にしょうゆをふって下味を。
❹豆腐は粗くほぐしてさっとゆでふきんにとって水けを絞る。すり鉢に移してすりつぶし、練りごま、砂糖、だしを加えてすり混ぜる。
❺④の衣で③をあえる。

C 小松菜とはんぺんのすまし汁

❶小松菜の葉先はやわらかくゆで、2cm長さに切る。
❷はんぺんは1cm角切りに。
❸だしを温めて調味し、①②を入れてひと煮立ちさせる。

日・夕食 5.2点 たんぱく質 26.4g

D 2.0点 たんぱく質 2.5g
C 0.2点 たんぱく質 1.6g
B 1.0点 たんぱく質 4.9g
A 2.0点 たんぱく質 17.4g

皮むきなすのチーズ焼き

🔴 土 昼

チーズはとけるタイプのスライスチーズが使いやすい。蒸し焼きにするので水分が残っててっとりやわらかく仕上がります。

❶なすはへたと皮を除き、縦に5mm厚さに切り、水に放す。
❷フライパンで油を熱し、なすの水けをふいて入れて両面を少し色づくまで焼く。
❸塩をふり、チーズをのせてふたをし、チーズがとけるまで2～3分蒸し焼きにしてパセリをふる。

E 1.3点 たんぱく質 4.9g

かぼちゃの酢じょうゆあえ

🔴 日 昼

かぼちゃは糖質が多いので1回量はわずかですがカロリーのよい給源。皮はかたいのでもちろん除きます。

❶かぼちゃは皮、わた、種を除いて小さい角切りにする。水にくぐらせてラップで包み、電子レンジで約30秒加熱して①をやわらかくする。
❷酢じょうゆで①をあえる。

F 0.2点 たんぱく質 0.6g

前期 おかゆ・5回食

Monday 月

果物は繊維が多く、酸味が強いもの（パイナップルや夏みかんなど）は避け、缶詰、コンポート（甘煮）を。りんごはすりおろすかやわらかく煮ると安心。

1日合計 21.5点　♠4.4　♥3.2　♣2.0　◆11.9　たんぱく質73.4g　塩分6.1g

朝 4.9点　たんぱく質16.4g　塩分1.3g

A ブロッコリーと麩の卵とじ
- ブロッコリー —— 40g　0.2♣
- 麩（乾） —— 3g　0.2◆
- 卵 —— 50g　0.9♠
- a　だし —— 60g
- 　　砂糖 —— 1.5g　0.1◆
- 　　しょうゆ —— 3g　＋

B かぶのいため煮
- かぶ（葉5gとも） —— 55g　0.1♣
- 油 —— 4g　0.5◆
- a　だし —— 50g
- 　　みりん —— 3g　0.1◆
- 　　しょうゆ —— 3g　＋

C 全がゆ —— 220g　2.0

D ヨーグルト（加糖） —— 100g　0.8♠

間食 2.9点　たんぱく質6.2g　塩分0.1g

カステラ 生クリームかけ
- カステラ —— 26g　1.0◆
- 生クリーム（高脂肪） —— 15g　0.8♠
- 牛乳 —— 130g　1.1♠

昼 5.2点　たんぱく質17.3g　塩分2.0g

A 鶏ひき肉団子と野菜のスープ煮
- 　　鶏ひき肉 —— 60g　1.2♥
- 　　パン粉 —— 4g　0.2◆
- a　酒 —— 15g　0.2◆
- 　　塩・水 —— 0.4・15g
- 　　しょうが汁 —— 少量　＋♣
- 白菜（ざく切り） —— 30g　0.1♣
- 玉ねぎ（くし形切り） —— 20g　0.1♣
- にんじん（輪切り） —— 10g　0.1♣
- はるさめ（乾・もどす） —— 5g　0.2◆
- 水 —— 200g
- 塩 —— 1g
- しょうゆ —— 2.5g　＋◆

B 皮むきトマトのマヨネーズあえ
- トマト（皮を除いてざく切り） —— 30g　0.1♣
- アスパラガス（缶詰・3cm切り） —— 15g　＋♣
- マヨネーズ —— 4g　0.3◆

C 全がゆ —— 220g　2.0

D りんごのやわらかレンジ煮
- りんご —— 80g　0.5♣
- 砂糖 —— 3g　0.2◆

間食 3.3点　たんぱく質11.5g　塩分0.6g

- プロセスチーズ —— 20g　0.8♠
- 経腸栄養 —— 200ml　2.5◆

夕 5.2点　たんぱく質22.0g　塩分2.1g

A 白身魚の刺し身　梅肉だれ
- タイ（生食用） —— 60g　1.5♥
- つま　大根のせん切り —— 20g　＋♣
- 　　　青じそ —— 1g　＋♣
- 　　　黄菊 —— 1g　＋♣
- 　　　梅肉 —— 2.5g
- a　みりん —— 3g　0.1◆
- 　　だし

B 煮やっこ　青菜添え
- もめん豆腐 —— 50g　0.5♥
- ほうれん草（葉先） —— 30g　0.1♣
- a　だし —— 50g
- 　　しょうゆ —— 3g　＋◆
- 　　みりん —— 0.1◆

C じゃが芋と野菜の煮物
- じゃが芋（乱切り） —— 50g　0.5♣
- かぶ（くし形切り） —— 30g　0.1♣
- にんじん（輪切り） —— 20g　0.1♣
- a　だし —— 100g
- 　　砂糖 —— 3g　0.1◆
- 　　しょうゆ —— 6g　0.1◆

D 全がゆ —— 220g　2.0

A ブロッコリーと麩の卵とじ
① 麩はぬれぶきんに包んでやわらかくもどす。ブロッコリーは小房に分けてやわらかくゆでる。
② aで①をひと煮し、卵でとじる。

B かぶのいため煮
① かぶは半月の薄切り、葉はゆでて1cm長さに切る。
② 油でかぶをいため、aと葉を加えてやわらかくなるまで煮る。

間食
カステラには乳脂肪45％の高脂肪生クリーム（普通脂肪は20％）をかけて熱量アップ。

朝食 4.9点　たんぱく質16.4g
D 0.8点　たんぱく質3.6g
B 0.7　たんぱく質0.7g
C 2.0点　たんぱく質2.5g
A 1.4　たんぱく質9.6g
間食 2.9点　たんぱく質6.2g

麩は小麦粉中のたんぱく質の加工品。乾物をもどして煮るとしっとりやわらかくかむのも楽。

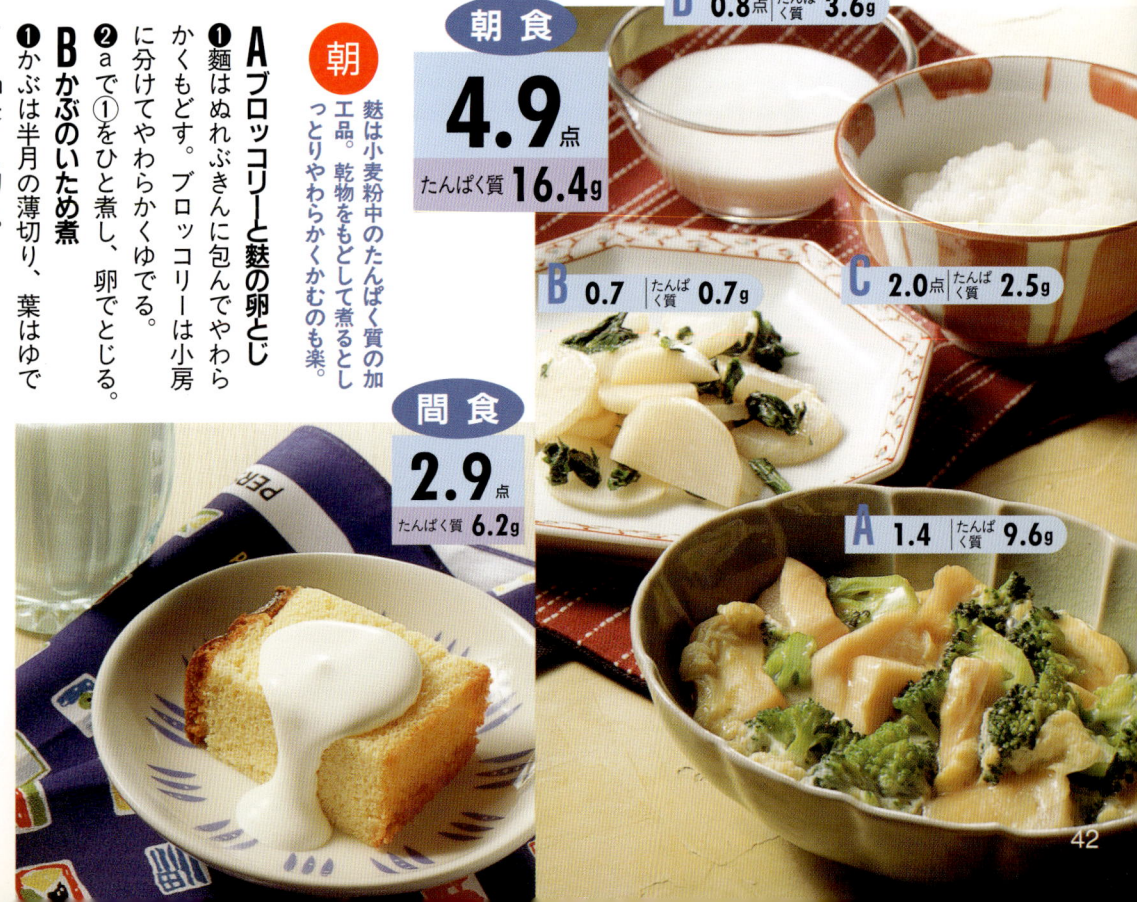

間食
3.3点　たんぱく質 **11.5**g

昼食
5.2点　たんぱく質 **17.3**g

- A 鶏ひき肉団子と野菜のスープ煮　2.1点　たんぱく質 13.9g
- B 皮むきトマトのマヨネーズあえ
- C （ごはん）2.0点　たんぱく質 2.5g
- D 0.7点　たんぱく質 0.2g

夕食
5.2点　たんぱく質 **22.0**g

- A 白身魚の刺し身　梅肉だれ　1.6点　たんぱく質 13.2g
- B 煮やっこ　青菜添え　0.7点　たんぱく質 4.4g
- C じゃが芋と野菜の煮物　0.9点　たんぱく質 1.9g
- D りんごのやわらかレンジ煮　2.0点　たんぱく質 2.5g

食生活ここに注意！
滋養豊富な乳脂肪を積極利用

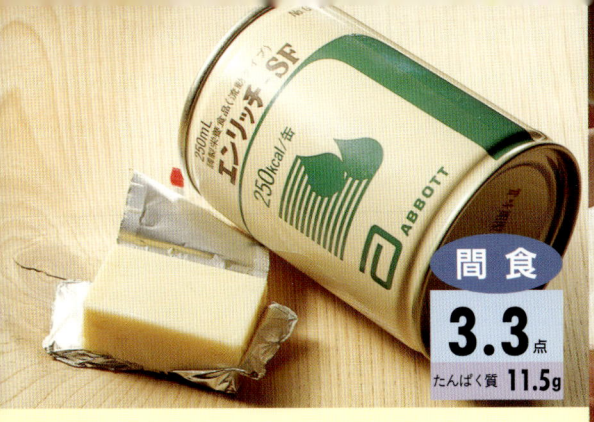

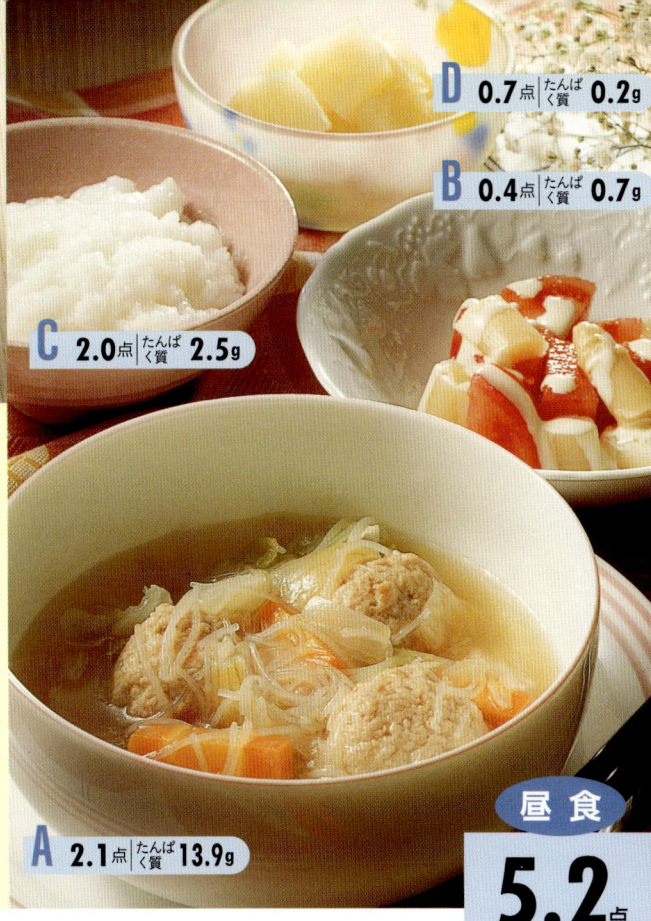

胃切除後の人には、コレステロールが高くなるという心配はほとんどなし。バターや生クリームなどの乳脂肪は消化吸収されやすく下痢を起こしにくいのでおすすめ食品です。食後のダンピング症候群予防にも食事中の糖質を控えめにし、脂肪比率を増やします。

昼

A 鶏ひき肉団子と野菜のスープ煮
① aをよく混ぜ、3個に丸める。
② 分量の水を火にかけ、煮立つ直前に肉団子を入れて5分、野菜を入れて10分煮、最後にはるさめを加えて調味する。途中アクを除く。

B 皮むきトマトのマヨネーズあえ
トマトとアスパラを合わせ、マヨネーズであえる。

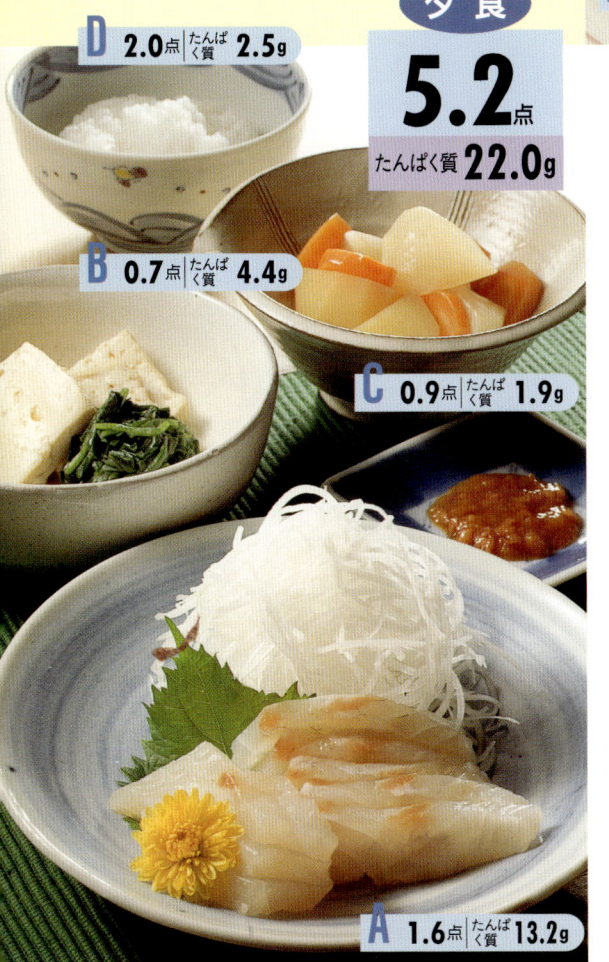

D りんごのやわらかレンジ煮
① りんごは皮と芯を除いていちょう切りにし、水にさらす。
② 耐熱容器に①、水大さじ2、砂糖を入れ、ラップをかけて2分加熱。

マヨネーズの脂肪は乳化されているので、植物油だけのドレッシングより安心して使えます。

夕

A 白身魚の刺し身　梅肉だれ
タイは薄切りにしてつまと盛り、aを混ぜた梅肉だれを添える。

B 煮やっこ　青菜添え
① ほうれん草の葉先はゆで、3cmに切る。豆腐はやっこに切る。
② aを煮立て、豆腐を入れてひと煮し、ほうれん草を加える。

C じゃが芋と野菜の煮物
aを煮立ててじゃが芋とにんじんを入れ、紙ぶたをして10分、かぶを入れて煮汁がなくなるまで煮る。

刺し身はつけだれに変化をつけて食欲を刺激。油を使わない献立なので易消化。

43

前期 おかゆ・5回食

Tuesday 火

温泉卵の作り方は55ページを参照。夕のかぶら蒸しは、湯でといた道明寺粉と泡立てた卵白をかぶのすりおろしに混ぜ、魚にかけて蒸します。

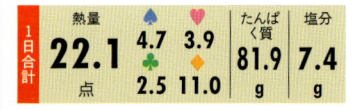

1日合計 22.1点 ♣4.7 ♦3.9 ♠2.5 ♥11.0 たんぱく質81.9g 塩分7.4g

朝 4.5点 たんぱく質16.7g 塩分2.7g

温泉卵
- 卵 —— 55g 1.0 ♠
- だし —— 15g
- しょうゆ・みりん —— 各3g 0.1 ♦

玉ねぎのやわらか煮
- 玉ねぎ —— 30g 0.1 ♣
- にんじん —— 10g 0.1 ♣
- 水50g+顆粒コンソメ1g

ほうれん草のソテー
- ほうれん草（葉先）—— 50g 0.1 ♣
- 油 —— 2g 0.2 ♦
- しょうゆ —— 2g +
- 削りガツオ —— 1g 0.1 ♥

じゃが芋のみそ汁
- じゃが芋 —— 50g 0.5 ♣
- さやえんどう —— 5g + ♣
- だし —— 150g
- みそ —— 10g 0.3 ♦
- 全がゆ —— 230g 2.0 ♦

間食 2.0点 たんぱく質5.9g 塩分0.2g
- クリームチーズ —— 20g 0.9 ♠
- 牛乳 —— 130g 1.1 ♠

昼 6.6点 たんぱく質28.6g 塩分2.0g

A 牛肉のホイル焼き
- 牛もも薄切り肉 —— 80g 2.1 ♥
- 玉ねぎ・にんじん・セロリ —— 各10g 0.1 ♣
- 塩 —— 0.5g
- バター —— 2g 0.2 ♦
- レモンのくし形切り —— 10g 0.1 ♣

B かぼちゃのチーズ焼き
- かぼちゃ —— 40g 0.5 ♣
- プロセスチーズ —— 20g 0.8 ♠

C 豆腐のくず煮
- もめん豆腐 —— 50g 0.5 ♥
- グリーンアスパラガス（穂先）30g 0.1 ♣
- a ┌ だし —— 100g
-   │ 砂糖 —— 2g 0.1 ♦
-   └ しょうゆ —— 5g + ♦
- b かたくり粉2g+水5g 0.1 ♦

D 全がゆ —— 220g 2.0 ♦

間食 4.1点 たんぱく質12.4g 塩分0.3g
- ビスケット（ハード）—— 15g 0.8 ♦
- ヨーグルト（加糖）—— 100g 0.8 ♠
- 経腸栄養 —— 200ml 2.5

夕 4.9点 たんぱく質18.3g 塩分2.2g

キンメダイのかぶら蒸し
- キンメダイ —— 60g 1.2 ♥
- 塩 —— 0.5g
- 酒 —— 5g 0.1 ♦
- かぶのすりおろし —— 80g 0.2 ♣
- 卵白 —— 10g 0.1 ♠
- 道明寺粉 —— 3g 0.1 ♦
- ぬるま湯 —— 15g
- あん ┌ だし —— 100g
-      │ 塩 —— 0.5g
-      │ しょうゆ —— 3g + ♦
-      └ かたくり粉 —— 2g 0.1 ♦

皮むきなすのごま煮
- なす —— 50g 0.2 ♣
- だし —— 100g
- 砂糖 —— 2g 0.1 ♦
- しょうゆ —— 3g + ♦
- 練りごま —— 4g 0.3 ♦
- 全がゆ —— 220g 2.0 ♦
- メロン —— 95g 0.5 ♣

Wednesday 水

間食のアイスクリームは乳脂肪分が8%以上入ったものを。一気に食べるとおなかを冷やすので、口に含んで温度を上げてから飲み込むように。

1日合計 21.8点 ♣4.6 ♦4.0 ♠2.0 ♥11.2 たんぱく質79.1g 塩分8.5g

朝 4.7点 たんぱく質16.9g 塩分2.0g

だし巻き卵
- 卵 —— 55g 1.0 ♠
- 砂糖 —— 3g 0.2 ♦
- 塩・だし —— 0.3・15g
- 油 —— 2g 0.2 ♦
- おろし大根 —— 50g 0.1 ♣
- しょうゆ —— 3g + ♦

小松菜の煮浸し
- 小松菜（葉先）—— 50g 0.1 ♣
- だし —— 30g
- しょうゆ・みりん —— 各3g 0.1 ♦
- 全がゆ —— 230g 2.0 ♦
- タラコ —— 10g 0.2 ♦
- ヨーグルト（加糖）—— 100g 0.8 ♠

間食 2.0点 たんぱく質5.9g 塩分0.2g
- アイスクリーム（普通脂肪）40g 0.9 ♠
- 牛乳 —— 130g 1.1 ♠

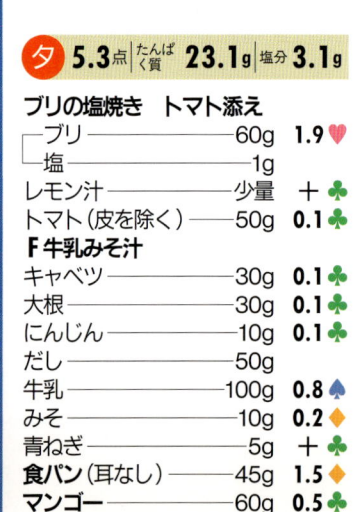

昼 5.6点 たんぱく質20.5g 塩分2.5g

すき焼き風煮物
- 牛もも薄切り肉 —— 55g 1.4 ♥
- もめん豆腐 —— 50g 0.5 ♥
- 春菊（葉先）・ねぎ —— 各30g 0.2 ♣
- 白菜 —— 30g 0.1 ♣
- だし —— 30g
- 酒 —— 10g 0.1 ♦
- しょうゆ・砂糖 —— 12・9g 0.5 ♦

E じゃが芋のごまだれかけ
- じゃが芋 —— 50g 0.5 ♣
- さやえんどう —— 10g 0.1 ♣
- a ┌ 練りごま —— 3g 0.2 ♦
-   └ 塩・だし —— 0.6・15g
- 全がゆ —— 220g 2.0 ♦

間食 4.2点 たんぱく質12.7g 塩分0.7g
- ビスケット（ハード）—— 15g 0.8 ♦
- プロセスチーズ —— 22g 0.9 ♠
- 経腸栄養 —— 200ml 2.5

夕 5.3点 たんぱく質23.1g 塩分3.1g

ブリの塩焼き　トマト添え
- ブリ —— 60g 1.9 ♥
- 塩 —— 1g
- レモン汁 —— 少量 + ♣
- トマト（皮を除く）—— 50g 0.1 ♣

F 牛乳みそ汁
- キャベツ —— 30g 0.1 ♣
- 大根 —— 30g 0.1 ♣
- にんじん —— 10g 0.1 ♣
- だし —— 50g
- 牛乳 —— 100g 0.8 ♠
- みそ —— 10g 0.2 ♦
- 青ねぎ —— 5g + ♣
- 食パン（耳なし）—— 45g 1.5 ♦
- マンゴー —— 60g 0.5 ♣

牛肉のホイル焼きの献立

🔥火 昼

ABともオーブントースターで。Aは牛肉を同点数のサケや白身魚、鶏肉で応用も可。Cはとろみをつけて食べやすい汁兼用。

A 牛肉のホイル焼き

① 牛肉は一口大に切り、玉ねぎとにんじんはせん切り、セロリはすじを除いて薄切りにする。
② アルミ箔にバターを塗り、①をのせて塩をふり、包む。オーブントースターで7〜8分焼く。
③ レモンを添え、汁を搾りかけて食べる。

B かぼちゃのチーズ焼き

① かぼちゃは皮、わた、種を除いて一口大に切る。ラップで包み、電子レンジで約2分加熱する。
② アルミ箔にのせ、チーズの薄切りをのせてオーブントースターで2〜3分焼く。Aの皿に盛る。

C 豆腐のくず煮

① アスパラの穂先はやわらかくゆで、2cm長さに切る。aでひと煮し、器に盛る。
② ①の煮汁に豆腐を大きめにくずし入れ、ひと煮立ちしたらbでとろみをつけて①にかける。

火・昼食 6.6点 たんぱく質 28.6g

A 2.5点 たんぱく質 16.0g
B 1.3点 たんぱく質 5.3g
C 0.8点 たんぱく質 4.8g
D 2.0点 たんぱく質 2.5g

じゃが芋のごまだれかけ

💧水 昼

ごまをいってすりつぶす手間がいらない手軽な練りごま。ごまは傷の回復に役立つ亜鉛や老化防止のビタミンEが豊富です。

① じゃが芋は小さめの一口大に切り、やわらかくゆでる。
② さやえんどうはすじを除いて色よくゆでる。
③ ①②を盛り合わせ、aを混ぜたごまだれをかける。

E 0.8点 たんぱく質 1.8g

牛乳みそ汁

💧水 夕

牛乳とみそは意外に好相性。一般のみそ汁のだしの2/3量を牛乳にかえることで、カルシウムやたんぱく質も補強できます。

① キャベツはざく切り、大根とにんじんはいちょう切りにする。
② だしで①をやわらかく煮、牛乳を加える。
③ 煮汁でみそをといて加えてひと煮し、青ねぎの1cm切りを散らして火を止める。

F 1.3点 たんぱく質 5.3g

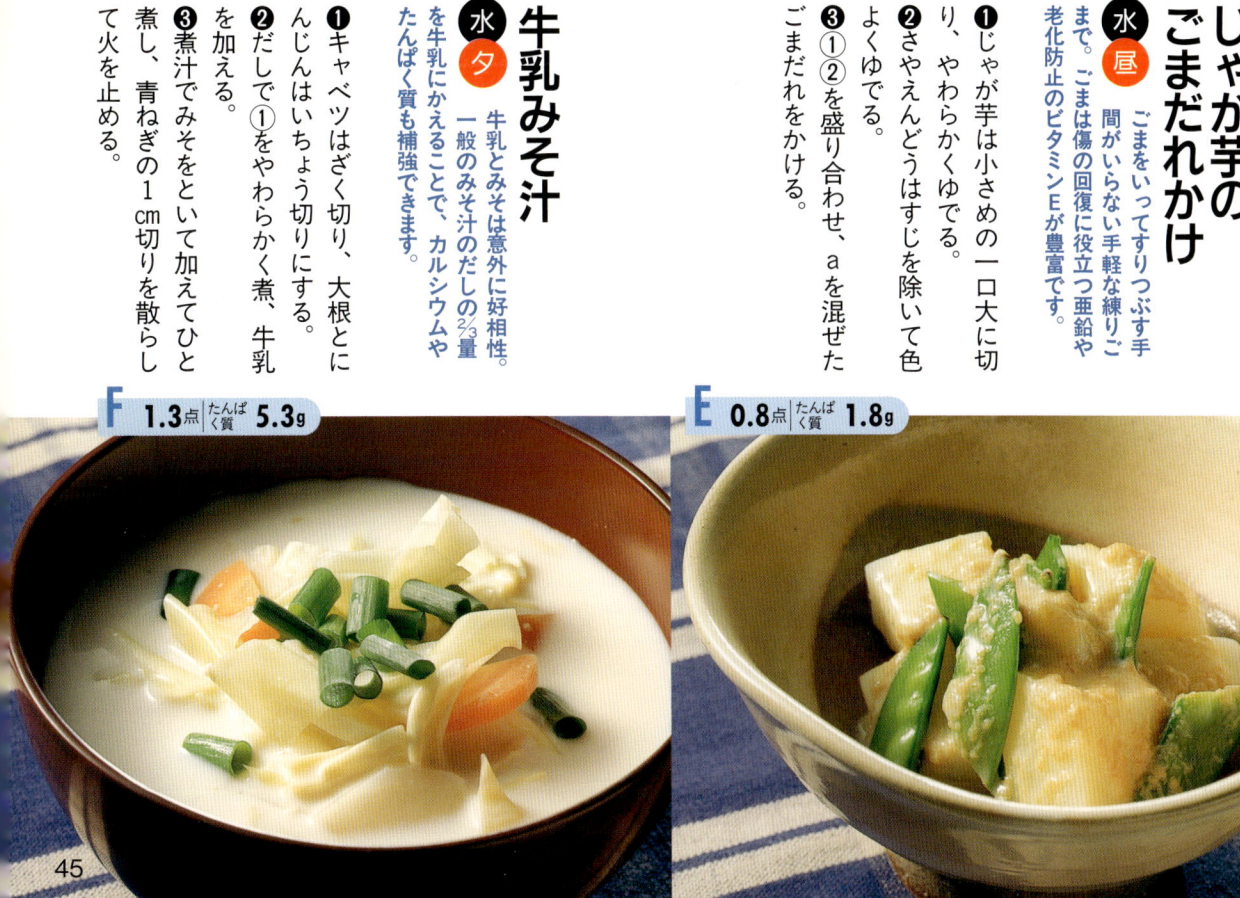

前期 おかゆ・5回食

Thursday 木

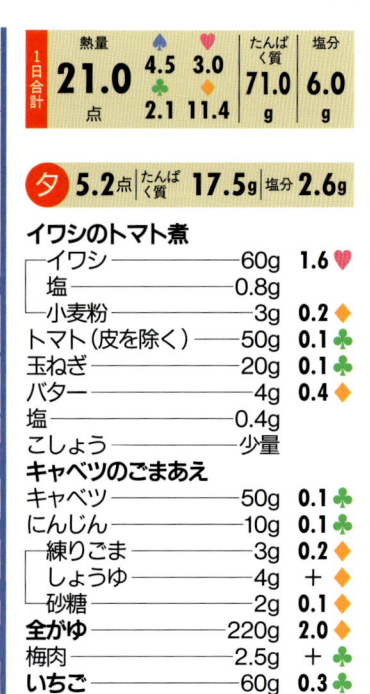

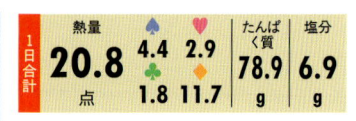

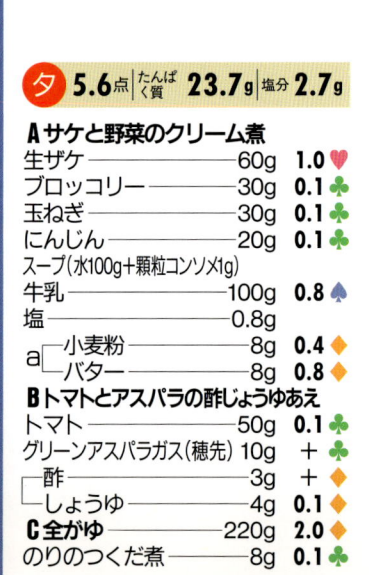

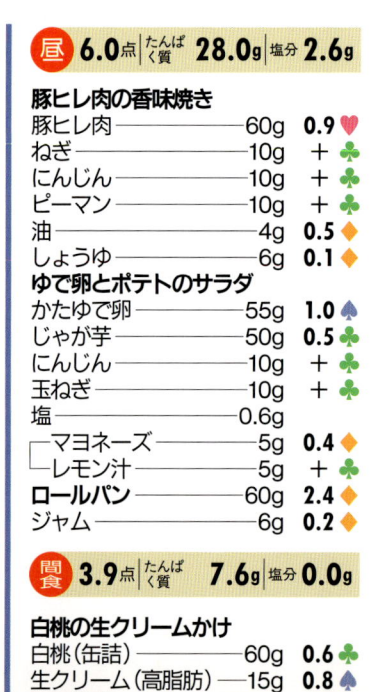

スクランブルエッグは生クリームを入れて熱量アップ。味もリッチ。
ミルクプリン60gは約½個。カスタードプリン55gにかえても可。

1日合計 熱量 21.0点 ♠4.5 ♥3.0 ♣2.1 ◆11.4 たんぱく質 71.0g 塩分 6.0g

朝 5.2点 たんぱく質14.8g 塩分1.4g

スクランブルエッグ
- 卵 —— 55g 1.0♠
- 生クリーム（高脂肪）—— 15g 0.8♠
- 塩 —— 0.3g
- バター —— 2g 0.2◆
- サラダ菜 —— 5g ＋♣

ほうれん草のソテー
- ほうれん草（葉先）—— 50g 0.1♣
- バター —— 2g 0.2◆
- 塩 —— 0.3g

クロワッサン —— 30g 1.7♠

バナナヨーグルト
- バナナ —— 40g 0.4♣
- ヨーグルト（加糖）—— 100g 0.8♠

間食 1.9点 たんぱく質6.8g 塩分0.2g

- ミルクプリン —— 60g 0.8◆
- 牛乳 —— 130g 1.1♠

昼 5.2点 たんぱく質22.3g 塩分1.6g

豆腐のとりそぼろあんかけ
- もめん豆腐 —— 100g 0.9♥
- とりそぼろあん
  - 鶏皮なしひき肉 —— 35g 0.5♥
  - だし —— 100g
  - 塩 —— 0.5g
  - 砂糖 —— 1.5g 0.1◆
  - みりん —— 3g 0.1◆
  - しょうゆ —— 3g ＋◆
  - かたくり粉2g+水5g 0.1◆

D さつま芋のミルク煮
- さつま芋 —— 50g 0.8♣
- 牛乳 —— 100g 0.8♠
- 砂糖 —— 3g 0.2◆

春菊のお浸し
- 春菊（葉先）—— 50g 0.1♣
- しょうゆ —— 3g ＋◆
- だし —— 10g
- すり白ごま —— 1g 0.1◆

全がゆ —— 170g 1.5◆

間食 3.5点 たんぱく質9.6g 塩分0.2g

- ミニクリームパン —— 25g 1.0◆
- 経腸栄養 —— 200ml 2.5

夕 5.2点 たんぱく質17.5g 塩分2.6g

イワシのトマト煮
- イワシ —— 60g 1.6♥
- 塩 —— 0.8g
- 小麦粉 —— 3g 0.2◆
- トマト（皮を除く）—— 50g 0.1♣
- 玉ねぎ —— 20g 0.1♣
- バター —— 4g 0.4◆
- 塩 —— 0.4g
- こしょう —— 少量

キャベツのごまあえ
- キャベツ —— 50g 0.1♣
- にんじん —— 10g 0.1♣
- 練りごま —— 3g 0.2◆
- しょうゆ —— 4g ＋◆
- 砂糖 —— 2g 0.1◆

全がゆ —— 220g 2.0◆
梅肉 —— 2.5g ＋♣
いちご —— 60g 0.3♣

Friday 金

豚ヒレ肉は脂肪が少なくたんぱく質が豊富。牛肉は生焼けでもよいのですが、
豚肉はどの料理でも完全に火を通すこと。

1日合計 熱量 20.8点 ♠4.4 ♥2.9 ♣1.8 ◆11.7 たんぱく質 78.9g 塩分 6.9g

朝 3.4点 たんぱく質14.1g 塩分1.5g

E オクラ納豆
- 納豆 —— 40g 1.0♥
- オクラ —— 15g 0.1♣
- しょうゆ —— 4g ＋◆

シラス干し入りお浸し
- 白菜 —— 40g 0.1♣
- 青梗菜（葉先）—— 30g ＋♣
- シラス干し —— 3g 0.0♥
- しょうゆ —— 4g ＋◆
- だし —— 15g

全がゆ —— 170g 1.5◆
ヨーグルト（加糖）—— 80g 0.7♠

間食 1.9点 たんぱく質5.5g 塩分0.1g

- カステラ —— 20g 0.8◆
- 牛乳 —— 130g 1.1♠

昼 6.0点 たんぱく質28.0g 塩分2.6g

豚ヒレ肉の香味焼き
- 豚ヒレ肉 —— 60g 0.9♥
- ねぎ —— 10g ＋♣
- にんじん —— 10g ＋♣
- ピーマン —— 10g ＋♣
- 油 —— 4g 0.5◆
- しょうゆ —— 6g 0.1◆

ゆで卵とポテトのサラダ
- かたゆで卵 —— 55g 1.0♠
- じゃが芋 —— 50g 0.5♣
- にんじん —— 10g ＋♣
- 玉ねぎ —— 10g ＋♣
- 塩 —— 0.6g
- マヨネーズ —— 5g 0.4◆
- レモン汁 —— 5g ＋♣

ロールパン —— 60g 2.4◆
ジャム —— 6g 0.2◆

間食 3.9点 たんぱく質7.6g 塩分0.0g

白桃の生クリームかけ
- 白桃（缶詰）—— 60g 0.6♣
- 生クリーム（高脂肪）—— 15g 0.8♠

経腸栄養 —— 200ml 2.5

夕 5.6点 たんぱく質23.7g 塩分2.7g

A サケと野菜のクリーム煮
- 生ザケ —— 60g 1.0♥
- ブロッコリー —— 30g 0.1♣
- 玉ねぎ —— 30g 0.1♣
- にんじん —— 20g 0.1♣
- スープ（水100g+顆粒コンソメ1g）
- 牛乳 —— 100g 0.8♠
- 塩 —— 0.8g
- a 小麦粉 —— 8g 0.4◆
- バター —— 8g 0.8◆

B トマトとアスパラの酢じょうゆあえ
- トマト —— 50g 0.1♣
- グリーンアスパラガス（穂先）10g ＋♣
- 酢 —— 3g ＋◆
- しょうゆ —— 4g 0.1◆

C 全がゆ —— 220g 2.0◆
のりのつくだ煮 —— 8g 0.1♣

サケと野菜のクリーム煮の献立

金 夕

Aはホワイトソースを作るかわりに、小麦粉とバターを練ったブールマニエでとろみをつけるお手軽法です。

A サケと野菜のクリーム煮

❶ サケは一口大に切り、沸騰湯でさっとゆでてから皮、骨を除く。
❷ ブロッコリーは小房に分けてゆでる。
❸ 玉ねぎはくし形切り、にんじんは5mm厚さの半月切りにする。
❹ スープを煮立て、③をやわらかく煮る。①②、牛乳を加えて塩で調味する。
❺ aを練り混ぜ、④に加えてとろみをつける。

B トマトとアスパラの酢じょうゆあえ

❶ アスパラの穂先はやわらかくゆで、2cm長さに切る。
❷ トマトは皮を除いてざく切りに。
❸ 酢としょうゆを混ぜ、①②をあえる。

金・夕食 5.6点
たんぱく質 23.7g

A 3.3点 たんぱく質 19.1g
B 0.2点 たんぱく質 0.9g
C 2.1点 たんぱく質 3.7g

さつま芋のミルク煮

木 昼

さつま芋は繊維が多いので1日50gまでに。皮には特に繊維が多いのでむいて使い、ゆでてから牛乳と煮ます。

❶ さつま芋は皮を厚めにむいて一口大に切り、水にさらす。
❷ 水から入れてゆで、やわらかくなったらゆで湯を捨てる。牛乳と砂糖を加えて汁がなくなるまでときどき混ぜながら煮る。

D 1.8点 たんぱく質 3.9g

オクラ納豆

金 朝

納豆に多く含まれるビタミンB₂はB₁と並んで炭水化物（ごはん）の代謝に有効。ぬめて砕きにくいでしょうがよくかむことが肝心。

❶ オクラは塩少量をまぶしてこすり、色よくゆでる。へたを除いて小口切りにする。
❷ 納豆はかき混ぜて粘りを出す。器に盛り、オクラをのせてしょうゆをかける。

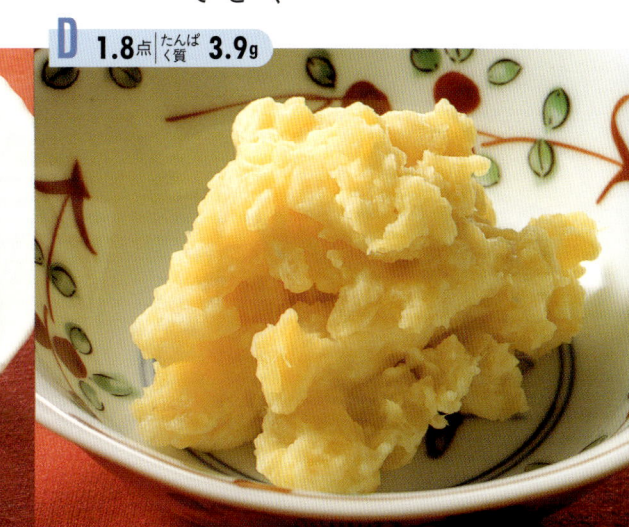

E 1.1点 たんぱく質 7.3g

前期 おかゆ・5回食

Saturday 土

白がゆにゆでて刻んだ青菜を加えて目先を変えて。パパイヤはビタミンCのよい給源。他の果物にかえるときは100g以内に。

1日合計 21.2点 ♠4.3 ♣1.9 ♥3.4 ♦11.6 たんぱく質76.7g 塩分7.1g

夕 4.9点 たんぱく質18.0g 塩分3.6g

シューマイ
- シューマイの皮(5枚) —15g 0.5♦
- 豚ひき肉 —60g 1.6♥
- 玉ねぎのみじん切り —40g 0.2♣
- 塩 —0.8g
- グリーンピース —5粒 0.1♣
- キャベツ(蒸す) —30g 0.1♣
- トマト(皮を除く) —30g 0.1♣
- しょうゆ —6g 0.1♦

長芋の梅肉あえ
- 長芋 —50g 0.4♣
- 梅肉 —2.5g +♣
- みりん —3g 0.1♦

中国風スープ
- 根三つ葉 —20g 0.1♣
- ねぎ —10g +♣
- 水150g+顆粒中華だし 少量
- 塩 —0.5g
- しょうゆ —3g +♦
- かたくり粉1.5g+水5g 0.1♦
- 全がゆ —170g 1.5♦

昼 4.7点 たんぱく質23.4g 塩分1.5g

A アジの煮つけ
- アジ(1尾) —60g 0.9♥
- a 水 —30g
- 酒 —15g 0.2♦
- 砂糖 —3g 0.1♦
- しょうゆ —6g 0.1♦
- 玉ねぎ —20g 0.1♣
- さやえんどう —10g +♣

B 豆腐のごまみそだれかけ
- もめん豆腐(⅓丁) —100g 0.9♥
- 青梗菜(葉の部分) —30g +♣
- a 練りごま —4g 0.3♣
- みそ —3g 0.1♦
- みりん —3g 0.1♦

C 全がゆ —170g 1.5♦
D パパイヤ —80g 0.4♣

間食 4.8点 たんぱく質14.5g 塩分0.7g

フレンチトースト
- 食パン(耳なし) —30g 1.0♦
- 卵 —22g 0.4♠
- 牛乳 —50g 0.4♠
- 砂糖 —1.5g 0.1♦
- バター —4g 0.4♠
- 経腸栄養 —200ml 2.5♦

朝 3.7点 たんぱく質13.1g 塩分0.9g

E ポーチドエッグと野菜のヨーグルトソース
- 卵 —50g 0.9♠
- ブロッコリー —30g 0.1♣
- かぶ —30g 0.1♣
- にんじん —20g 0.1♣
- a ヨーグルト(加糖) —30g 0.3♠
- 粉チーズ —2g 0.1♠

青菜がゆ
- 全がゆ —220g 2.0♦
- 青菜(葉先) —30g 0.1♣
- 塩 —少量

間食 3.1点 たんぱく質7.7g 塩分0.4g
- ビスケット(ハード) —16g 0.9♦
- クリームチーズ —25g 1.1♠
- 牛乳 —130g 1.1♠

Sunday 日

落とし卵の作り方は土・朝のポーチドエッグと同様に。間食のゼリーは食欲がないときにも好適。冷たいものの一気食いは避けましょう。

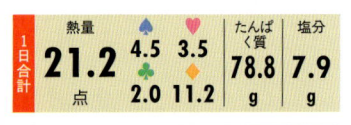

1日合計 21.2点 ♠4.5 ♣2.0 ♥3.5 ♦11.2 たんぱく質78.8g 塩分7.9g

間食 4.5点 たんぱく質13.8g 塩分0.8g
- ビスケット(ハード) —18g 1.0♦
- プロセスチーズ —24g 1.0♠
- 経腸栄養 —200ml 2.5♦

夕 4.6点 たんぱく質17.9g 塩分2.7g

サバの照り焼き 甘酢漬け添え
- サバ —50g 1.3♥
- しょうゆ —6g +♦
- みりん —6g 0.2♦
- 酒 —5g 0.1♦
- レモンの薄切り —10g 0.1♣
- 甘酢漬け かぶ —40g 0.1♣
- にんじん —20g 0.1♣
- 酢 —5g +♣
- 砂糖 —3g 0.1♦
- 塩 —1g

カニ入り茶わん蒸し
- カニ缶 —5g 0.1♥
- 卵 —25g 0.5♠
- だし —60g
- 塩 —0.4g
- 三つ葉 —3g +♣
- 全がゆ —220g 2.0♦

昼 6.3点 たんぱく質25.5g 塩分2.5g

とりつくねの照り焼き
- 鶏ひき肉 —70g 1.5♥
- 卵 —5g 0.1♠
- ねぎのみじん切り —5g +♣
- 生しいたけ —5g +♣
- パン粉 —3g 0.2♦
- 酒 —2.5g +♦
- 塩 —0.6g
- 油 —4g 0.5♦
- さやいんげん —30g 0.1♣
- 油 —2g 0.2♦

F 野菜汁
- じゃが芋 —50g 0.5♣
- かぼちゃ —20g 0.2♣
- 大根 —20g +♣
- にんじん —10g 0.1♣
- 青ねぎ —10g +♣
- だし —200g 0.1♣
- 塩 —1g
- しょうゆ —3g +♦

全がゆ —220g 2.0♦
ヨーグルト(加糖) —100g 0.8♠

朝 4.0点 たんぱく質14.0g 塩分1.7g

落とし卵のおろしあえ
- 卵 —50g 0.9♠
- おろし大根 —30g 0.1♣
- しょうゆ —3g +♦

いり豆腐
- もめん豆腐 —50g 0.5♥
- ねぎ —10g +♣
- にんじん —10g 0.1♣
- 油 —2g 0.2♦
- 塩 —0.7g

ほうれん草のお浸し
- ほうれん草(葉先) —60g 0.2♣
- しょうゆ —3g +♦
- だし —10g

全がゆ —220g 2.0♦

間食 1.8点 たんぱく質7.6g 塩分0.2g

いちごゼリー
- いちご —100g 0.4♣
- 粉ゼラチン —2g 0.1♥
- 水 —5g
- 砂糖 —1.5g 0.1♦
- 牛乳 —145g 1.2♠

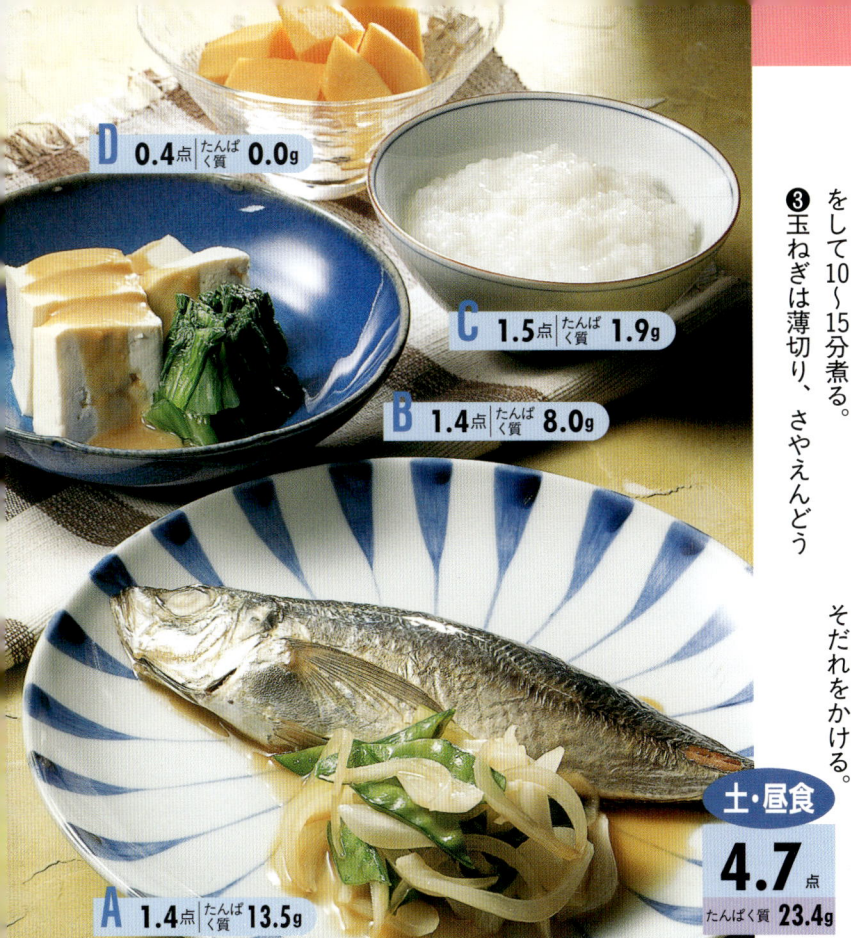

アジの煮つけの献立

土 昼

魚の煮汁で野菜も煮つけ合わせに。応用できる魚は脂肪が多くないカレイ、スズキ、キンメダイなど1点分を選び、たんぱく質をしっかり確保します。

A アジの煮つけ

① アジはぜいご、えら、内臓を除いて水洗いする。
② aを煮立てて魚を入れ、紙ぶたをして10〜15分煮る。
③ 玉ねぎは薄切り、さやえんどうはすじを除く。②のなべの魚の脇に入れて2〜3分煮る。
④ 魚を盛り、手前に野菜を添える。

B 豆腐のごまみそだれかけ

① 豆腐は食べやすい大きさに切り、さっとゆでて水けをよくきる。
② 青梗菜はかたい軸をやわらかくゆで、水けを絞って食べやすく切る。
③ ①②を盛り、aを混ぜたごまみそだれをかける。

土・昼食
4.7点 たんぱく質 **23.4g**

D 0.4点 たんぱく質 0.0g
C 1.5点 たんぱく質 1.9g
B 1.4点 たんぱく質 8.0g
A 1.4点 たんぱく質 13.5g

ポーチドエッグと野菜のヨーグルトソース

土 朝

粉チーズが入ったヨーグルトソースで卵と野菜を食べやすく。ヨーグルトに含まれる乳酸菌が腸まで届いて調子を整えます。

① 深なべに深さ10cm以上の湯を沸かして塩と酢各少量を入れ、卵を割り落とす。卵白が白くなりかけたら卵黄を包むように形を整え、好みのかたさまでゆでる。ふきんを敷いたざるにすくい上げる。
② 野菜は一口大に切り、やわらかくゆでる。
③ ①②を盛り、aを混ぜたヨーグルトソースをかける。

野菜汁

日 昼

かぼちゃは皮を除き、繊維が少ない野菜との組み合わせ。ごぼうやしいたけ、こんにゃくなどは繊維が多いので控えます。みそ仕立てにかえてもよいでしょう。

① じゃが芋は3〜5mm厚さのいちょう切りにして水にさらす。
② かぼちゃは皮を除き、大根、にんじんとともに皮と同様に芋と同じに切る。
③ だしで①②をやわらかく煮る。塩としょうゆで調味し、青ねぎのぶつ切りを散らして火を止める。

F 0.9点 たんぱく質 2.3g
E 1.6点 たんぱく質 9.9g

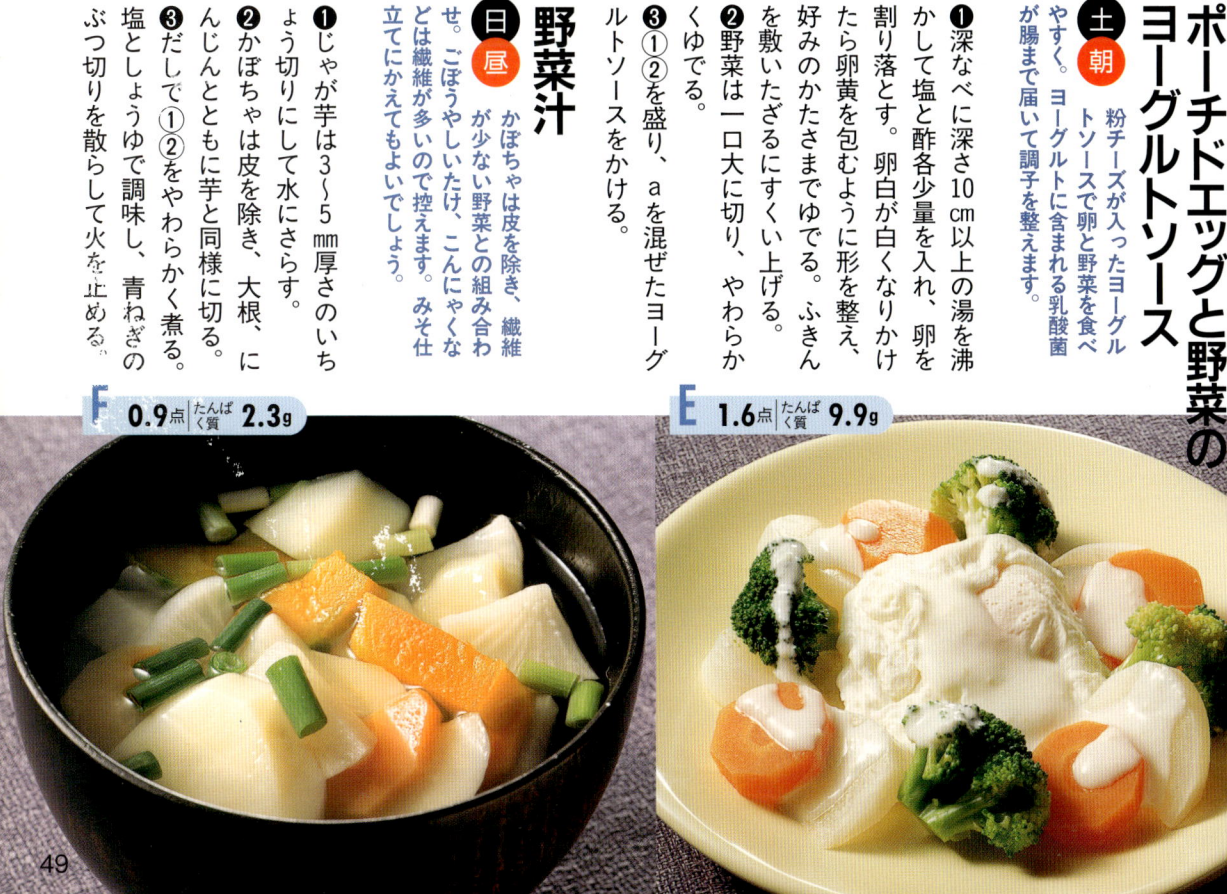

前期 ごはん・5回食

月 Monday

食欲が出てきてなんでも食べられるようになると忘れがちですが、やわらかく仕上げるという調理上の注意も、よくかんでゆっくりと食べるという食べ方の注意もおかゆ食のときと同じです。野菜いためはゆでてやわらかくした野菜をさっといためるというくふうをして食べやすくします。

料理名と材料(1人分)	点数	1群 乳・乳製品	1群 卵	2群 魚介	2群 肉	2群 豆・豆製品	3群 緑黄色野菜	3群 淡色野菜	3群 芋	3群 果物	4群 穀類	4群 砂糖	4群 油脂	4群 その他
朝 4.7点 たんぱく質18.4g 塩分1.5g														
A 和風いり卵														
卵 ——50g			0.9											
シラス干し ——5g (大さじ1)				0.1										
トマト ——40g							0.1+							
三つ葉 ——5g														
B 大根とサケ缶の煮物														
大根 ——50g								0.1						
にんじん ——15g							0.1							
サケ缶(水煮) ——15g				0.3										
a［ だし ——50g (¼カップ)														
しょうゆ ——5g (小さじ1弱)														0.1
砂糖 ——1.5g (小さじ½)												0.1		
C ごはん ——105g												2.1		
D ヨーグルト(加糖) ——100g		0.8												
間食 2.1点 たんぱく質5.3g 塩分0.1g														
練りようかん ——27g														1.0
牛乳 ——130g (¾カップ)		1.1												
昼 6.0点 たんぱく質20.6g 塩分3.0g														
A 牛肉のなべ照り焼き 粉吹き芋添え														
牛もも肉 ——55g					1.5									
a［ しょうゆ ——4g (小さじ⅔)														
みりん ——4g (小さじ⅔)												0.1		+
油 ——2g (小さじ½)													0.2	
じゃが芋 ——50g (½個)									0.5					
塩 ——0.3g									+					
青のり ——少量														
B 野菜のソテー								0.1						
キャベツ(ざく切り) ——40g								0.1						
にんじん(短冊切り) ——15g							0.1							
さやえんどう(2つ切り) ——15g							0.1							
バター ——2g (小さじ½)													0.2	
塩 ——0.6g														
C 豆腐のみそ汁														
もめん豆腐 ——30g						0.3								
小松菜(葉先) ——20g							0.1+							
だし ——150g (¾カップ)														
みそ ——10g (大さじ½強)						0.3								0.3
D ごはん ——105g												2.1		
E メロン ——100g										0.5				

朝
A 和風いり卵
①シラス干しは熱湯をかけ、水けをきる。三つ葉は刻む。
②トマトは皮を除いてざく切りにする。
③卵、①、②の⅓量を混ぜ、小なべで半熟状のいり卵を作る。
④盛りつけて残りのトマトを。

B 大根とサケ缶の煮物
①大根とにんじんは小さめに切る。
②サケ缶は汁をきって粗くほぐす。
③aで①をやわらかく煮、②を加えてひと煮する。

いり卵はシラス干しに塩分があるので調味は不要。魚の缶詰は忙しい朝に重宝。

昼
A 牛肉のなべ照り焼き 粉吹き芋添え
①牛肉は一口大に切り、aで下味。
②じゃが芋は一口大に切ってやらかくゆで、粉を吹かせて塩をふる。
③油を熱して肉の両面を焼き、①のつけ汁をからめる。②を添えて青のりをふる。

B 野菜のソテー
①下ごしらえした野菜は沸騰湯に入れ、しんなりしたら湯を捨てる。
②バターを加えてあおりいため、塩で調味する。

ソテーは野菜をゆでてからバターをからめる方法で。バターの風味が生き、焦げ防止効果も。

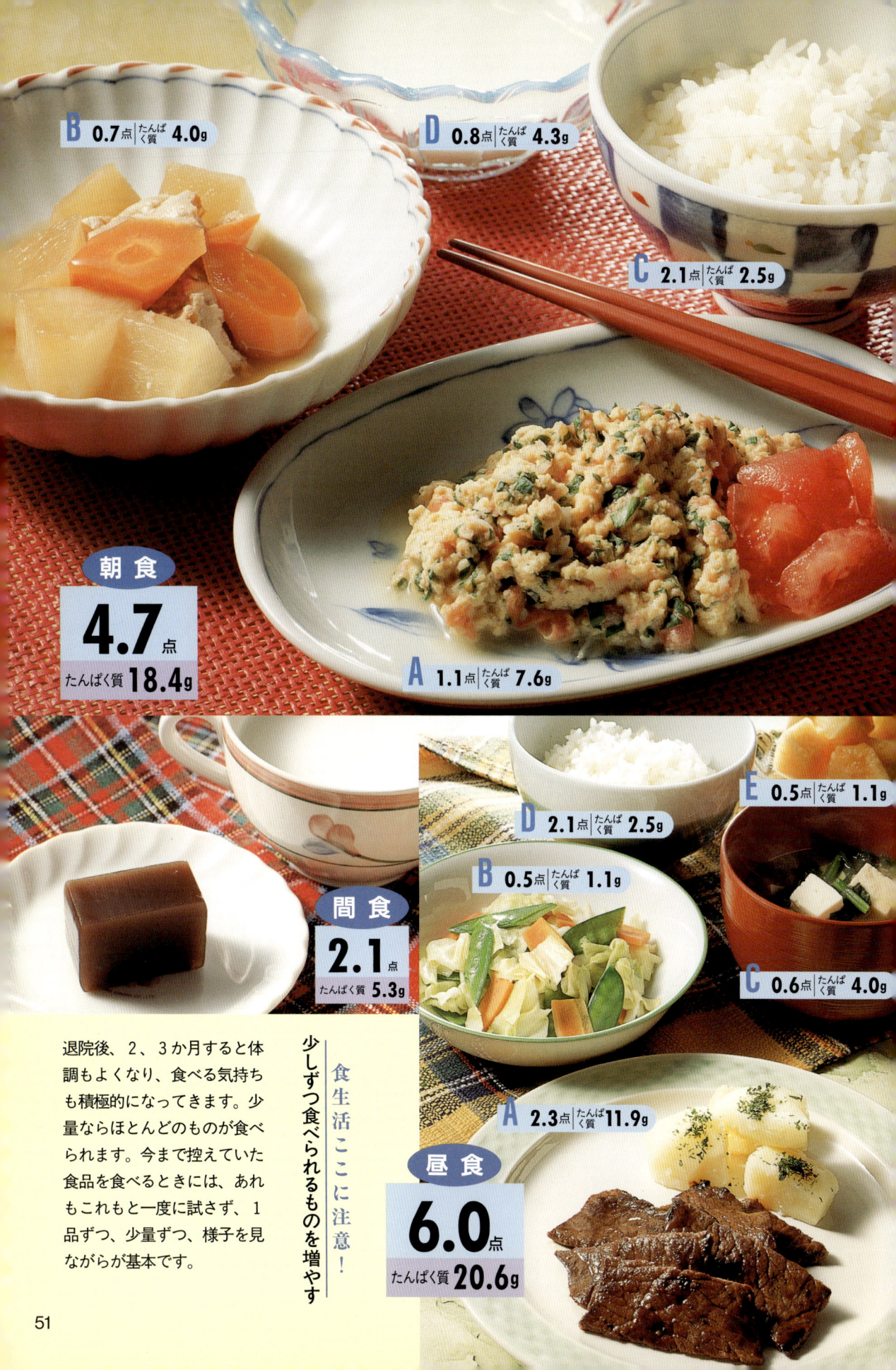

B 0.7点 たんぱく質 4.0g
D 0.8点 たんぱく質 4.3g
C 2.1点 たんぱく質 2.5g

朝食
4.7点
たんぱく質 18.4g

A 1.1点 たんぱく質 7.6g

間食
2.1点
たんぱく質 5.3g

E 0.5点 たんぱく質 1.1g
D 2.1点 たんぱく質 2.5g
B 0.5点 たんぱく質 1.1g
C 0.6点 たんぱく質 4.0g

A 2.3点 たんぱく質 11.9g

昼食
6.0点
たんぱく質 20.6g

食生活ここに注意！
少しずつ食べられるものを増やす

退院後、2、3か月すると体調もよくなり、食べる気持ちも積極的になってきます。少量ならほとんどのものが食べられます。今まで控えていた食品を食べるときには、あれもこれもと一度に試さず、1品ずつ、少量ずつ、様子を見ながらが基本です。

前期 ごはん・5回食

月 Monday

料理名と材料(1人分)	点数	1群 乳・乳製品	1群 卵	2群 魚介	2群 肉	2群 豆・豆製品	3群 緑黄色野菜	3群 淡色野菜	3群 芋	3群 果物	4群 穀類	4群 砂糖	4群 油脂	4群 その他
間食 4.3点 たんぱく質11.0g 塩分0.2g														
チーズビスケット		0.8											1.0	
クリームチーズ────19g														
ビスケット(ハード)──20g														
経腸栄養────200ml													2.5	
夕 6.1点 たんぱく質19.1g 塩分1.8g														
A ブリのみそ風味焼き				1.9									0.2	
ブリ────60g (1切れ)														
a 白みそ────6g (小さじ1)														
みりん────6g (小さじ1)												0.2		
しょうが汁────少量							+							
おろし大根────10g							+							
B かぼちゃのクリーム煮							0.7							
かぼちゃ────60g														
水60g+顆粒コンソメ少量														
a 砂糖────3g (小さじ1)												0.2		
塩────0.6g														
生クリーム(高脂肪)────10g (小さじ2)		0.5												
C ほうれん草のお浸し							0.1							
ほうれん草(葉先)────50g														
a しょうゆ────3g (小さじ½)													0.1	
みりん────3g (小さじ½)												0.1		
だし────7.5g (大さじ½)														
削りガツオ────少量				+										
D ごはん────105g											2.1			
1日合計 熱量23.2点 たんぱく質74.4g 塩分6.6g		♠4.1点		♥4.1点			♣2.4点				♦12.6点			

間食 チーズビスケット

クリームチーズをビスケットの表面に塗る。あるいはビスケット2枚の間にクリームチーズをはさむサンド方法も。単独ではパサつきを感じるビスケットもチーズを塗るかサンドにして食べやすく。

夕

A ブリのみそ風味焼き

① ブリはさっと洗って水けをふく。
② a を混ぜて魚の両面に塗り(脱水シートがあればこれにはさむ)、冷蔵庫に入れて1時間ほどおく。
③ 魚のみそをぬぐい取り、熱した魚焼き網かグリルで焼く。
④ おろし大根を添えて盛る。

魚はみその風味と焼けた香ばしさが食欲増進に。お浸しは下洗いするていねいな作り方で。

B かぼちゃのクリーム煮

① かぼちゃは皮を除いて一口大に切り、a で煮る。
② やわらかくなったら生クリームを加えてひと煮する。

C ほうれん草のお浸し

① ほうれん草の葉先はゆでて水にとり、水けを絞って3cmに切る。
② a の割りじょうゆの⅓量を①にかけ、軽く混ぜて水けを絞る。
③ 器に盛って残りの割りじょうゆをかけ、削りガツオをのせる。

野菜は繊維が多く、食事のかさが張るので量は控えめにします。ビタミン類を効率よくとるには、緑黄色野菜を中心に食べるのがおすすめです。さらに高エネルギーなのも利点。脂ののった魚は口当たりもパサつかないので食べやすく、

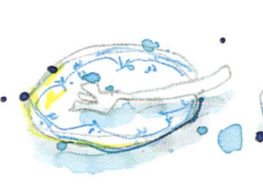

D 2.1点 たんぱく質 2.5g

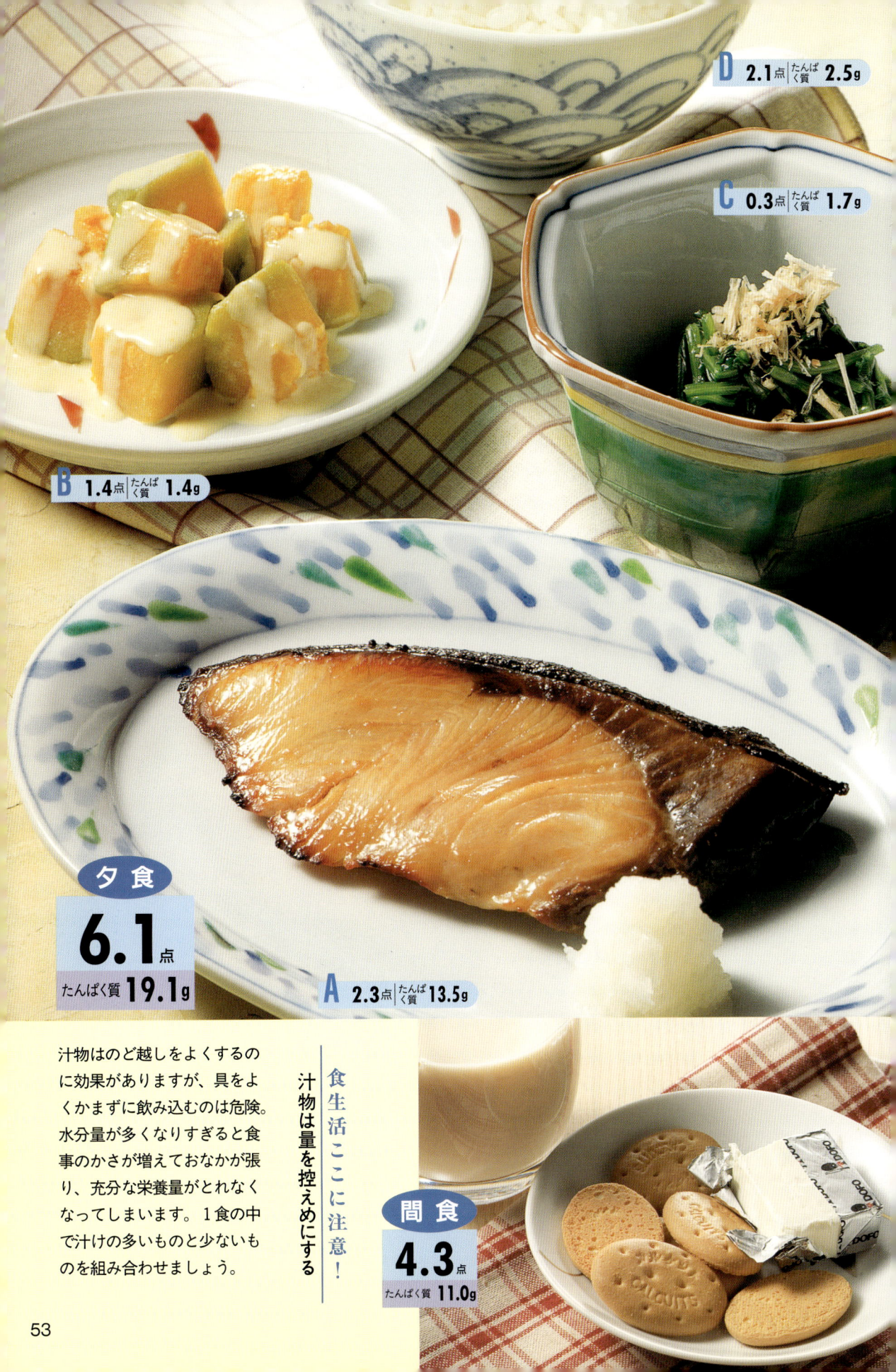

C 0.3点 たんぱく質 1.7g

B 1.4点 たんぱく質 1.4g

夕食
6.1点
たんぱく質 **19.1**g

A 2.3点 たんぱく質 13.5g

間食
4.3点
たんぱく質 **11.0**g

> 食生活ここに注意！
> 汁物は量を控えめにする

汁物はのど越しをよくするのに効果がありますが、具をよくかまずに飲み込むのは危険。水分量が多くなりすぎると食事のかさが増えておなかが張り、充分な栄養量がとれなくなってしまいます。1食の中で汁けの多いものと少ないものを組み合わせましょう。

前期 ごはん・5回食

おかゆからごはんになってもよくかむことは同じ。野菜は葉先を使ったり皮を除くなど繊維を減らす扱いもおかゆ・5回食と同じです。

Tuesday 火

1日合計 熱量 22.9点　♠4.8　♣3.0　♦2.8　♥12.3　たんぱく質 78.8g　塩分 7.9g

朝 4.6点　たんぱく質 20.8g　塩分 3.2g

E ほぐしイワシの緑酢かけ
- イワシの丸干し(1尾) — 50g　1.2 ♥
- きゅうり — 50g　0.1 ♣
- 酢 — 2.5g　＋
- みりん — 3g　0.1 ♦

白菜の煮浸し
- 白菜 — 50g　0.1 ♣
- にんじん — 10g　0.1 ♣
- だし — 30g
- しょうゆ — 4g　＋ ♦
- みりん — 4g　0.1 ♦

さつま芋とレーズンの甘煮
- さつま芋 — 30g　0.5 ♣
- レーズン — 5g　0.2 ♣
- 砂糖 — 3g　0.1 ♦
- ごはん — 100g　2.1

間食 2.1点　たんぱく質 5.9g　塩分 0.1g
- カステラ — 26g　1.0
- 牛乳 — 130g　1.1 ♠

昼 4.8点　たんぱく質 15.1g　塩分 1.5g

スパニッシュオムレツ
- 卵 — 50g　0.9 ♠
- トマト(皮を除く) — 40g　0.1 ♣
- 玉ねぎ — 20g　0.1 ♣
- 塩 — 0.5g
- バター — 4g　0.4 ♦

春菊のお浸し
- 春菊(茎を除く) — 50g　0.2 ♣
- しょうゆ — 3g　＋ ♦
- みりん — 3g　0.1 ♦
- だし — 10g
- すり白ごま — 1g　0.1
- ごはん — 105g　2.1
- ヨーグルト(加糖) — 100g　0.8 ♠

間食 4.5点　たんぱく質 12.8g　塩分 0.6g

ミニサンドイッチ
- 食パン(耳なし) — 30g　1.0 ♦
- クリームチーズ — 23g　1.0 ♠
- 経腸栄養 — 200ml　2.5 ♦

夕 6.9点　たんぱく質 24.2g　塩分 2.5g

牛肉と野菜のスープ煮
- 牛もも肉 — 55g　1.4 ♥
- かぼちゃ(皮を除く) — 30g　0.4 ♣
- 玉ねぎ — 30g　0.1 ♣
- なす — 30g　0.1 ♣
- にんじん — 20g　0.1 ♣
- バター — 2g　0.2 ♦
- 水150g＋顆粒コンソメ1g
- 塩 — 0.4g

豆腐とブロッコリーの酢じょうゆかけ
- もめん豆腐 — 45g　0.4 ♥
- ブロッコリー — 30g　0.1 ♣
- 酢 — 5g　＋ ♦
- しょうゆ — 6g　0.1 ♦
- ロールパン — 60g　2.4

バナナの生クリームかけ
- バナナ — 50g　0.6 ♣
- 生クリーム(高脂肪) — 19g　1.0 ♠

アイスクリームは成分表示を見て、乳脂肪分8.0%が普通脂肪(ちなみに高脂肪は12.0%)。
冷たいものは一気に食べるとおなかを冷やすので注意。

Wednesday 水

1日合計 熱量 22.8点　♠4.8　♣3.1　♦1.8　♥13.1　たんぱく質 83.5g　塩分 5.9g

朝 4.7点　たんぱく質 13.9g　塩分 2.7g

A 温泉卵
- 卵 — 50g　0.9 ♠
- おろし大根 — 50g　0.1 ♣
- a しょうゆ — 6g　0.1 ♦
- 　砂糖 — 2g　0.1 ♦
- 　だし — 25g

B トマトとブロッコリーの和風サラダ
- トマト — 50g　0.1 ♣
- ブロッコリー — 30g　0.1 ♣
- a マヨネーズ — 4g　0.3 ♦
- 　すり白ごま — 1g　0.1 ♦
- 　しょうゆ — 1g　＋ ♦

C じゃが芋のみそ汁
- じゃが芋 — 50g　0.5 ♣
- 三つ葉 — 5g　＋ ♣
- だし — 150g　0.1
- みそ — 10g　0.2 ♦
- **D** ごはん — 105g　2.1

間食 2.2点　たんぱく質 5.5g　塩分 0.2g

ジャムのせビスケット
- ビスケット(ハード) — 15g　0.8
- ジャム — 10g　0.3
- 牛乳 — 130g　1.1 ♠

昼 5.3点　たんぱく質 19.2g　塩分 1.0g

豚肉のくわ焼き　ゆでキャベツ添え
- 豚ヒレ肉 — 60g　0.9 ♥
- しょうゆ — 3g　＋ ♦
- みりん — 3g　0.1 ♦
- 酒 — 2.5g　＋ ♦
- ねぎ — 3g　＋ ♣
- 油 — 4g　0.5
- キャベツ — 40g　0.1 ♣

さやいんげんの当座煮
- さやいんげん — 40g　0.1 ♣
- にんじん — 10g　0.1 ♣
- シラス干し — 2g　＋ ♥
- だし — 30g
- 酒 — 5g　0.1 ♦
- しょうゆ — 3g　＋ ♦
- ごはん — 105g　2.1

マンゴーの生クリームかけ
- マンゴー — 60g　0.5 ♣
- 生クリーム(高脂肪) — 15g　0.8 ♠

間食 3.4点　たんぱく質 9.6g　塩分 0.1g
- アイスクリーム(普通脂肪) — 40g　0.9 ♦
- 経腸栄養 — 200ml　2.5 ♦

夕 7.2点　たんぱく質 35.3g　塩分 1.9g

F サケ缶と豆腐のグラタン
- サケ缶(水煮) — 80g　1.7 ♥
- もめん豆腐 — 50g　0.5 ♥
- 玉ねぎ — 30g　0.1 ♣
- 生しいたけ — 10g　＋ ♣
- a 水100g＋顆粒コンソメ 少量
- b 小麦粉 — 2g　0.1 ♦
- 　バター — 2g　0.2 ♦
- ナチュラルチーズ — 22g　1.2 ♠
- トマトケチャップ — 15g　0.2 ♦

小松菜ともやしのあえ物
- 小松菜(葉先) — 50g　0.1 ♣
- もやし — 10g　＋ ♣
- 酢 — 5g　＋ ♦
- しょうゆ — 3g　0.1 ♦
- 砂糖 — 1.5g　0.1 ♦
- しょうが汁 — 少量　＋ ♣
- ごはん — 105g　2.1
- ヨーグルト(加糖) — 100g　0.8 ♠

温泉卵の献立

水・朝

A 温泉卵
① 小さめの耐熱容器に水½カップを入れ、卵を割り入れる。卵黄に竹串で穴をあけ、ラップをかけずに、電子レンジで約1分加熱する。
② おろし大根とともに器に盛り、食べるときに合わせたaをかける。

温泉卵は卵黄をくずしておろし大根と混ぜて食べると美味。卵を常温にもどしておくのがコツ。サラダのソースは乳化されたマヨネーズにごまを混ぜて高熱量に。

B トマトとブロッコリーの和風サラダ
① トマトは皮を除いてざく切りに。
② ブロッコリーは小房に分けてゆで、さます。
③ ①②を器に盛り、aを混ぜたソースをかける。

C じゃが芋のみそ汁
① じゃが芋は一口大に切り、水洗いしたのちだしで煮る。
② 芋がやわらかくなったらみそをとき入れ、三つ葉を散らして火を止める。

水・朝食 4.7点
たんぱく質 13.9g

- A 1.2点 たんぱく質 6.9g
- B 0.6点 たんぱく質 2.0g
- C 0.8点 たんぱく質 2.5g
- D 2.1点 たんぱく質 2.5g

ほぐしイワシの緑酢かけ

火・朝

① イワシの丸干しは熱した魚焼き網でこんがりと焼く。熱いうちに頭、中骨、内臓、尾を除き、身を粗くほぐして器に盛る。
② きゅうりはすりおろして酢、みりんと混ぜ、①にかける。

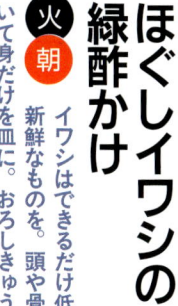

イワシはできるだけ低塩で新鮮なものを。頭や骨を除いて身だけを皿に。おろしきゅうりの緑酢が魚臭消しにも一役。

E 1.4点 たんぱく質 16.9g

サケ缶と豆腐のグラタン

水・夕

① 玉ねぎとしいたけは薄切りにし、aでさっと煮て取り出す。
② bをクリーム状に練る。①の煮汁少量でときのばし、なべに戻しひと煮する。
③ サケは粗くほぐし、豆腐は一口大に切る。耐熱皿に①とともに入れ、②のソースとナチュラルチーズをかける。250度のオーブンで軽く色づくまで焼き、ケチャップをかける。

ホワイトソースを作らず、小麦粉とバターを練って作る簡単グラタン。サケ缶と豆腐がたんぱく源で口当たりやわらか。

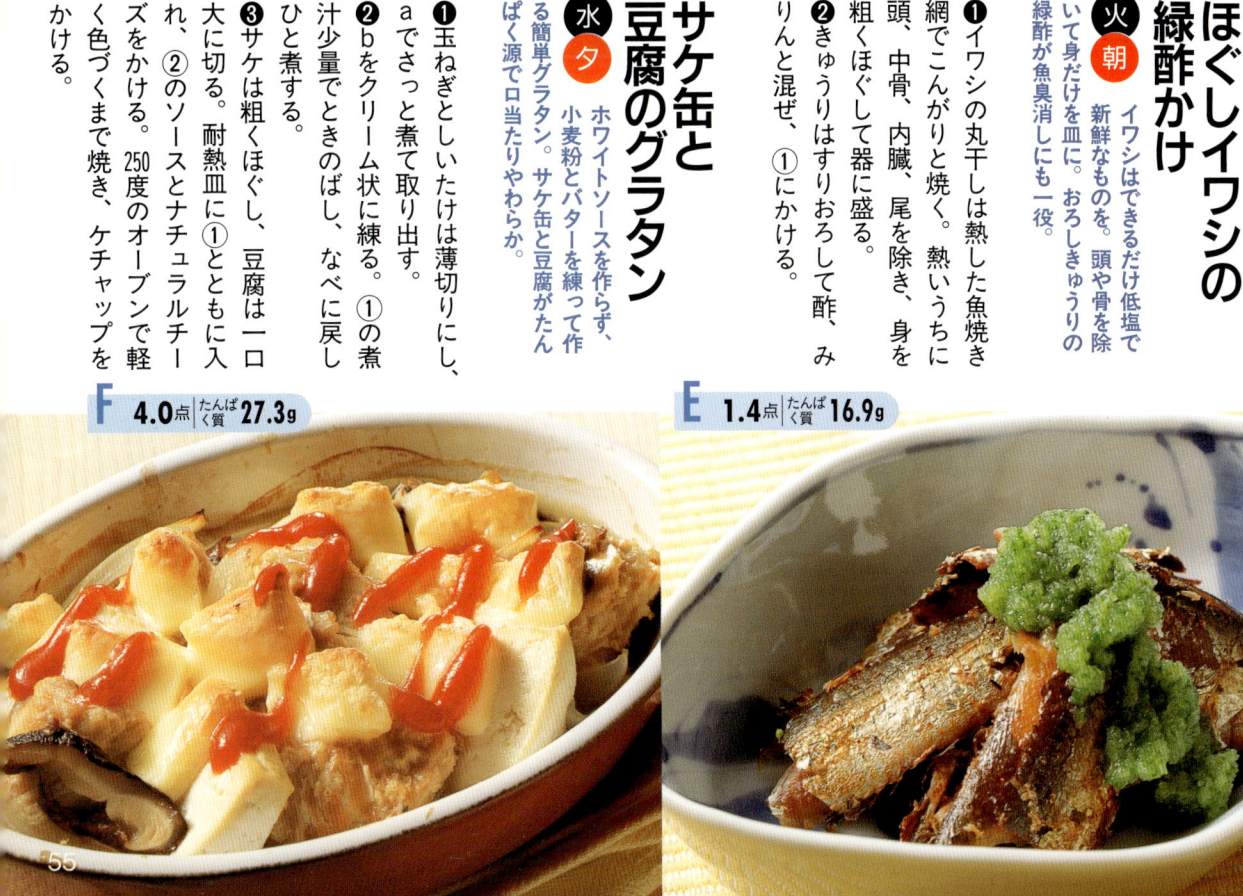

F 4.0点 たんぱく質 27.3g

前期 ごはん・5回食

Thursday 木

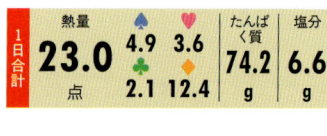

夕の主菜は、ゆでた野菜を三枚におろしたイワシで巻いてフライパン焼きに。
バナナは糖質が多いので消化吸収がよく、早くエネルギー源になります。

1日合計 熱量 23.0点 ♠4.9 ♦3.6 ♣2.1 たんぱく質 74.2g 塩分 6.6g ♥12.4

朝 4.7点 たんぱく質 16.2g 塩分 2.6g

スクランブルエッグ
- 卵 ─── 50g　0.9 ♠
- 塩 ─── 0.2g
- バター ─── 4g　0.4 ♦
- ゆでブロッコリー ─── 30g　0.1 ♣

D せん切り野菜の酢の物
- キャベツ ─── 50g　0.1 ♣
- にんじん ─── 10g　0.1 ♣
- さやえんどう ─── 10g　+ ♣
- a ┌ 酢 ─── 5g　+ ♦
-   │ しょうゆ ─── 5g　0.1 ♦
-   └ ごま油 ─── 1g　0.1 ♦

豆腐のみそ汁
- もめん豆腐 ─── 50g　0.5 ♥
- ねぎ ─── 10g　+ ♣
- だし ─── 150g
- みそ ─── 10g　0.2 ♦
- ごはん ─── 105g　2.1 ♦

間食 2.5点 たんぱく質 9.4g 塩分 0.7g
- バナナ ─── 50g　0.5 ♣
- プロセスチーズ ─── 22g　0.9 ♠
- 牛乳 ─── 130g　1.1 ♠

昼 6.5点 たんぱく質 21.5g 塩分 1.5g

E 牛肉のみそ漬け焼き
- 牛もも薄切り肉 ─── 55g　1.5 ♥
- みそ ─── 4g　0.1 ♦
- みりん ─── 4g　0.1 ♦
- 赤ピーマン ─── 10g　+ ♣

かぼちゃのミルク煮
- かぼちゃ（皮を除く） ─── 50g　0.6 ♣
- 牛乳 ─── 50g　0.4 ♠
- 塩 ─── 0.3g
- 砂糖 ─── 2g　0.1 ♦

さやいんげんとはるさめのサラダ
- さやいんげん ─── 30g　0.1 ♣
- 生しいたけ ─── 5g　+ ♣
- はるさめ（乾） ─── 5g　0.2 ♦
- ┌ 酢 ─── 5g
- │ 塩 ─── 0.3g
- │ ごま油 ─── 4g　0.5 ♦
- │ だし ─── 5g
- └ しょうゆ汁 ─── 少量　+ ♣
- ごはん ─── 105g　2.1 ♦
- ヨーグルト（加糖） ─── 100g　0.8 ♠

間食 4.3点 たんぱく質 9.9g 塩分 0.0g

カステラ 生クリームかけ
- カステラ ─── 26g　1.0 ♦
- 生クリーム（高脂肪） ─── 15g　0.8 ♠
- 経腸栄養 ─── 200ml　2.5 ♦

夕 5.0点 たんぱく質 17.2g 塩分 1.8g

イワシの野菜巻き焼き
- ┌ イワシ（三枚におろす） ─── 60g　1.6 ♥
- │ 塩 ─── 0.6g
- └ 酒 ─── 2.5g　0.1 ♦
- にんじん ─── 5g　+ ♣
- さやいんげん ─── 5g　+ ♣
- セロリ ─── 5g　+ ♣
- バター ─── 2g　0.2 ♦
- レモンの薄切り ─── 10g　0.1 ♣

長芋の白煮
- 長芋 ─── 50g　0.4 ♣
- だし ─── 60g
- 塩 ─── 0.5g
- 砂糖 ─── 2g　0.1 ♦

白菜のごまあえ
- 白菜 ─── 50g　0.1 ♣
- ┌ 練りごま ─── 3g　0.2 ♦
- │ しょうゆ ─── 3g　+ ♦
- │ 砂糖 ─── 1.5g　0.1 ♦
- └ だし ─── 2.5g
- ごはん ─── 105g　2.1 ♦

Friday 金

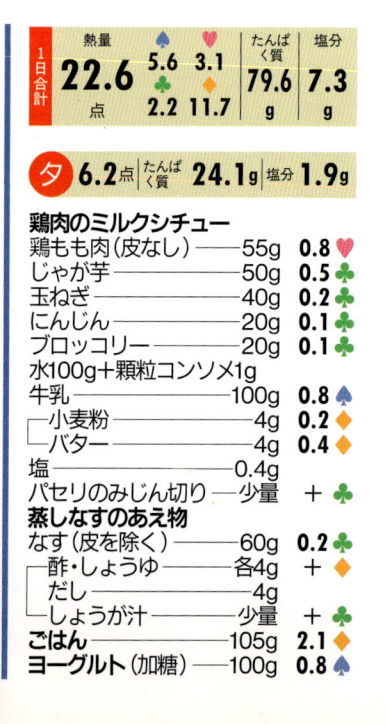

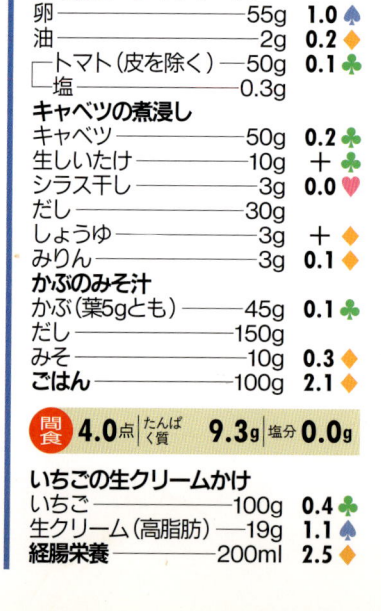

パセリや青じそ、しょうがなどの香味野菜はじょうずに使って香りと味に変化を。
こしょうも制限はありませんのでご自由に。

1日合計 熱量 22.6点 ♠5.6 ♦3.1 ♣2.2 たんぱく質 79.6g 塩分 7.3g ♥11.7

朝 5.4点 たんぱく質 24.6g 塩分 2.4g

A サワラの照り焼き
- サワラ（大1切れ） ─── 80g　1.8 ♥
- しょうゆ ─── 4g　+ ♦
- 酒 ─── 4g　+ ♦
- 油 ─── 4g　0.5 ♦
- 大根 ─── 50g　0.1 ♣
- 塩 ─── 0.6g

B ブロッコリーの豆腐くずあんかけ
- ブロッコリー ─── 50g　0.2 ♣
- もめん豆腐 ─── 50g　0.5 ♥
- a ┌ スープ ─── 50g
-   │ 酒 ─── 2.5g　+ ♦
-   │ 塩 ─── 0.9g
-   └ 砂糖 ─── 3g　0.1 ♦
- b ┌ かたくり粉 ─── 2g　0.1 ♦
-   └ 水 ─── 5g

C ごはん ─── 105g　2.1 ♦

間食 2.9点 たんぱく質 8.7g 塩分 0.6g

ミニサンドイッチ
- 食パン（耳なし） ─── 30g　1.0 ♦
- クリームチーズ ─── 19g　0.8 ♠
- 牛乳 ─── 130g　1.1 ♠

昼 4.1点 たんぱく質 12.9g 塩分 2.4g

目玉焼き トマトソース
- 卵 ─── 55g　1.0 ♠
- 油 ─── 2g　0.2 ♦
- トマト（皮を除く） ─── 50g　0.1 ♣
- 塩 ─── 0.3g

キャベツの煮浸し
- キャベツ ─── 50g　0.2 ♣
- 生しいたけ ─── 10g　+ ♣
- シラス干し ─── 3g　0.0 ♥
- だし ─── 30g
- しょうゆ ─── 3g　+ ♦
- みりん ─── 3g　0.1 ♦

かぶのみそ汁
- かぶ（葉5gとも） ─── 45g　0.1 ♣
- だし ─── 150g
- みそ ─── 10g　0.3 ♦
- ごはん ─── 100g　2.1 ♦

間食 4.0点 たんぱく質 9.3g 塩分 0.0g

いちごの生クリームかけ
- いちご ─── 100g　0.4 ♣
- 生クリーム（高脂肪） ─── 19g　1.1 ♠
- 経腸栄養 ─── 200ml　2.5 ♦

夕 6.2点 たんぱく質 24.1g 塩分 1.9g

鶏肉のミルクシチュー
- 鶏もも肉（皮なし） ─── 55g　0.8 ♥
- じゃが芋 ─── 50g　0.5 ♣
- 玉ねぎ ─── 40g　0.2 ♣
- にんじん ─── 20g　0.1 ♣
- ブロッコリー ─── 20g　0.1 ♣
- 水100g+顆粒コンソメ1g
- 牛乳 ─── 100g　0.8 ♠
- ┌ 小麦粉 ─── 4g　0.2 ♦
- └ バター ─── 4g　0.4 ♦
- 塩 ─── 0.4g
- パセリのみじん切り ─── 少量　+ ♣

蒸しなすのあえ物
- なす（皮を除く） ─── 60g　0.2 ♣
- ┌ 酢・しょうゆ ─── 各4g　+ ♦
- │ だし ─── 4g
- └ しょうが汁 ─── 少量　+ ♣
- ごはん ─── 105g　2.1 ♦
- ヨーグルト（加糖） ─── 100g　0.8 ♠

サワラの照り焼きの献立

| 金 | 朝 |

魚は1.5〜2点の範囲でサバ、アジ、サケ、カジキなどでも。献立に汁物がつかないのでBはしっとり食べやすいあんかけに。

A サワラの照り焼き
① サワラはさっと洗って水けをふき、しょうゆと酒をふる。
② 大根はせん切りにして塩を混ぜ、しんなりしたら水けを絞る。
③ フライパンに油を熱し、魚を入れて両面焼いて火を通し、魚のつけ汁を加えてからめる。
④ 器に盛り、②を添える。

B ブロッコリーの豆腐くずあんかけ
① ブロッコリーは小房に分け、色よくゆでる。
② a を煮立て、豆腐をくずし入れてひと煮する。b の水どきかたくり粉を加えてとろみをつける。
③ 器にブロッコリーを盛り、②の豆腐くずあんをかける。

C 2.1点 たんぱく質 2.5g
B 0.9点 たんぱく質 5.5g
A 2.4点 たんぱく質 16.6g

金・朝食 5.4点 たんぱく質 24.6g

せん切り野菜の酢の物

| 木 | 朝 |

野菜はさっとゆでて食べやすくすると殺菌と同時に殺菌の目的も。胃酸による殺菌作用が減少するため"野菜は加熱"が基本です。

① キャベツとにんじんはせん切りに、さやえんどうはすじを除いて斜めせん切りにする。
② 沸騰湯に①を入れてさっとゆで、ざるに広げてさまし、水けを絞る。
③ a を混ぜ、②をあえる。

D 0.4点 たんぱく質 1.4g

牛肉のみそ漬け焼き

| 木 | 昼 |

みそをからめた肉は焦げやすいので、アルミ箔にのせたままフライパンで蒸し焼きに。じか焼きよりやわらかく仕上がります。

① 牛肉は一口大に切る。
② みそとみりんを混ぜ、①にからめて15分ほどおく。
③ アルミ箔に②を広げのせ、このままフライパンに入れてふたをし、蒸し焼きにする。
④ 赤ピーマンは種を除いて乱切りにし、さっとゆでて③と盛る。

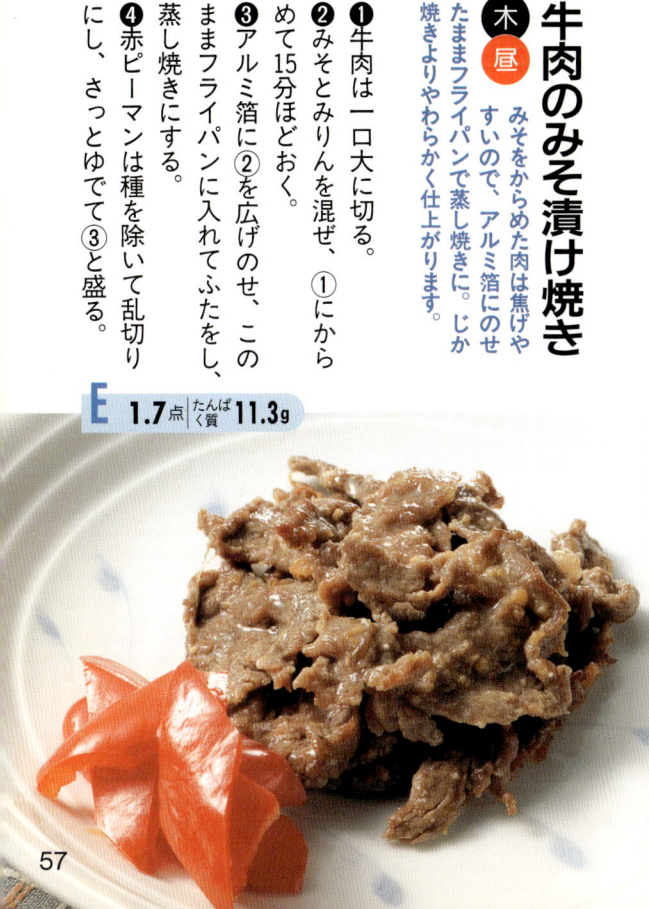

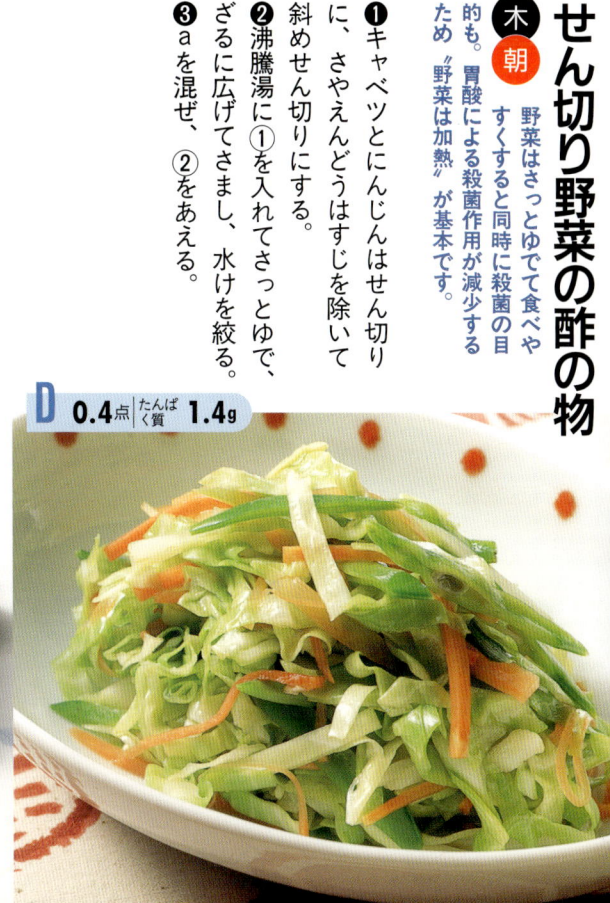

E 1.7点 たんぱく質 11.3g

前期 ごはん・5回食

Saturday 土

酢やレモンなどの適度な酸味はさっぱり食べやすく、味に変化をつけるにも有効。とうがらしや豆板醤などの辛みは刺激が強いので避けます。

1日合計

熱量	♠	♦	たんぱく質	塩分
22.9 点	4.8 ♣1.8	3.5 ♥12.8	82.3 g	7.1 g

夕 5.9点 たんぱく質 20.7g 塩分 2.6g

凍り豆腐の肉詰め煮 ゆで野菜添え
- 凍り豆腐（乾・1枚） 15g 1.0 ♥
- 鶏ひき肉 35g 0.7 ♥
- 玉ねぎ 5g + ♣
- にんじん 5g + ♣
- 塩 0.2g
- かたくり粉 2g 0.1 ♦
- だし 150g
- みりん 7g 0.2 ♦
- 砂糖 3g 0.2 ♦
- しょうゆ 7g 0.1 ♦
- ゆでさやいんげん 30g + ♣

にんじんともやしのごま酢あえ
- にんじん 30g 0.1 ♣
- もやし 30g 0.1 ♣
- 酢 5g +
- しょうゆ 5g + ♦
- みりん 3g 0.1 ♦
- すり白ごま 1g 0.1 ♦

さつま芋とりんごの甘煮
- さつま芋（皮を除く） 30g 0.5 ♣
- りんご 40g 0.3 ♣
- 砂糖 4.5g 0.2 ♦
- 塩 0.2g
- レモン汁 2.5g + ♣
- ごはん 105g 2.1

昼 7.6点 たんぱく質 31.9g 塩分 3.0g

キンメダイとブロッコリーのグラタン
- キンメダイ（1切れ） 60g 1.2 ♥
- 塩 0.6g
- 小麦粉 2g 0.1 ♦
- バター 2g 0.2 ♦
- ブロッコリー 40g 0.2 ♣
- 白ソース：小麦粉 5g 0.2 ♦
- 白ソース：バター 5g 0.5 ♦
- 白ソース：牛乳 100g 0.8 ♠
- 水100g + 顆粒コンソメ 0.5g
- パン粉 2g 0.1 ♦
- ナチュラルチーズ 22g 1.2 ♠

キャベツとツナ缶の酢煮
- キャベツ 70g 0.2 ♣
- 玉ねぎ 10g 0.1 ♣
- ツナ缶（油漬け） 15g 0.5 ♥
- 油 2g 0.2 ♦
- 酢 5g +
- 塩 0.5g
- フランスパン 60g 2.1 ♦

間食 3.3点 たんぱく質 9.1g 塩分 0.1g
- ビスケット（ハード） 15g 0.8 ♦
- 経腸栄養 200ml 2.5

朝 4.2点 たんぱく質 15.3g 塩分 1.3g

E 小松菜の卵とじ
- 小松菜（葉先） 30g 0.1 ♣
- 卵 50g 0.9 ♠
- a：だし 60g
- a：砂糖 1.5g 0.1 ♦
- a：しょうゆ 3g + ♦

白菜のお浸し
- 白菜 60g 0.1 ♣
- しょうゆ 3g + ♦
- だし 10g
- 削りガツオ 1g 0.1 ♥
- ごはん 105g 2.1
- ヨーグルト（加糖） 100g 0.8 ♠

間食 1.9点 たんぱく質 5.3g 塩分 0.1g
- 水ようかん 40g 0.8 ♦
- 牛乳 130g 1.1 ♠

Sunday 日

間食のゼリーは、カスタードクリームを作った中にゼラチン液を混ぜて冷やし固めます。休日ならではの手作りでいつもと違う味を楽しみます。

1日合計

熱量	♠	♦	たんぱく質	塩分
23.0 点	4.7 ♣2.0	3.5 ♥12.8	84.2 g	7.3 g

夕 6.0点 たんぱく質 27.9g 塩分 2.4g

F カジキのチーズムニエル
- カジキ（小1切れ） 60g 1.1 ♥
- 塩 0.7g
- 小麦粉 3g 0.1 ♦
- 油 4g 0.5 ♦
- スライスチーズ 15g 0.6 ♠
- レモンのくし形切り 10g + ♣
- ブロッコリー 30g 0.1 ♣
- ミニトマト 15g 0.0 ♣

蒸しなすの鶏そぼろあんかけ
- なす（皮を除く） 70g 0.2 ♣
- 鶏ひき肉 35g 0.7 ♥
- だし 100g
- しょうゆ 7g 0.1 ♦
- みりん 7g 0.2 ♦
- 砂糖 1.5g 0.1 ♦
- かたくり粉 1g + ♦
- 水 3g
- ゆでさやえんどう 10g 0.1 ♣
- ごはん 105g 2.1

昼 6.0点 たんぱく質 17.4g 塩分 1.5g

A 豚肉と玉ねぎのみそいため
- 豚もも薄切り肉 50g 1.1 ♥
- 玉ねぎ 50g 0.2 ♣
- ピーマン 20g 0.1 ♣
- 油 4g 0.5 ♦
- みそ 6g 0.1 ♦
- 酒 5g 0.1 ♦
- しょうゆ 2g + ♦

B じゃが芋のミルク煮
- じゃが芋 50g 0.5 ♣
- にんじん 15g 0.0 ♣
- a：牛乳 60g 0.5 ♠
- a：塩 0.3g
- a：砂糖 2g 0.1 ♦
- a：バター 1g 0.1 ♦

C ごはん 105g 2.1

D りんごの甘煮
- りんご 60g 0.4 ♣
- 砂糖 4g 0.2 ♦

間食 3.6点 たんぱく質 11.8g 塩分 0.1g

カスタードゼリー
- 粉ゼラチン 1g 0.1 ♥
- 水 5g
- 牛乳 60g 0.5 ♠
- 卵黄 6g 0.3 ♠
- 砂糖 4.5g 0.2 ♦
- 経腸栄養 200ml 2.5

朝 5.0点 たんぱく質 20.0g 塩分 2.8g

巣ごもり卵
- 卵 50g 0.9 ♠
- キャベツ 60g 0.2 ♣
- 玉ねぎ 10g 0.1 ♣
- にんじん 10g + ♣
- 生しいたけ 10g + ♣
- だし 30g
- しょうゆ 7g 0.1 ♦

豆腐のみそ汁
- もめん豆腐 50g 0.5 ♥
- さやえんどう 5g + ♣
- だし 150g
- みそ 10g 0.3 ♦
- ごはん 105g 2.1
- ヨーグルト（加糖） 100g 0.8 ♠

間食 2.4点 たんぱく質 7.1g 塩分 0.5g

ジャムサンド
- 食パン（耳なし） 30g 1.0 ♦
- ジャム 10g 0.3 ♦
- 牛乳 130g 1.1 ♠

豚肉と玉ねぎのみそいための献立

日 昼

豚肉は炭水化物の代謝に必要なビタミンB₁の給源。みそつけがごはんにピッタリ。甘煮はその味つけがごはんにピッタリ。その味つけが電子レンジで2分の早業です。

A 豚肉と玉ねぎのみそいため

① 豚肉は一口大に切り、玉ねぎは薄切り、ピーマンは細切りにする。
② みそ、酒、しょうゆを混ぜる。
③ 油を熱し、豚肉をいためる。色が変わったら野菜を加えいため、②で調味する。

B じゃが芋のミルク煮

① じゃが芋とにんじんは1cm角に切り、じゃが芋は水にさらす。ゆで汁を捨て、aを加えて汁けがなくなるまで煮る。

D りんごの甘煮

① りんごは皮と芯を除いていちょう切りにし、水にさらす。
② りんごの水けをきって耐熱容器に入れ、砂糖、水少量を加えて軽く混ぜる。ラップをかけ、電子レンジで約2分加熱する。

A 2.1点 たんぱく質 11.9g
B 1.2点 たんぱく質 2.9g
C 2.1点 たんぱく質 2.5g
D 0.6点 たんぱく質 0.1g

日・昼食
6.0点
たんぱく質 17.4g

小松菜の卵とじ

土 朝

汁物も兼ねての卵とじは忙しい朝の作り手にうれしい一品。野菜は同じ緑黄色のほうれん草や青梗菜などでも。前夕にゆでておけばさらにスピーディーです。

① 小松菜の葉先はゆでて水にとり、水けを絞って3cm長さに切る。
② aを煮立て、①を入れてひと煮する。卵をときほぐしてまわし入れ、ふたをして半熟状になったら火を止めて蒸らす。
③ 煮汁ごと器に盛る。

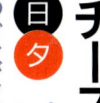

カジキのチーズムニエル

日 夕

小麦粉をまぶして焼くムニエルは、衣でガードされるので身がソフト。レモン汁のさわやかな酸味と香りが食欲刺激効果に。

① カジキは塩をふって約10分おく。
② ブロッコリーは小房に分けてゆでる。トマトは横2つに切る。
③ 魚の汁けをふいて小麦粉をまぶし、天板にのせて油をかける。オーブントースターで約5分焼き、チーズをのせてとけるまで焼く。
④ 器に盛ってレモンをのせ、②を添える。

E 1.1点 たんぱく質 7.0g
F 2.5点 たんぱく質 16.2g

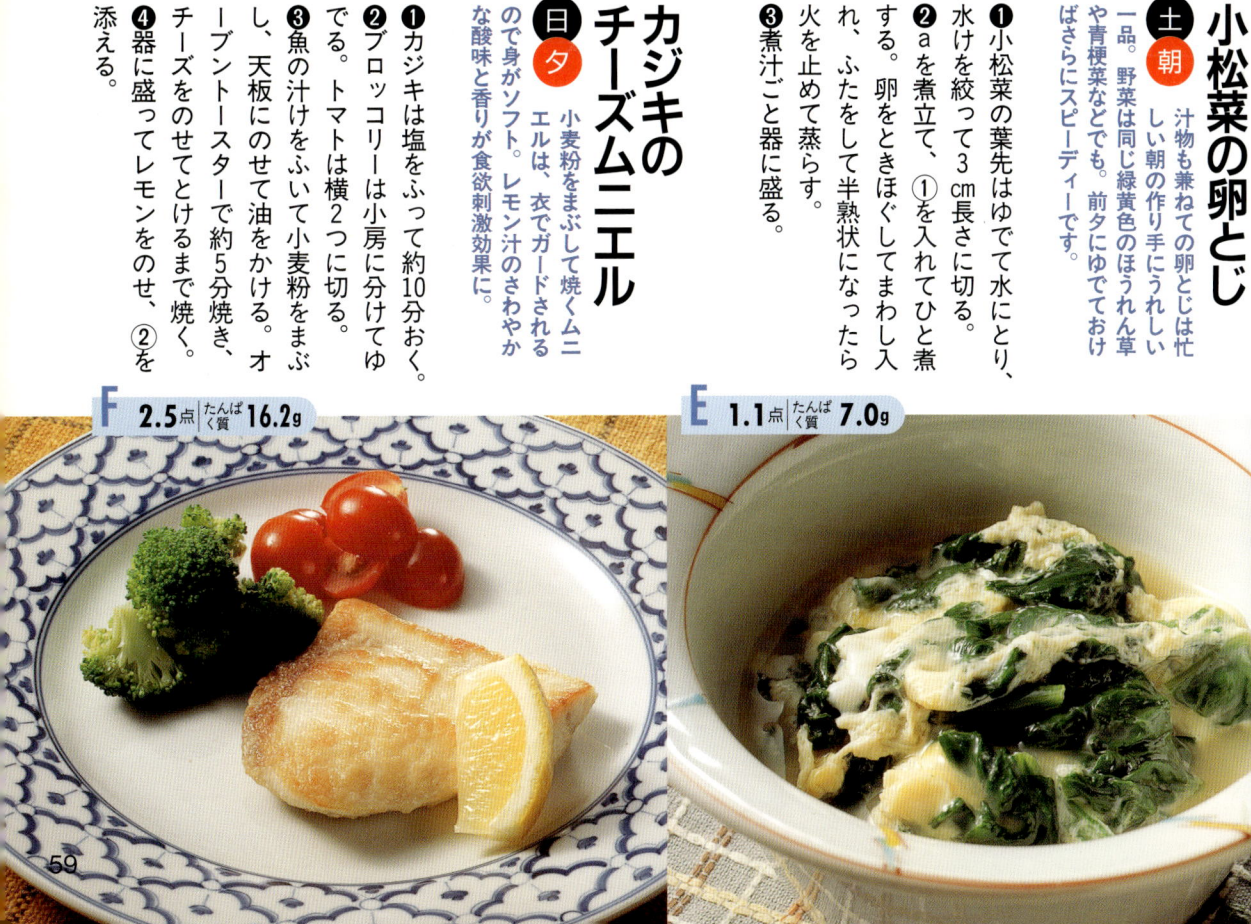

前期 ごはん・5回食

Monday 月

グリーンアスパラはかたい根元部分を除くだけ、かぼちゃは皮つきが使えます。
やわらかく煮ること以上によくかみ砕くほうが消化吸収に有効。

1日合計
熱量 22.6点　♠4.5　♥3.4　♣2.7　♦12.0　たんぱく質 78.4g　塩分 6.8g

朝 5.8点 たんぱく質 21.7g 塩分 1.6g
A ゆで卵とカテージチーズのサラダ
- ゆで卵 ─ 50g　0.9♠
- カテージチーズ ─ 30g　0.4♠
- グリーンアスパラガス ─ 30g　0.1♣
- トマト ─ 30g　0.1♣
- サラダ菜 ─ 10g　+♣
- マヨネーズ ─ 5g　0.4♦

B 牛乳 ─ 130g　1.1♠

C トースト
- 食パン ─ 60g　2.0♦
- バター ─ 4g　0.3♦

D マンゴー ─ 60g　0.5♣

間食 2.3点 たんぱく質 6.0g 塩分 0.4g
- クラッカー(オイルスプレー) ─ 20g　1.2♦
- 牛乳 ─ 130g　1.1♠

昼 4.7点 たんぱく質 19.5g 塩分 1.8g
A 鶏肉とかぼちゃのくず煮
- 鶏もも肉(皮なし) ─ 50g　0.7♥
- かぼちゃ ─ 40g　0.5♣
- さやえんどう ─ 5g　+♣
- a ┌ だし ─ 100g
- 　├ 塩 ─ 1g
- 　└ みりん ─ 5g　0.2♦
- b ┌ かたくり粉 ─ 2g　0.1♦
- 　└ 水 ─ 7.5g

B 青菜のお浸し
- 青菜(ほうれん草) ─ 50g　0.1♣
- ┌ しょうゆ・みりん ─ 各3g　0.1♦
- └ だし ─ 7.5g
- 削りガツオ ─ 1g　0.1♥

C ごはん ─ 105g　2.1♦

D ヨーグルト(加糖) ─ 100g　0.8♠

間食 3.8点 たんぱく質 9.2g 塩分 0.0g
A スイートポテト
- さつま芋 ─ 50g　0.8♣
- a ┌ バター ─ 1g　0.1♦
- 　├ 砂糖 ─ 5g　0.2♦
- 　└ 牛乳 ─ 17g　0.2♠
- シナモン ─ 少量

B 経腸栄養 ─ 200ml　2.5♦

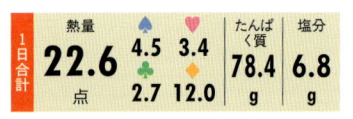

夕 6.0点 たんぱく質 22.0g 塩分 3.0g
A ブリの塩焼き
- ブリ(1切れ) ─ 60g　1.9♥
- 塩 ─ 0.8g
- ねぎ ─ 30g　0.1♣

B キャベツのピーナッツあえ
- キャベツ ─ 50g　0.1♣
- きゅうり ─ 10g　+♣
- a ┌ ピーナッツバター ─ 3g　0.2♦
- 　├ しょうゆ ─ 5g　0.1♦
- 　└ 砂糖 ─ 1g　0.1♦

C 豚汁
- 豚バラ肉(一口切り) ─ 15g　0.7♥
- 里芋(一口切り) ─ 30g　0.2♣
- 大根(いちょう切り) ─ 20g　0.1♣
- にんじん(いちょう切り) ─ 10g　0.1♣
- ねぎ(小口切り) ─ 5g　+♣
- だし ─ 200g　0.1
- みそ ─ 10g　0.2♦

D ごはん ─ 105g　2.1♦

朝 ゆで卵とカテージチーズのサラダ

❶ アスパラは根元のかたい部分を除いてやわらかくゆで、3cmに切る。トマトは皮をむいて薄切りに。
❷ サラダ菜を敷いてゆで卵、カテージチーズ、①を盛り合わせ、マヨネーズを添える。

卵のゆで加減は好みに合わせて。チーズにはレモン汁をふりかけてもよいでしょう。

C トースト
パンは耳つきのまま三角に切り、こんがり焼いてバターを添える。

間食
クラッカーは油脂、カルシウムの多いタイプのものですが、好みのもので可。

朝食 5.8点 たんぱく質 21.7g
- D 0.5点 たんぱく質 0.4g
- C 2.3点 たんぱく質 5.6g
- B 1.1点 たんぱく質 4.3g
- A 1.9点 たんぱく質 11.4g

間食 2.3点 たんぱく質 6.0g

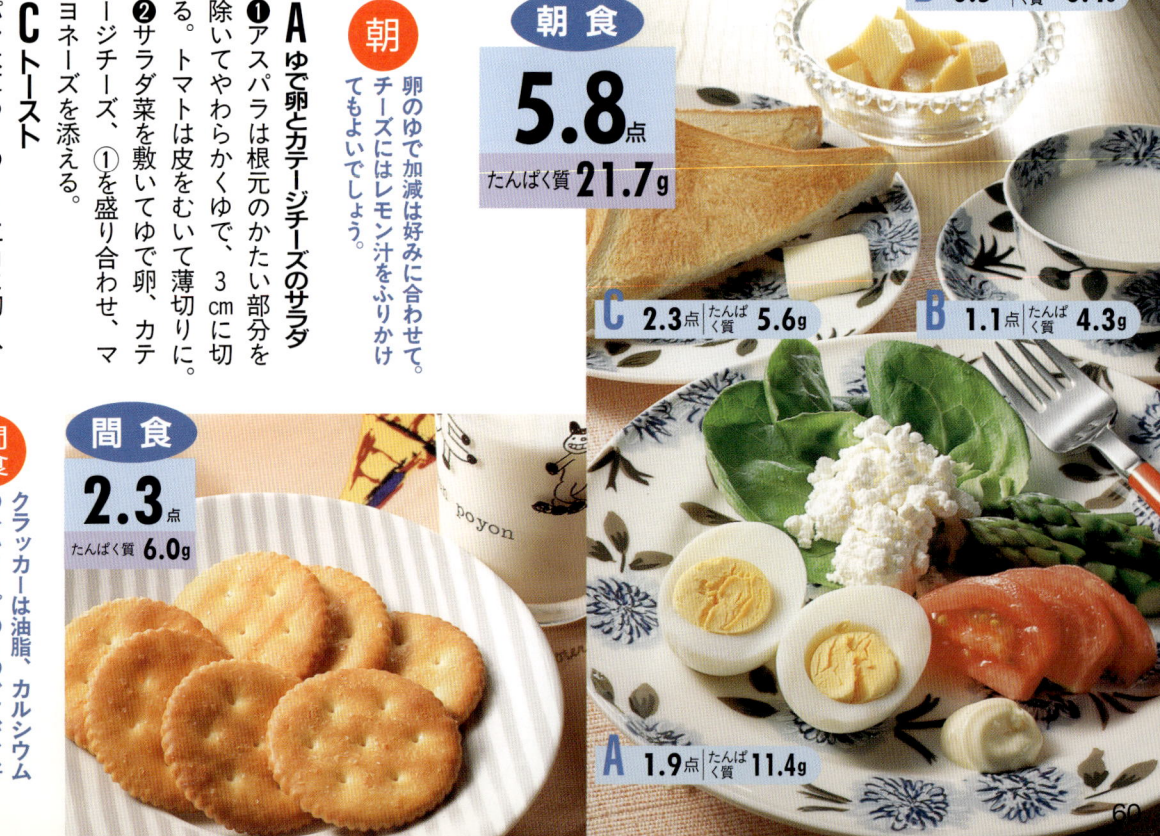

間食
3.8点　たんぱく質 **9.2**g

くつろいで楽しく食べる

食生活ここに注意！

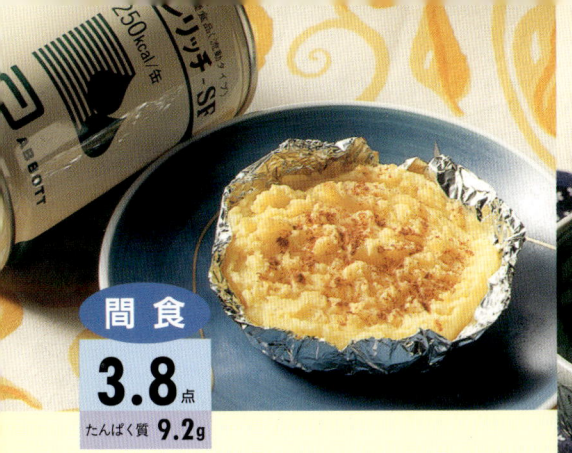

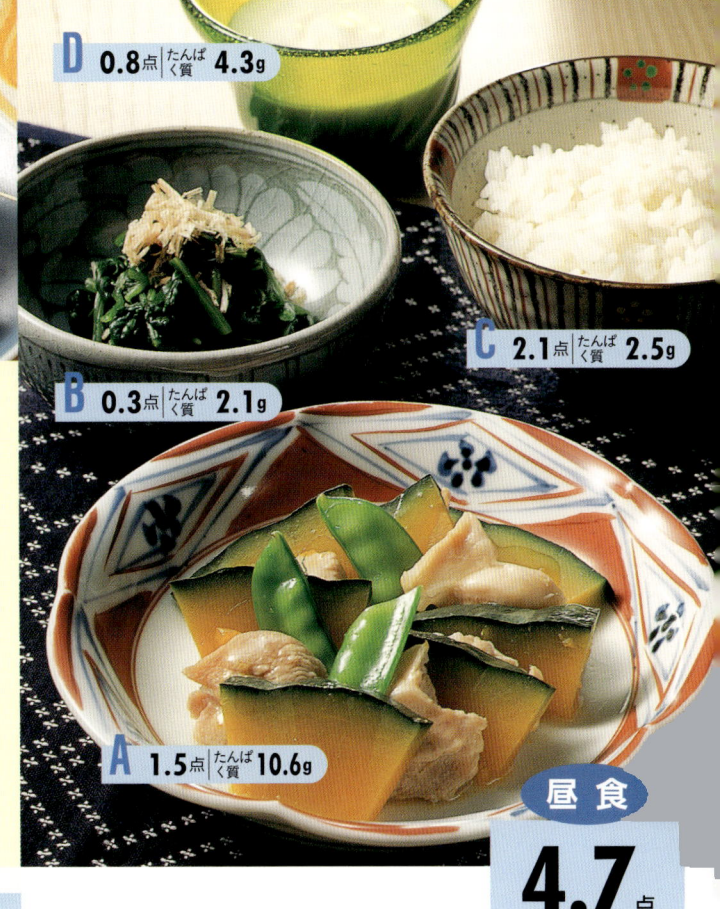

さまざまな手術後の食トラブルに悩まされると、食べるのがつらくなることもあります。ゆったりとした気分で、家族や親しい人と楽しく食卓を囲む、食欲が湧かないときには好みの食品を優先して食べるなど、自分に合ったくふうで必要な栄養を少しでも補給しましょう。

昼食
4.7点　たんぱく質 **19.5**g

- D　0.8点　たんぱく質 4.3g
- B　0.3点　たんぱく質 2.1g
- C　2.1点　たんぱく質 2.5g
- A　1.5点　たんぱく質 10.6g

夕食
6.0点　たんぱく質 **22.0**g

- D　2.1点　たんぱく質 2.5g
- B　0.5点　たんぱく質 1.9g
- C　1.4点　たんぱく質 4.6g
- A　2.0点　たんぱく質 13.0g

昼

A 鶏肉とかぼちゃのくず煮
1. 鶏肉は一口大のそぎ切り、かぼちゃは3mm厚さのくし形に切る。
2. さやえんどうはゆでて2つ切り。
3. aで①を20分煮て②を加え、bでとろみをつける。

煮物は最後にかたくり粉でとろみをつけるとのどの通りがよいので好評です。

間食

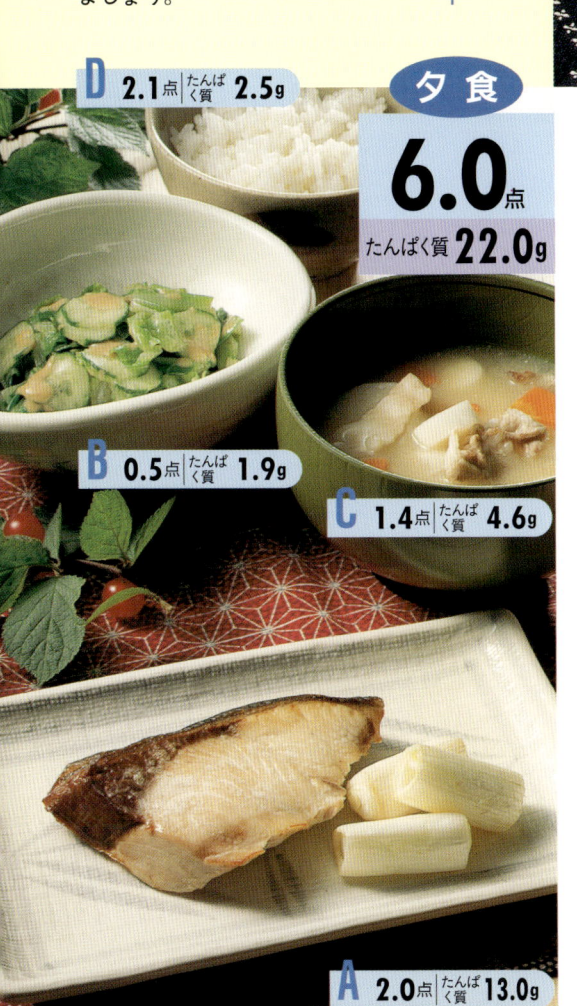

A スイートポテト
1. さつま芋はラップに包んで1分30秒レンジ加熱。皮をむいてつぶし、aを混ぜる。
2. アルミ容器に入れ、オーブントースターで焼いてシナモンをふる。

Aは甘みをきかせ、牛乳でやわらかめに仕上げます。シナモンの風味も加えた手作りお菓子。

夕

A ブリの塩焼き
ブリはさっと洗って水けをふき、塩をふる。ぶつ切りのねぎとともに魚焼き網で焼く。

B キャベツのピーナッツあえ
キャベツはやわらかくゆでてざく切り。きゅうりもさっとゆでて薄切りに。合わせてaであえる。

C 豚汁
ねぎ以外の材料をだしで煮、アクを除く。やわらかくなったらねぎを加えてみそをとき入れる。

ピーナッツバターのあえ衣は熱量アップにも効果的。きゅうりの加熱は殺菌と軟化目的。

前期 ごはん・5回食

Tuesday 火

バナナは消化吸収がよいので安心な果物。今日は、バターでいためて砂糖をふってお菓子風に。しらたきやこんにゃくは消化がよくないので少量に。

1日合計 熱量22.1点 ♠4.7 ♥2.7 ♣2.0 ◆12.7 たんぱく質69.1g 塩分6.7g

朝 4.6点 たんぱく質14.5g 塩分1.2g

D 生揚げの網焼き オクラ添え
- 生揚げ ——50g 0.9 ♥
- おろし大根 ——30g 0.1 ♣
- 削りガツオ ——1g +♥
- しょうゆ ——3g +◆
- オクラ ——15g 0.1 ♣

さやいんげんとにんじんのいり煮
- さやいんげん ——20g 0.1 ♣
- にんじん ——20g 0.1 ♣
- しらたき ——5g +♣
- 油 ——2g 0.2 ◆
- だし ——30g
- しょうゆ ——4g 0.1 ◆
- みりん ——4g 0.1 ◆
- ごはん ——105g 2.1 ◆
- ヨーグルト(加糖) ——100g 0.8 ♠

間食 2.1点 たんぱく質4.9g 塩分0.2g

ベークドバナナ
- バナナ ——50g 0.5 ♣
- バター ——4g 0.4 ♥
- 粉砂糖か砂糖 ——2g 0.1 ◆
- 牛乳 ——130g 1.1 ♠

昼 6.1点 たんぱく質20.0g 塩分3.1g

A ゆで卵とほうれん草のグラタン
- かたゆで卵 ——50g 0.9 ♠
- ほうれん草 ——50g 0.1 ♣
- 白ソース
  - 小麦粉 ——6g 0.3 ◆
  - バター ——3g 0.3 ♥
  - 牛乳 ——150g 1.3 ♠
  - 塩 ——1g
- 粉チーズ ——2g 0.1 ♠

B 白菜とりんごのサラダ
- 白菜 ——50g 0.1 ♣
- りんご ——20g 0.1 ♣
- a
  - サラダ油 ——4g 0.5 ◆
  - 酢 ——7.5g +◆
  - 塩 ——0.5g
- **C フランスパン** ——60g 2.1 ◆
- ジャムかマーマレード ——10g 0.3 ◆

間食 3.5点 たんぱく質9.5g 塩分0.3g

- 薄焼きせんべい ——22g 1.0 ◆
- 経腸栄養 ——200ml 2.5 ♠

夕 5.8点 たんぱく質20.2g 塩分1.9g

サケとベーコンのホイル焼き
- 生ザケ(1切れ) ——60g 1.0 ♥
- ベーコンの薄切り(1枚) ——15g 0.8 ♥
- 青菜(春菊) ——20g 0.0 ♣
- 玉ねぎ ——10g +♣
- 塩 ——0.6g
- 酒 ——5g 0.1 ◆
- レモンの薄切り ——10g 0.1 ♣

生クリーム入りマッシュポテト
- じゃが芋 ——50g 0.1 ♣
- 生クリーム(高脂肪) ——10g 0.5 ♠
- 塩 ——0.4g

焼きなすのサラダ
- なす ——40g 0.1 ♣
- トマト ——30g 0.1 ♣
- ごま油 ——4g 0.5 ◆
- 塩 ——0.5g
- 青じそのせん切り ——少量 +♣
- ごはん ——105g 2.1 ◆

Wednesday 水

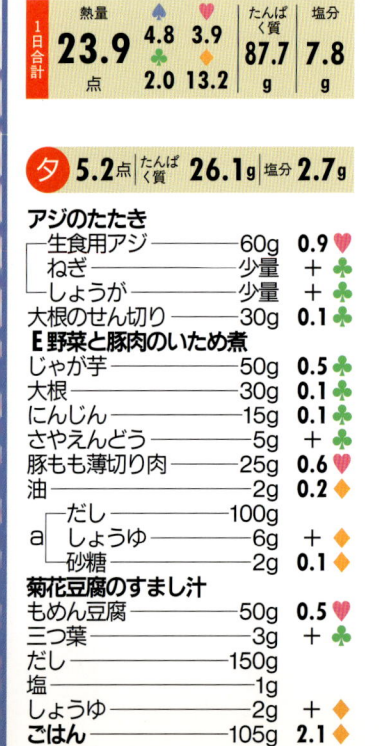

間食のメニュー選びのポイントがわかってきたら同点数で変更も可。魚の生食は衛生第一。鮮度のよいものを、食べる直前にさばいて手作りしたものを。

1日合計 熱量23.9点 ♠4.8 ♥3.9 ♣2.0 ◆13.2 たんぱく質87.7g 塩分7.8g

朝 6.2点 たんぱく質20.5g 塩分1.9g

凍り豆腐の卵とじ
- 卵 ——50g 0.9 ♠
- 凍り豆腐(乾・½枚) ——7g 0.5 ♥
- にんじん ——10g +♣
- さやえんどう ——10g +♣
- 三つ葉 ——5g +♣
- だし ——50g
- しょうゆ ——6g 0.1 ◆
- みりん ——6g 0.2 ◆

さやいんげんのごまあえ
- さやいんげん ——50g 0.1 ♣
- 練りごま ——3g 0.3 ♠
- しょうゆ ——3g 0.1 ◆
- みりん ——3g 0.1 ◆
- ごはん ——160g 3.2 ◆
- ヨーグルト(加糖) ——100g 0.8 ♠

間食 2.1点 たんぱく質7.0g 塩分0.2g

- シュークリーム ——32g 1.0 ◆
- 牛乳 ——130g 1.1 ♠

昼 5.9点 たんぱく質25.1g 塩分3.0g

牛肉の蒸し焼き 野菜ソテー添え
- 牛もも薄切り肉 ——55g 1.4 ♥
- 油 ——2g 0.2 ◆
- 塩 ——0.3g
- 白ワイン ——5g 0.1 ◆
- ソテー
  - キャベツ ——50g 0.1 ♣
  - ブロッコリー ——20g 0.1 ♣
  - バター ——3g 0.3 ♥
  - 塩 ——0.3g

グリーンアスパラとチーズのサラダ
- グリーンアスパラガス ——30g 0.1 ♣
- プロセスチーズ ——24g 1.0 ♠
- レタス ——10g +♣

トマトと玉ねぎのスープ
- トマト(皮を除く) ——30g 0.1 ♣
- 玉ねぎ ——20g 0.1 ♣
- 水150g+顆粒コンソメ1g
- 塩 ——0.4g
- ロールパン ——60g 2.4 ◆

間食 4.5点 たんぱく質9.0g 塩分0.0g

フルーツポンチ ホイップクリームかけ
- りんご・メロン ——各30g 0.4 ♣
- パイン缶・みかん缶 ——各10g 0.2 ◆
- 上記缶汁 ——50g 0.4 ◆
- 生クリーム(高脂肪) ——19g 1.0 ♠
- 経腸栄養 ——200ml 2.5 ♠

夕 5.2点 たんぱく質26.1g 塩分2.7g

アジのたたき
- 生食用アジ ——60g 0.9 ♥
- ねぎ ——少量 +♣
- しょうが ——少量 +♣
- 大根のせん切り ——30g 0.1 ♣

E 野菜と豚肉のいため煮
- じゃが芋 ——50g 0.5 ♣
- 大根 ——30g 0.1 ♣
- にんじん ——15g 0.1 ♣
- さやえんどう ——5g +♣
- 豚もも薄切り肉 ——25g 0.6 ♥
- 油 ——2g 0.2 ◆
- a
  - だし ——100g
  - しょうゆ ——6g 0.1 ◆
  - 砂糖 ——2g 0.1 ◆

菊花豆腐のすまし汁
- もめん豆腐 ——50g 0.5 ♥
- 三つ葉 ——3g +♣
- だし ——150g
- 塩 ——1g
- しょうゆ ——2g +◆
- ごはん ——105g 2.1 ◆

ゆで卵とほうれん草の献立

火 昼

グラタンの白ソースはやわらかめに仕上げるとしっとり食べやすいようです。サラダの白菜は生で、よくかんでシャキシャキ感を味わってください。

A ゆで卵とほうれん草のグラタン
① 初めに白ソースを作る。小麦粉をバターでいため、牛乳を少しずつ加える。とろりとなるまで混ぜながら煮つめ、塩で調味する。
② ほうれん草はゆでて水にとり、水けを絞って3cmに切る。ゆで卵は殻をむいて輪切りにする。
③ グラタン皿に①の1/3量を敷き、ほうれん草、卵の順にのせる。残りの①をかけ、粉チーズをふってオーブントースターで焼き色がつくまで焼く。

B 白菜とりんごのサラダ
① 白菜はよく洗い、軸と葉に分ける。軸は5cmに切って繊維と同方向に細く切り、葉も細切りにする。
② りんごは皮と芯を除いていちょう切りにする。
③ a を混ぜ、①②をあえる。

A	3.0点 たんぱく質 13.9g
B	0.7点 たんぱく質 0.4g
C	2.4点 たんぱく質 5.7g

火・昼食 6.1点 たんぱく質 20.0g

生揚げの網焼き オクラ添え

火 朝

油抜きは、表面の酸化された油を除いたり味をよくするのが目的。オクラの種は消化が悪いので少量に。おろししょうがや青じそなどの香味を少量添えてみても。

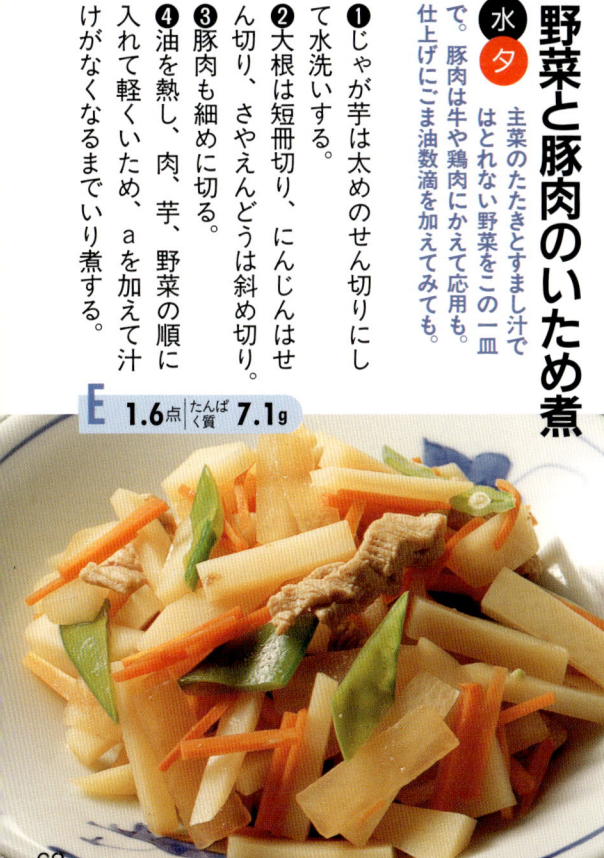

① 生揚げは熱湯に通して油抜きをする。アルミ箔にのせてオーブントースターで5～6分焼く。
② オクラはゆで、2つに切る。
③ ①を食べよく切って器に盛り、おろし大根と削りガツオをのせ、オクラを添える。食べるときにしょうゆをかける。

D 1.1点 たんぱく質 6.8g

野菜と豚肉のいため煮

水 夕

主菜のたたきとすまし汁ではとれない野菜をこの一皿で。豚肉は牛や鶏肉にかえて応用も。仕上げにごま油数滴を加えてみても。

① じゃが芋は太めのせん切りにして水洗いする。
② 大根は短冊切り、にんじんはせん切り、さやえんどうは斜め切り。
③ 豚肉も細めに切る。
④ 油を熱し、肉、芋、野菜の順に入れて軽くいため、a を加えて汁けがなくなるまでいり煮する。

E 1.6点 たんぱく質 7.1g

前期 ごはん・5回食

パンプディングは、レーズン入り卵液にパンをちぎり入れ、電子レンジか蒸し器で加熱。昼の陣笠蒸しもレンジですぐできます。

Thursday 木

1日合計	22.6点	熱量 5.4♣ 2.3	3.0♦ 11.9	たんぱく質 80.1g	塩分 6.2g

夕 4.7点 たんぱく質 19.7g 塩分 2.5g

魚のしょうが焼き
- 魚(カジキ) —— 60g 1.1♥
- しょうゆ —— 4g +♦
- みりん —— 4g 0.1♦
- しょうが汁 —— 少量 ♣
- サラダ菜 —— 10g +♣

凍り豆腐とかぼちゃの含め煮
- 凍り豆腐(乾・½枚) —— 7g 0.5♥
- かぼちゃ —— 50g 0.6♣
- さやえんどう —— 5g +♣
- だし —— 150g
- 砂糖 —— 3g 0.2♦
- 塩 —— 0.3g
- しょうゆ —— 3g +♦

野菜スープ
- 青梗菜 —— 40g +♣
- にんじん・セロリ —— 各10g 0.1♣
- 水150g+顆粒コンソメ1g
- 塩 —— 0.4g
- ごはん —— 105g 2.1♦

昼 5.6点 たんぱく質 24.3g 塩分 1.4g

A 鶏ひき肉の陣笠蒸し
- 鶏ひき肉 —— 60g 1.2♥
- 卵 —— 15g 0.3♠
- a 玉ねぎのみじん切り —— 10g 0.1♣
- 酒・しょうゆ —— 各2g +♦
- みりん —— 2g 0.1♦
- しょうが汁 —— 少量
- 生しいたけ(小3枚) —— 30g 0.1♣
- かたくり粉 —— 2g 0.1♦
- おろししょうが —— 少量
- しょうゆ —— 2g +♦
- オクラ(1本) —— 10g +♣

B ゆでじゃが芋の練りみそかけ
- じゃが芋 —— 50g 0.5♣
- a 白みそ —— 6g 0.2♣
- 砂糖 —— 3g 0.1♦
- だし —— 6g
- 青のり —— 少量 +♣
- **C ごはん** —— 105g 2.1♦
- **D ヨーグルト(加糖)** —— 100g 0.8♠

間食 3.3点 たんぱく質 9.1g 塩分 0.1g

- ビスケット(ハード) —— 15g 0.8♦
- 経腸栄養 —— 200ml 2.5

朝 6.4点 たんぱく質 19.1g 塩分 1.8g

- 半熟ゆで卵 —— 55g 1.0♠

野菜のいため物
- キャベツ —— 30g 0.1♣
- ピーマン —— 30g 0.1♣
- にんじん —— 10g +♣
- はるさめ(乾) —— 5g 0.2♣
- 油 —— 4g 0.5♦
- 塩 —— 0.2g
- しょうゆ —— 3g +♦
- 牛乳 —— 130g 1.1♠

トースト
- 食パン —— 60g 2.0♦
- クリームチーズ —— 20g 0.9♠
- りんご —— 80g 0.5♣

間食 2.6点 たんぱく質 7.9g 塩分 0.4g

パンプディング
- 食パン(耳なし) —— 15g 0.5♦
- 卵 —— 25g 0.5♠
- 牛乳 —— 100g 0.8♠
- レーズン —— 5g 0.2♣
- 砂糖 —— 5g 0.3♦
- いちごジャム —— 10g 0.3♦

あんパンは繊維が少ないこしあんのほうがよいでしょう。ジャムやクリーム入りが食べやすければそれでも可。好きなものを食べることがたいせつ。

Friday 金

計	22.4点	熱量 4.9♣ 1.9	2.8♦ 12.8	たんぱく質 83.0g	塩分 7.9g

夕 6.8点 たんぱく質 24.8g 塩分 3.2g

F シーフードグラタン
- 生ダラ —— 30g 0.3♥
- むきエビ —— 10g 0.1♥
- カキのむき身 —— 20g 0.2♥
- 酒 —— 8g 0.1♦
- 塩 —— 0.4g
- じゃが芋 —— 50g 0.5♣
- マッシュルーム(缶詰・薄切り) —— 10g +♣
- ベーコンの薄切り —— 20g 0.7♥
- 白ソース 小麦粉 —— 8g 0.4♦
- バター —— 4g 0.4♦
- 玉ねぎのみじん切り —— 10g +♣
- 牛乳 —— 145g 1.2♠
- 塩 —— 0.4g
- こしょう —— 少量
- バター —— 2g 0.2♦

カリフラワーとりんごのサラダ
- カリフラワー —— 40g 0.2♣
- りんご —— 20g 0.1♣
- サラダ菜 —— 10g +♣
- レモン汁 —— 少量 +♣
- 塩 —— 0.5g
- ロールパン —— 60g 2.4♦

昼 4.9点 たんぱく質 23.1g 塩分 1.9g

E 鶏肉のチーズと野菜巻き
- 鶏もも肉(皮なし) —— 70g 1.0♥
- 塩 —— 0.4g
- こしょう —— 0.1g
- スライスチーズ(½枚) —— 10g 0.4♠
- にんじん —— 10g 0.1♣
- さやいんげん —— 10g 0.1♣
- a しょうゆ —— 3g +♦
- みりん —— 3g 0.1♦

かぶとにんじんの甘酢漬け
- かぶ —— 50g 0.1♣
- にんじん —— 5g +♣
- 塩 —— 0.5g
- 酢 —— 5g
- 砂糖 —— 3g 0.2♦
- だし —— 15g
- ごはん —— 105g 2.1♦
- ヨーグルト(加糖) —— 100g 0.8♠

間食 3.4点 たんぱく質 9.0g 塩分 0.0g

果物の生クリームあえ
- いちご —— 60g 0.3♣
- メロン —— 25g 0.1♣
- 生クリーム(高脂肪) —— 10g 0.5♦
- 経腸栄養 —— 200ml 2.5

朝 4.5点 たんぱく質 17.9g 塩分 2.3g

だし巻き卵
- 卵 —— 50g 0.9♠
- だし —— 7.5g
- 砂糖 —— 3g 0.2♦
- 塩 —— 0.2g
- 油 —— 1g 0.1♦
- ゆでオクラ —— 30g 0.1♣

ブロッコリーのお浸し
- ブロッコリー —— 60g 0.3♣
- しょうゆ —— 3g +♦
- だし —— 3g
- 削りガツオ —— 1g +♥

豆腐のみそ汁
- もめん豆腐 —— 50g 0.5♣
- ねぎ —— 10g +♣
- だし —— 150g
- みそ —— 10g 0.3♦
- ごはん —— 105g 2.1♦

間食 2.8点 たんぱく質 8.2g 塩分 0.5g

- あんパン —— 50g 1.7♠
- 牛乳 —— 130g 1.1♠

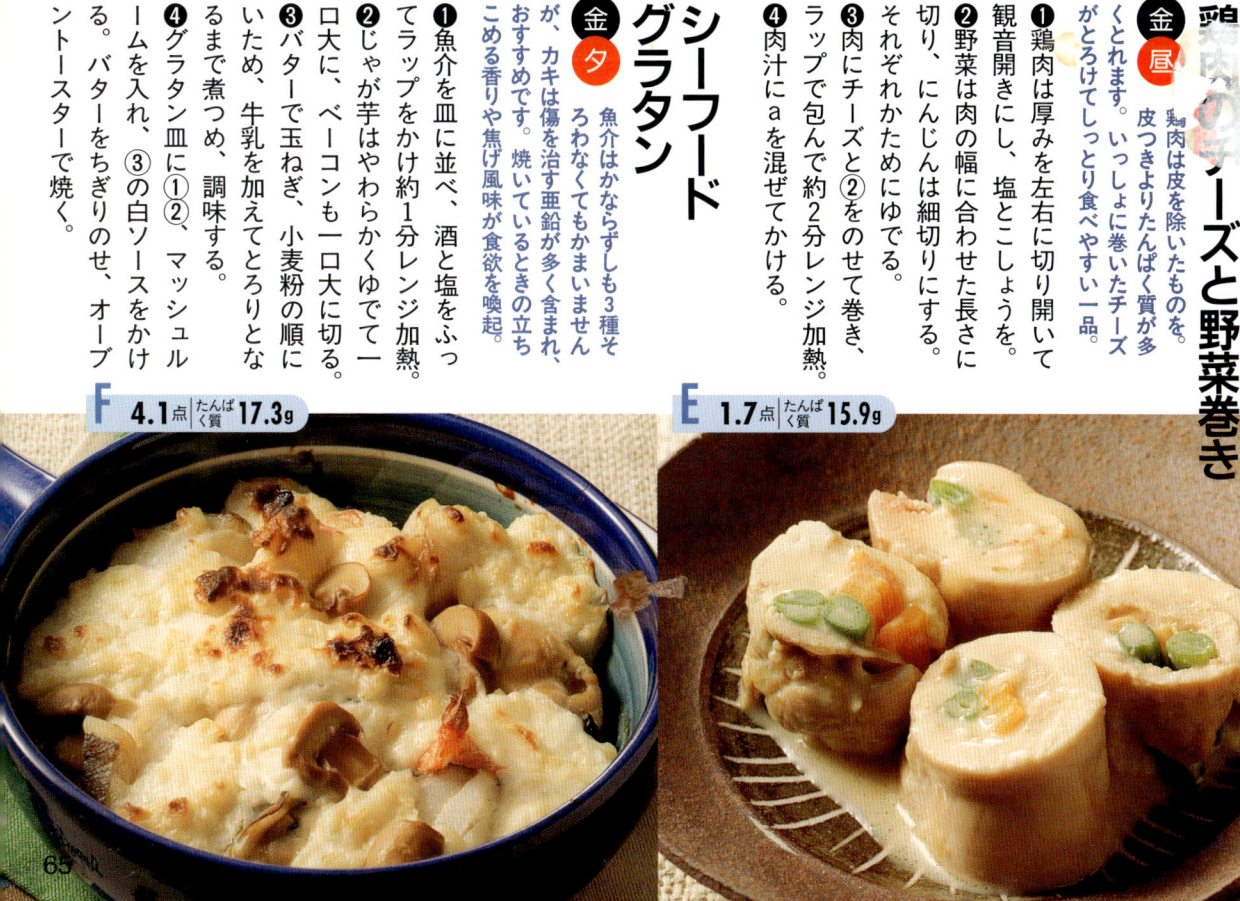

鶏ひき肉の陣笠蒸しの献立

陣笠蒸しのひき肉はエビやタラのすり身にかえても美味。練りみそは多めに作ってごはんの添えや箸休めにも活用できます。

木・昼食　5.6点　たんぱく質 24.3g

D 0.8点 たんぱく質 4.3g
C 2.1点 たんぱく質 2.5g
B 0.8点 たんぱく質 1.5g
A 1.9点 たんぱく質 16.0g

A 鶏ひき肉の陣笠蒸し（木・昼）

1. aを合わせて粘りが出るまで混ぜ、3等分して軽く丸める。
2. 生しいたけは軸を除く。笠の裏側にかたくり粉をふり、①をこんもりのせる。
3. 肉側を上にして皿に並べ、ラップをかけて約2分レンジ加熱する。
4. オクラはゆでて3つに切る。
5. ③④を盛り合わせ、しょうがじょうゆをかける。

B ゆでじゃが芋の練りみそかけ

1. じゃが芋は5mm厚さの輪切りにし、やわらかくゆでる。
2. 小なべでaを混ぜ、弱火にかけてぽってりするまで練る。
3. ①に②の練りみそをかけ、青のりをふる。

鶏肉のチーズと野菜巻き

鶏肉は皮を除いたものを、皮つきよりたんぱく質が多くとれます。いっしょに巻いたチーズがとろけてしっとり食べやすい一品。

E 1.7点 たんぱく質 15.9g

E 鶏肉のチーズと野菜巻き（金・昼）

1. 鶏肉は厚みを左右に切り開いて観音開きにし、塩とこしょうをふる。
2. 野菜は肉の幅に合わせた長さに切り、にんじんは細切りにする。それぞれかたくゆでる。
3. 肉にチーズと②をのせて巻き、ラップで包んで約2分レンジ加熱。
4. 肉汁にaを混ぜてかける。

シーフードグラタン（金・夕）

魚介はかならずしも3種そろわなくてもかまいませんが、カキは傷を治す亜鉛が多く含まれ、おすすめです。焼いているときの立ちこめる香りや焦げ風味が食欲を喚起。

F 4.1点 たんぱく質 17.3g

1. 魚介を皿に並べ、酒と塩をふってラップをかけ約1分レンジ加熱。
2. じゃが芋はやわらかくゆでて一口大に、ベーコンも一口大に切る。
3. バターで玉ねぎ、小麦粉の順にいため、牛乳を加えてとろりとなるまで煮つめ、調味する。
4. グラタン皿に①②、マッシュルームを入れ、③の白ソースをかける。バターをちぎりのせ、オーブントースターで焼く。

前期 ごはん・5回食

Saturday 土

パンケーキの小麦粉は市販のホットケーキミックスでも。リヨン風ソテーは薄切りの芋と玉ねぎをあめ色にいためて肉とソテーに。

1日合計 熱量 22.9点 ♠4.9 ♣3.3 ♥2.0 ♦12.7 たんぱく質 74.4g 塩分 7.6g

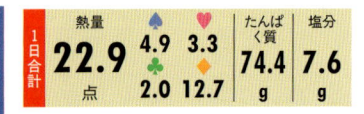

間食 3.3点 たんぱく質 12.3g 塩分 0.2g
- ヨーグルト（加糖） 100g 0.8 ♠
- 経腸栄養 200ml 2.5 ♦

夕 6.2点 たんぱく質 18.5g 塩分 2.8g
牛肉のリヨン風ソテー
- 牛もも薄切り肉 55g 1.4 ♥
- 塩 0.4g
- じゃが芋 55g 0.5 ♣
- 玉ねぎ 20g 0.1 ♣
- 油 4g 0.5 ♦
- 塩 0.7g
- こしょう 少量
- 冷やしトマト（皮を除く） 60g 0.1 ♣

E にんじんのポタージュ
- にんじん 60g 0.3 ♣
- スープ[水150g＋顆粒コンソメ1g]
- 生クリーム（高脂肪） 15g 0.8 ♠
- 塩 0.4g
- パセリのみじん切り 少量 ＋ ♣
- フランスパン 60g 2.1 ♦
- バター 4g 0.4 ♣

間食 2.8点 たんぱく質 5.6g 塩分 0.1g
パンケーキ
- 小麦粉 21g 1.0 ♦
- 卵 10g 0.2 ♠
- 牛乳 30g 0.2 ♠
- バター 2g 0.2 ♣
- ジャム 10g 0.3 ♦
- クリームチーズ 20g 0.9 ♠

昼 5.4点 たんぱく質 18.9g 塩分 2.4g
ブリのなべ照り焼き
- ブリ 60g 1.9 ♥
- 塩 0.5g
- 小麦粉 2g 0.1 ♦
- 油 2g 0.3 ♦
- しょうゆ 3g ＋
- みりん 3g 0.1 ♦
- サラダ菜 10g ＋ ♣

大根ときゅうりの梅酢あえ
- 大根 30g 0.1 ♣
- きゅうり 25g ＋ ♣
- 梅酢 5g ＋

具だくさんのみそ汁
- かぼちゃ 30g 0.4 ♣
- にんじん 20g 0.1 ♣
- ねぎ 10g ＋ ♣
- さやいんげん 10g ＋ ♣
- だし 150g
- みそ 10g 0.3 ♦
- ごはん 105g 2.1

朝 5.2点 たんぱく質 19.1g 塩分 2.1g
D 野菜のオムレツ
- 卵 50g 0.9 ♠
- 塩 0.5g
- 玉ねぎ 20g 0.1 ♣
- にんじん 5g ＋ ♣
- さやえんどう 5g ＋ ♣
- しめじ 5g ＋ ♣
- 油 4g 0.5 ♦

ブロッコリーの二杯酢かけ
- ブロッコリー 50g 0.2 ♣
- かぶ 15g 0.1 ♣
- 酢 5g ＋
- しょうゆ 3g ＋ ♦
- だし 2.5g
- 牛乳 130g 1.1 ♠

トースト
- 食パン 60g 2.0 ♦
- ジャム 10g 0.3 ♦

毎日欠かせないヨーグルトはたんぱく質、カルシウム源のほか、乳酸菌の役割が大。腸内の有用菌を増やして腸の調子を整えてくれるからです。

Sunday 日

1日合計 熱量 22.4点 ♣4.2 ♥3.1 ♦1.8 ♠13.3 たんぱく質 88.2g 塩分 8.9g

夕 5.8点 たんぱく質 24.9g 塩分 2.1g
魚のポッシェ 白ソースかけ
- 生ザケ 60g 1.0 ♥
- 塩 0.6g
- 玉ねぎ・にんじん・セロリ 各5g ＋ ♣
- 酒・酢 各5g 0.1 ♦
- 水 45g
- 白ソース
  - 小麦粉 3g 0.1 ♦
  - バター 3g 0.3 ♣
  - 牛乳 100g 0.8 ♠
  - 塩 0.5g

ゆでなすのサラダ
- なす 60g 0.2 ♣
- さやいんげん 10g ＋ ♣
- サラダ油 4g 0.5 ♦
- レモン汁 1g ＋ ♣
- ロールパン 60g 2.4 ♦
- メロン 80g 0.4 ♣

昼 6.2点 たんぱく質 29.5g 塩分 3.1g
A なべ焼きうどん
- ゆでうどん 180g 2.4 ♦
- ゆで卵 55g 1.0 ♠
- 鶏もも肉（皮なし） 55g 0.8 ♥
- ほうれん草 30g 0.1 ♣
- ねぎ 10g ＋ ♣
- a だし 250g 0.1
- しょうゆ 12g 0.1 ♦
- みりん 12g 0.3 ♦

B カリフラワーのサラダ
- カリフラワー 30g 0.1 ♣
- トマト 15g 0.1 ♣
- きゅうり 15g ＋ ♣
- マヨネーズ 5g 0.4 ◆
- C ヨーグルト（加糖） 100g 0.8 ♠

間食 4.4点 たんぱく質 14.1g 塩分 0.8g
チーズビスケット
- ビスケット（ハード） 22g 1.1 ♦
- プロセスチーズ 20g 0.8 ♠
- 経腸栄養 200ml 2.5 ♦

朝 4.7点 たんぱく質 16.4g 塩分 2.8g
納豆とオクラのおろしあえ
- 納豆 40g 1.0 ♥
- オクラ 10g ＋ ♣
- おろし大根 30g 0.1 ♣
- しょうゆ 5g ＋ ♦

かぶのとりそぼろ煮
- かぶ（葉10gとも） 40g 0.1 ♣
- にんじん 20g 0.1 ♣
- 鶏ひき肉 15g 0.3 ♥
- だし 70g
- みりん 4g 0.1 ♦
- しょうゆ 4g 0.1 ♦

じゃが芋のみそ汁
- じゃが芋 50g 0.5 ♣
- 玉ねぎ 10g 0.1 ♣
- だし 150g
- みそ 10g 0.2 ♦
- ごはん 105g 2.1

間食 1.3点 たんぱく質 3.3g 塩分 0.1g
ブランマンジェ
- 牛乳 100g 0.8 ♠
- 砂糖 5g 0.3 ♦
- コーンスターチ 5g 0.2 ♦
- バニラエッセンス 少量

なべ焼きうどんの献立

日 昼

1人用なべで作ると自分量が明確なのが利点。鶏肉はかたくならないようさっと煮ます。卵は生卵を落として半熟煮でも。

A なべ焼きうどん
① うどんは熱湯をまわしかけ、水けをよくきる。
② ゆで卵は2つに切る。
③ 鶏肉は薄くそぎ切り。ほうれん草はゆでて2cm長さに切る。ねぎは斜め薄切りにする。
④ 1人用なべにaを入れて煮立て、鶏肉を煮て取り出す。うどんを入れほぐし、ほうれん草とねぎを入れてひと煮し、鶏肉とゆで卵を彩りよくのせる。

B カリフラワーのサラダ
① カリフラワーは一口大に切り、やわらかくゆでる。
② きゅうりは皮をしま目にむいて5mm厚さの輪切りにし、さっとゆでる。
③ トマトは皮をむいて一口大切る。
④ ①〜③をマヨネーズであえる。

B 0.6点 たんぱく質 1.3g

C 0.8点 たんぱく質 4.3g

A 4.8点 たんぱく質 23.9g

日・昼食 6.2点 たんぱく質 29.5g

野菜のオムレツ

土 朝

具の量は卵の6〜7割まで。卵に具を混ぜて焼く以外に、具を芯にしたオムレツもお試しを。同じ材料でも味わいに変化が出ます。

① 玉ねぎは薄切り、にんじんとさやえんどうはせん切り、しめじは石づきを除いて小房にほぐす。
② ½量の油で①を軽くいため、さます。
③ 卵をときほぐして調味し、②を混ぜる。残りの油を熱したフライパンに流し入れ、オムレツに焼く。

D 1.5点 たんぱく質 6.7g

にんじんのポタージュ

土 夕

にんじんは、粘膜をじょうぶにしたり抵抗力をつけるカロチンの宝庫。にんじんの持つ甘みとたっぷりの生クリームでリッチな味を堪能できます。

① にんじんは薄切りにし、スープでやわらかく煮る。
② ①を裏ごしするかミキサーにかけてなべに戻し、生クリームと塩を加えて煮立つ直前で火を止める。
③ 器に盛り、パセリをふる。

E 1.1点 たんぱく質 0.7g

前期 ごはん・5回食

各食事ごとの栄養バランスを保ち、エネルギー、たんぱく質を
しっかりとることが原則。さっぱり味に偏ると低たんぱくになりがちなので注意を。

Monday 月

| 1日合計 | 熱量 22.6点 | ♠5.1 ♣2.2 | ♥3.0 ♦12.3 | たんぱく質 81.9g | 塩分 7.5g |

朝 6.4点 / たんぱく質 21.6g / 塩分 3.0g

A ピザ風ツナポテト
- じゃが芋 ──── 50g　0.5 ♣
- ツナ缶(油漬け)──── 25g　0.8 ♥
- トマトの水煮(缶詰)──── 40g　0.1 ♣
- 玉ねぎの薄切り ──── 40g　0.2 ♣
- バター ──── 2g　0.2 ♦
- ピザ用チーズ ──── 20g　1.0 ♠
- 塩 ──── 0.5g
- パセリのみじん切り ─── 0.5g　+ ♣

B もやしのサラダ
- もやし(ひげ根を除く) ── 40g　0.1 ♣
- にんじん(せん切り)── 10g　0.1 ♣
- a ┌ しょうゆ ──── 4g　+ ♦
　　└ サラダ油 ──── 2g　0.2 ♣
- **C** 牛乳 ──── 130g　1.1 ♠
- **D** フランスパン ──── 60g　2.1 ♦

間食 2.5点 / たんぱく質 7.5g / 塩分 0.4g

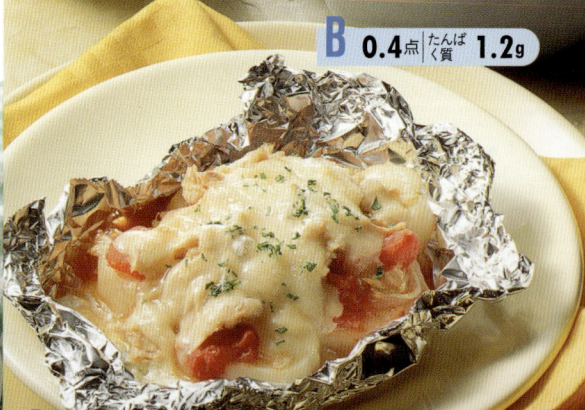

- あんパン ──── 40g　1.4 ♦
- 牛乳 ──── 130g　1.1 ♠

昼 5.1点 / たんぱく質 24.9g / 塩分 3.1g

A 小田巻き蒸し
- ┌ ゆでうどん ──── 160g　2.1 ♦
- └ しょうゆ ──── 3g　0.1 ♦
- ┌ 卵 ──── 25g　0.5 ♠
- │ だし ──── 100g
- a │ 塩 ──── 1g
- └ しょうゆ ──── 2g　+ ♦
- 鶏もも肉(皮なし)── 55g　0.8 ♣
- 生しいたけ(小½枚)── 5g　+ ♣
- 三つ葉 ──── 10g　+ ♣

B 小松菜のお浸し
- 小松菜 ──── 50g　0.1 ♣
- ┌ しょうゆ・みりん ── 各3g　0.1 ♦
- └ だし ──── 7.5g
- 削りガツオ ──── 1g　+ ♥

C 桃のヨーグルトかけ
- 桃(缶詰) ──── 50g　0.5 ♣
- ヨーグルト(加糖) ── 110g　0.9 ♠

間食 3.6点 / たんぱく質 10.5g / 塩分 0.2g

A ミニおむすび
- ごはん ──── 50g　1.0 ♦
- タラコ ──── 5g　0.1 ♥
- **B** 経腸栄養 ──── 200ml　2.5 ♦

夕 5.0点 / たんぱく質 17.4g / 塩分 0.8g

A サワラの西京焼き
- サワラ(1切れ)──── 60g　1.3 ♥
- a ┌ 白みそ ──── 6g　0.2 ♦
　　└ みりん ──── 6g　0.2 ♦
- グリーンアスパラガス 20g　+ ♣

B かぼちゃのマッシュ
- かぼちゃ(皮を除く)── 40g　0.5 ♣
- バター ──── 1g　0.1 ♦
- 生クリーム(高脂肪)── 10g　0.5 ♠

C 白菜の柚香あえ
- 白菜 ──── 60g　0.1 ♣
- ┌ ゆず汁 ──── 3g　+ ♣
- a │ しょうゆ ──── 2g　+ ♦
- └ だし ──── 10g

D ごはん ──── 105g　2.1 ♦

A ピザ風ツナポテト
① じゃが芋は3mm厚さの輪切りにしてやわらかくゆでる。
② 玉ねぎはバターでいためる。
③ アルミ箔に①を並べて塩をふり、上にツナ、つぶしたトマト、②を並べてチーズをふる。オーブントースターで焼き、パセリをふる。

B もやしのサラダ
野菜はゆで、aであえる。

朝 Aのじゃが芋は前夕にゆでておくと楽。少量使うトマト缶がめんどうならケチャップで。

間食 あんはこしあん、粒あんいずれでも(繊維が少ないのはこしあん)。

朝食 6.4点 たんぱく質 21.6g
- D 2.1点 たんぱく質 5.6g
- C 1.1点 たんぱく質 4.3g
- B 0.4点 たんぱく質 1.2g
- A 2.8点 たんぱく質 10.5g

間食 2.5点 たんぱく質 7.5g

間食
3.6点　たんぱく質 10.5g

B　0.2点　たんぱく質 1.8g
C　1.4点　たんぱく質 4.6g
A　3.5点　たんぱく質 18.5g

昼食
5.1点　たんぱく質 24.9g

食生活ここに注意！
「かまずに飲み込む」危険

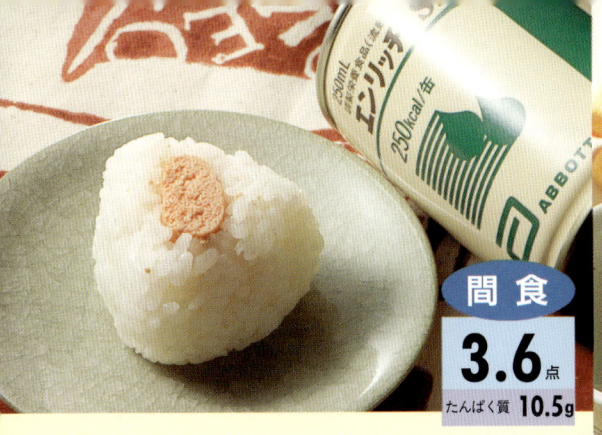

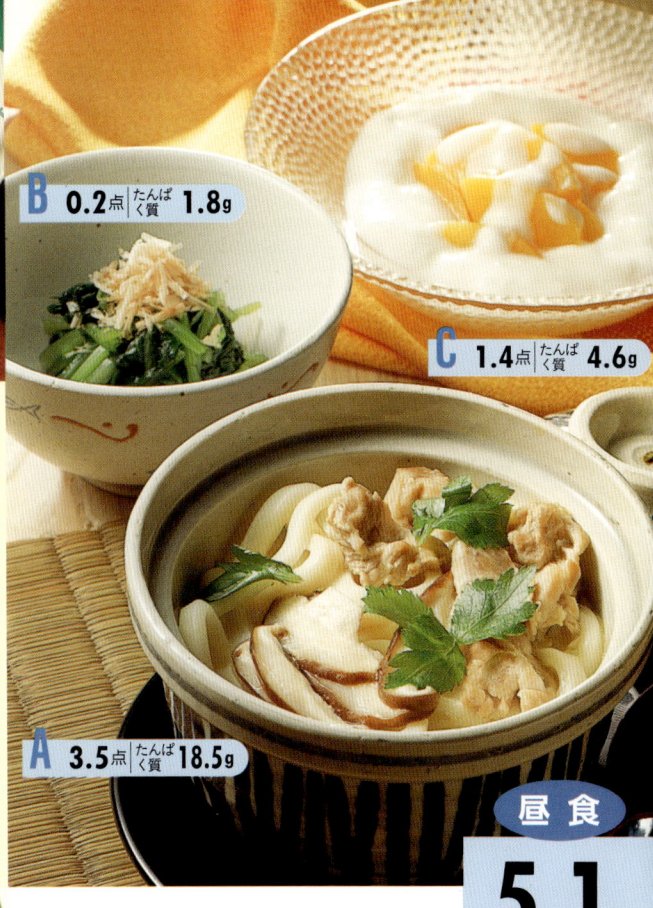

うどんやそばなどのめん類は消化のよい食品です。それなのに控えたほうがよいのは、つるつるとのど越しよく食べてしまいがちで、よくかんで食べることが難しいからです。うどんなら小田巻き蒸しにするなど、「よくかんで食べる」ことがしやすい形に料理すればだいじょうぶ。

D　2.1点　たんぱく質 2.5g
C　0.1点　たんぱく質 0.7g
B　1.1点　たんぱく質 1.0g
A　1.7点　たんぱく質 13.2g

夕食
5.0点　たんぱく質 17.4g

昼
A はうどん入り茶わん蒸し。一般的に加えるかまぼこは消化吸収が悪いので使いません。

A 小田巻き蒸し
① うどんは食べよい長さに切り、湯通ししたのちしょうゆをかける。
② 鶏肉としいたけは薄いそぎ切り。
③ a を混ぜて小どんぶりに入れ、① を入れてほぐし、② をのせる。蒸し器に入れ、強火で2～3分、弱火にして10～12分蒸し、三つ葉を散らして火を止める。

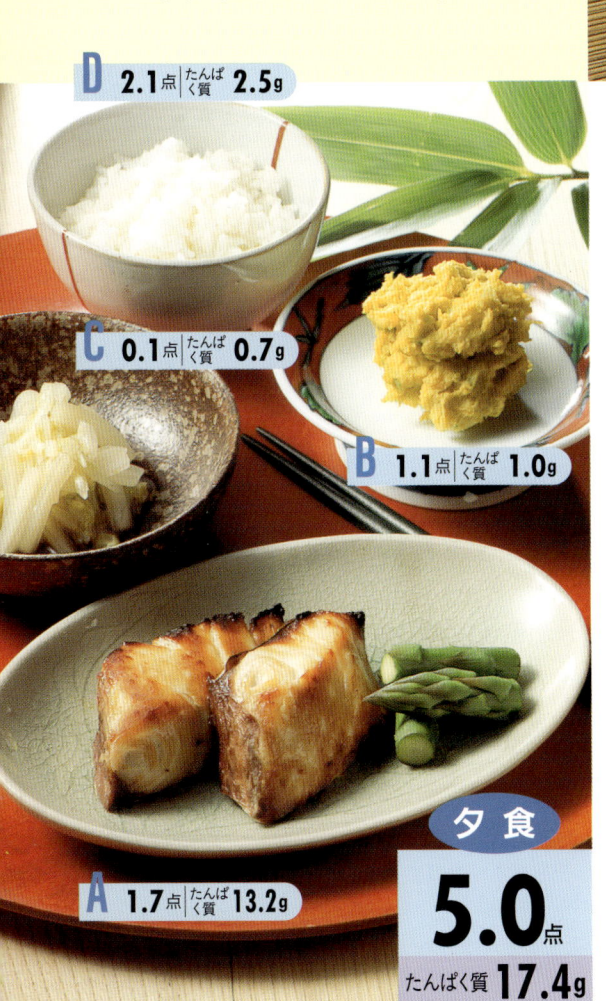

間食
おむすびはタラコの塩分で。タラコは焼いて使います。好みでのりで包んでもよいでしょう。

夕
西京焼きは白身魚のほか鶏肉でも。みそ漬けで数日保存可能なので数回分まとめ漬けを。

A サワラの西京焼き
① 魚は2つに切り、混ぜた a を塗る。あれば脱水シートではさみ、半日おく。アスパラは2cmに切る。
② 魚のみそをぬぐい、魚焼き網で焼く。アスパラもいっしょに焼く。

B かぼちゃのマッシュ
かぼちゃはラップで包み、約1分レンジ加熱。すぐにつぶしてバター、生クリームを加え混ぜる。

C 白菜の柚香あえ
白菜はゆでて刻み、a であえる。

前期 ごはん・5回食

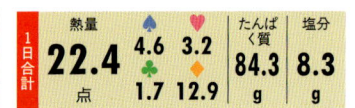

Tuesday 火

| 1日合計 | 熱量 22.4点 | ♠4.6 ♣1.7 | ♥3.2 ♦12.9 | たんぱく質 84.3g | 塩分 8.3g |

めん類はのど越しのよさにつられずによくかんで。煮汁は材料のエキスを含んでいるが、全部飲むと他のおかずが入りにくくなるので残したほうがベター。

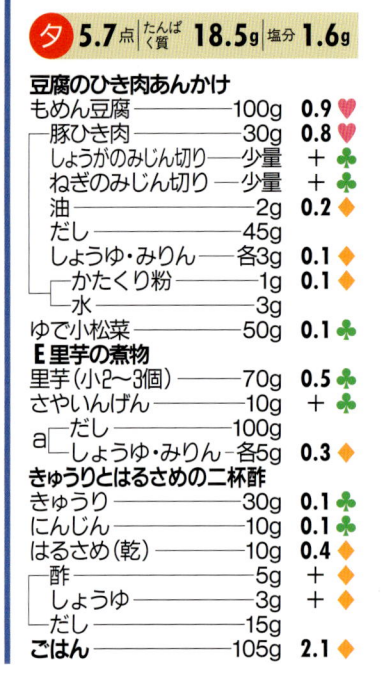

夕 5.7点 たんぱく質 18.5g 塩分 1.6g

豆腐のひき肉あんかけ
- もめん豆腐 ─ 100g　0.9 ♥
- 豚ひき肉 ─ 30g　0.8 ♥
- しょうがのみじん切り ─ 少量　+ ♣
- ねぎのみじん切り ─ 少量　+ ♣
- 油 ─ 2g　0.2 ♦
- だし ─ 45g
- しょうゆ・みりん ─ 各3g　0.1 ♦
- かたくり粉 ─ 1g　0.1 ♦
- 水 ─ 3g
- ゆで小松菜 ─ 50g　0.1 ♣

E 里芋の煮物
- 里芋(小2〜3個) ─ 70g　0.5 ♣
- さやいんげん ─ 10g　+ ♣
- a ┌ だし ─ 100g
　 └ しょうゆ・みりん ─ 各5g　0.3 ♦

きゅうりとはるさめの二杯酢
- きゅうり ─ 30g　0.1 ♣
- にんじん ─ 10g　+ ♣
- はるさめ(乾) ─ 10g　0.4 ♦
- 酢 ─ 5g　+
- しょうゆ ─ 3g　+
- だし ─ 15g

ごはん ─ 105g　2.1 ♦

昼 5.2点 たんぱく質 28.4g 塩分 3.8g

みそ煮込みうどん
- ゆでうどん ─ 160g　2.1 ♦
- ゆで卵(½個) ─ 25g　0.5 ♠
- 鶏もも肉(皮なし) ─ 70g　1.0 ♥
- 小松菜 ─ 20g　+ ♣
- ねぎ ─ 20g　0.1 ♣
- 生しいたけ ─ 10g　+ ♣
- だし ─ 300g　0.1
- みそ ─ 10g　0.2 ♦
- しょうゆ ─ 6g　0.1 ♦

大根の甘酢漬け
- 大根 ─ 50g　0.1 ♣
- にんじん ─ 10g　0.1 ♣
- 酢 ─ 5g　+
- 砂糖 ─ 1.5g　0.1 ♦
- 塩 ─ 0.5g
- だし ─ 5g

ヨーグルト(加糖) ─ 100g　0.8 ♠

間食 3.8点 たんぱく質 10.2g 塩分 0.1g

- ビスケット(ハード) ─ 15g　0.8 ♦
- メロン ─ 100g　0.5 ♣
- 経腸栄養 ─ 200ml　2.5 ♦

朝 5.6点 たんぱく質 21.9g 塩分 2.7g

チーズサンドイッチ
- 食パン(耳なし) ─ 60g　2.0 ♦
- バター ─ 4g　0.4 ♦
- スライスチーズ ─ 24g　1.0 ♠
- サラダ菜 ─ 10g　+ ♣

青梗菜とサケ缶のミルク煮
- 青梗菜 ─ 70g　0.1 ♣
- サケ缶(水煮) ─ 25g　0.5 ♥
- 油 ─ 2g　0.2 ♦
- 牛乳 ─ 140g　1.2 ♠
- 酒 ─ 5g　0.1 ♦
- 塩 ─ 0.6g
- かたくり粉 ─ 2g　0.1 ♦
- 水 ─ 6g

間食 2.1点 たんぱく質 5.3g 塩分 0.1g

- 練りようかん ─ 27g　1.0 ♦
- 牛乳 ─ 130g　1.1 ♠

Wednesday 水

| 1日合計 | 熱量 24.1点 | ♠3.8 ♣2.3 | ♥3.8 ♦14.2 | たんぱく質 100.9g | 塩分 7.9g |

昼のピカタは肉に塩をふって小麦粉をまぶし、粉チーズを混ぜた卵をつけてフライパン焼きに。昼が量的に多いようならパンを1点にしても可。

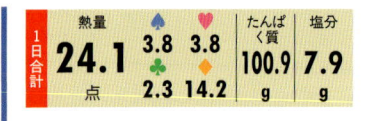

夕 5.1点 たんぱく質 24.4g 塩分 2.1g

F 生ザケのとろろこんぶ焼き
- 生ザケ(大1切れ) ─ 75g　1.3 ♥
- しょうゆ ─ 3g　+ ♦
- 酒 ─ 2.5g　+ ♦
- とろろこんぶ ─ 3g　0.1 ♣

かぼちゃの含め煮
- かぼちゃ ─ 50g　0.6 ♣
- にんじん ─ 10g　+ ♣
- さやいんげん ─ 10g　+ ♣
- だし ─ 100g
- 砂糖 ─ 2g　0.1 ♦
- しょうゆ ─ 6g　0.1 ♦

ほうれん草のピーナッツあえ
- ほうれん草 ─ 50g　0.1 ♣
- ピーナッツバター ─ 5g　0.4 ♦
- しょうゆ ─ 2g　+
- 砂糖 ─ 1g　0.1 ♦
- だし ─ 7.5g

ごはん ─ 115g　2.3 ♦

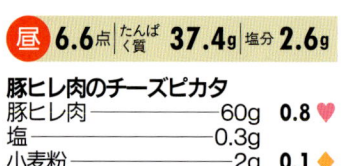

昼 6.6点 たんぱく質 37.4g 塩分 2.6g

豚ヒレ肉のチーズピカタ
- 豚ヒレ肉 ─ 60g　0.8 ♥
- 塩 ─ 0.3g
- 小麦粉 ─ 2g　0.1 ♦
- 卵 ─ 25g　0.5 ♠
- 粉チーズ ─ 3g　0.2 ♠
- バター ─ 4g　0.4 ♦
- ゆでブロッコリー ─ 50g　0.2 ♣

ヨーグルトサラダ
- りんご ─ 20g　0.1 ♣
- きゅうり ─ 20g　+
- セロリ ─ 10g　+
- ヨーグルト(加糖) ─ 100g　0.8 ♠

チーズ入り卵スープ
- 卵 ─ 25g　0.5 ♠
- ナチュラルチーズ ─ 10g　0.5 ♠
- 生パン粉 ─ 10g　0.4 ♦
- 水150g+顆粒コンソメ1g
- パセリのみじん切り ─ 少量　+ ♣

フランスパン ─ 60g　2.1 ♦

間食 3.4点 たんぱく質 11.0g 塩分 0.1g

- カスタードプリン ─ 55g　0.9 ♦
- 経腸栄養 ─ 200ml　2.5 ♦

朝 5.4点 たんぱく質 19.9g 塩分 2.7g

A 豚肉と豆腐の和風いため
- 豚もも薄切り肉 ─ 50g　1.2 ♥
- もめん豆腐 ─ 50g　0.5 ♥
- 生しいたけ ─ 10g　+ ♣
- 油 ─ 2g　0.2 ♦
- しょうゆ ─ 4g　+ ♦
- みりん ─ 4g　0.1 ♦

B かぶの甘酢あえ
- かぶ ─ 50g　0.2 ♣
- にんじん ─ 5g　+ ♣
- 塩 ─ 0.6g
- a ┌ 酢 ─ 10g　+
　 ├ 砂糖 ─ 2g　0.1 ♦
　 └ だし ─ 15g

C じゃが芋のみそ汁
- じゃが芋 ─ 50g　0.5 ♣
- ねぎ ─ 10g　+ ♣
- だし ─ 150g
- みそ ─ 10g　0.3 ♦

D ごはん ─ 115g　2.3 ♦

間食 3.6点 たんぱく質 8.2g 塩分 0.4g

- ケーキドーナツ ─ 38g　1.8 ♦
- バナナ ─ 50g　0.5 ♣
- 牛乳 ─ 150g　1.3 ♠

豚肉と豆腐の和風いための献立

水・朝

Aはごはんに合うしょうゆの味つけ。みそ汁はみそを加えたらグラグラ煮ないこと。発酵食品であるみその成分と香りを大切に。ごはんとみそ汁でおじやにする手も。

A 豚肉と豆腐の和風いため
① 豚肉は一口大に、豆腐は水けをきって一口大に切る。しいたけは軸を除いて2つに切る。
② 油を熱して豚肉をいためる。色が変わったら豆腐、しいたけを加えていため焼き、しょうゆとみりんで調味する。

B かぶの甘酢あえ
① かぶとにんじんは薄い輪切りか半月切りにし、塩をまぶす。
② しんなりしたら水けを絞り、aの甘酢であえる。

C じゃが芋のみそ汁
① じゃが芋はさいの目か拍子木に切って水にさらす。
② ねぎは小口切りにする。
③ だしで①をやわらかく煮てみそをとき入れ、ねぎを散らす。

水・朝食
5.4点
たんぱく質 19.9g

- C 0.8点 たんぱく質 2.5g
- D 2.3点 たんぱく質 2.8g
- B 0.3点 たんぱく質 0.4g
- A 2.0点 たんぱく質 14.2g

里芋の煮物

火・夕

里芋を下ゆでしない田舎風のじか煮。煮汁が均一に行きわたるよう紙ぶたをして煮ます。青みの野菜は他の緑黄色野菜でも。

① 里芋は角をつけて皮をむき、大きければ2つに切る。
② さやいんげんはすじを除いて色よくゆで、食べよく切る。
③ aを煮立てて里芋を入れ、紙ぶたをして弱火で約20分、煮汁がほぼなくなるまで煮る。さやいんげんを加えてひと煮する。

E 0.8点 たんぱく質 1.9g

生ザケのとろろこんぶ焼き

水・夕

海藻は繊維が多いのでたっぷり使うのはまだ無理ですが、少量ならだいじょうぶ。目先が変わり、磯の香りを楽しめる一品。

① サケはさっと洗って水けをふき、しょうゆと酒をふって少しおく。
② 魚の汁けをふき、熱した魚焼き網で両面焼いて火を通す。
③ 魚を器に盛り、とろろこんぶをのせる。

F 1.4点 たんぱく質 17.2g

前期 ごはん・5回食

昼は和食で低エネルギーですが栄養バランスはしっかり。もの足りないようなら朝のヨーグルトか夕のりんごを昼にまわしてもかまいません。

Thursday 木

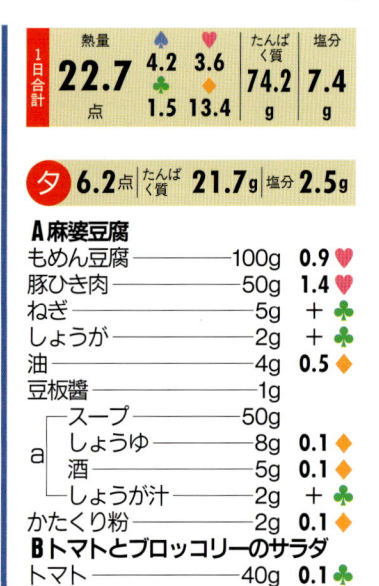

1日合計	熱量 22.7点	♠ 4.2 ♣ 1.5	♥ 3.6 ♦ 13.4	たんぱく質 74.2g	塩分 7.4g

夕 6.2点 たんぱく質 21.7g 塩分 2.5g

A 麻婆豆腐
- もめん豆腐 ——— 100g　0.9 ♥
- 豚ひき肉 ——— 50g　1.4 ♥
- ねぎ ——— 5g　+ ♣
- しょうが ——— 2g　+ ♣
- 油 ——— 4g　0.5 ♦
- 豆板醤 ——— 1g
- a ┌ スープ ——— 50g
- 　├ しょうゆ ——— 8g　0.1 ♦
- 　├ 酒 ——— 5g　0.1 ♦
- 　└ しょうが汁 ——— 2g　+ ♣
- かたくり粉 ——— 2g　0.1 ♦

B トマトとブロッコリーのサラダ
- トマト ——— 40g　+ ♣
- ブロッコリー ——— 30g　0.1 ♣
- a ┌ ごま油 ——— 2g　0.2 ♦
- 　├ 酢 ——— 5g　+
- 　└ しょうゆ ——— 6g　0.1 ♦

C ごはん ——— 105g　2.1 ♦
D りんご ——— 80g　0.5 ♣

昼 4.6点 たんぱく質 17.5g 塩分 2.5g

キンメダイの照り焼き
- キンメダイ ——— 60g　1.2 ♥
- しょうゆ ——— 4g　+ ♦
- みりん ——— 4g　0.1 ♦
- 酒 ——— 4g　0.1 ♦

E ほうれん草ともやしのナムル
- ほうれん草 ——— 50g　0.1 ♣
- もやし ——— 20g　+ ♣
- a ┌ すりごま ——— 2g　0.2 ♣
- 　├ しょうゆ ——— 3g　0.1 ♦
- 　└ ごま油 ——— 3g　0.4 ♦

大根のみそ汁
- 大根 ——— 30g　0.1 ♣
- ねぎ ——— 10g　+ ♣
- だし ——— 150g
- みそ ——— 10g　0.3 ♦
- ごはん ——— 105g　2.1 ♦

間食 3.7点 たんぱく質 10.7g 塩分 0.0g

ミニおむすび
- ごはん ——— 55g　1.1 ♦
- サケフレーク ——— 5g　0.1 ♥
- 経腸栄養 ——— 200ml　2.5 ♦

朝 5.6点 たんぱく質 18.4g 塩分 2.2g

巣ごもり卵
- 卵 ——— 50g　0.9 ♠
- じゃが芋 ——— 55g　0.5 ♣
- にんじん ——— 10g　+ ♣
- ピーマン ——— 5g　+ ♣
- 油 ——— 4g　0.5 ♦
- 酒 ——— 5g　0.1 ♦
- 塩 ——— 0.8g

キャベツと三つ葉のお浸し
- キャベツ ——— 30g　0.1 ♣
- 三つ葉 ——— 20g　+ ♣
- しょうゆ ——— 3g　+ ♦
- だし ——— 15g
- ロールパン ——— 45g　1.8 ♦
- クリームチーズ ——— 20g　0.9 ♠
- ヨーグルト（加糖）——— 100g　0.8 ♠

間食 2.6点 たんぱく質 5.9g 塩分 0.2g

ビスケットの生クリームかけ
- ビスケット（ハード）——— 20g　1.0 ♦
- 生クリーム（高脂肪）——— 10g　0.5 ♥
- 牛乳 ——— 130g　1.1 ♠

しいたけやえのきたけなどのきのこ類は繊維が多いので使用量は少量に。いずれも少量ながらエネルギーがあります。

Friday 金

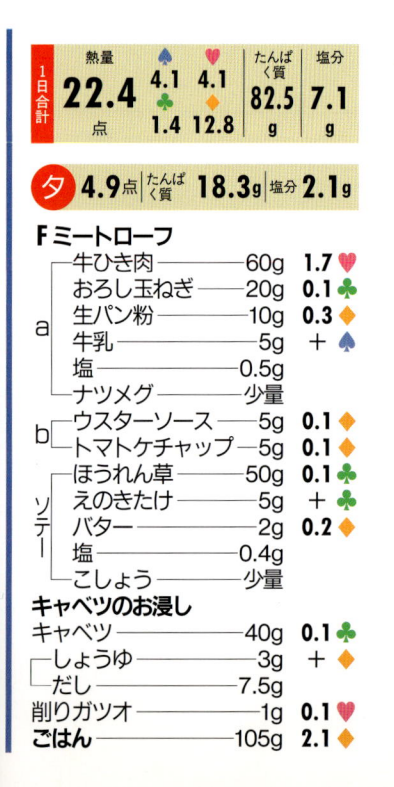

1日合計	熱量 22.4点	♠ 4.1 ♣ 1.4	♥ 4.1 ♦ 12.8	たんぱく質 82.5g	塩分 7.1g

夕 4.9点 たんぱく質 18.3g 塩分 2.1g

F ミートローフ
- 牛ひき肉 ——— 60g　1.7 ♥
- おろし玉ねぎ ——— 20g　0.1 ♣
- a ┌ 生パン粉 ——— 10g　0.3 ♦
- 　├ 牛乳 ——— 5g　+ ♠
- 　├ 塩 ——— 0.5g
- 　└ ナツメグ ——— 少量
- b ┌ ウスターソース ——— 5g　0.1 ♦
- 　└ トマトケチャップ ——— 5g　0.1 ♦
- ソテー ┌ ほうれん草 ——— 50g　0.1 ♣
- 　├ えのきたけ ——— 5g　+ ♣
- 　├ バター ——— 2g　0.2 ♥
- 　├ 塩 ——— 0.4g
- 　└ こしょう ——— 少量

キャベツのお浸し
- キャベツ ——— 40g　0.1 ♣
- しょうゆ ——— 3g　+ ♦
- だし ——— 7.5g
- 削りガツオ ——— 1g　0.1 ♥
- ごはん ——— 105g　2.1 ♦

昼 4.9点 たんぱく質 21.9g 塩分 1.3g

サバの塩焼き
- サバ ——— 70g　1.8 ♥
- 塩 ——— 0.5g
- おろし大根 ——— 50g　0.1 ♣
- レモン汁 ——— 少量　+ ♣

春菊の白あえ
- 春菊（葉先）——— 30g　0.1 ♣
- 生しいたけ ——— 5g　+ ♣
- もめん豆腐 ——— 50g　0.5 ♥
- 練りごま ——— 3g　0.2 ♣
- 砂糖 ——— 2g　0.1 ♦
- 塩 ——— 0.4g
- ごはん ——— 105g　2.1 ♦

間食 5.1点 たんぱく質 13.7g 塩分 0.8g

ジャムサンドイッチ
- 食パン（耳なし）——— 60g　2.0 ♦
- ジャム ——— 20g　0.6 ♦
- 経腸栄養 ——— 200ml　2.5 ♦

朝 6.4点 たんぱく質 23.7g 塩分 2.7g

ポーチドエッグ　トマトソース
- 卵 ——— 55g　1.0 ♠
- トマト（皮を除く）——— 50g　0.1 ♣
- 塩 ——— 0.3g
- サラダ菜 ——— 10g　+ ♣

チーズとポテトのサラダ
- プロセスチーズ ——— 24g　1.0 ♠
- じゃが芋 ——— 50g　0.5 ♣
- にんじん ——— 10g　+ ♣
- マヨネーズ ——— 5g　0.4 ♦
- レモン汁 ——— 3g　+ ♣
- 塩 ——— 0.2g
- 牛乳 ——— 150g　1.3 ♠
- フランスパン ——— 60g　2.1 ♦

間食 1.1点 たんぱく質 4.9g 塩分 0.2g

いちごヨーグルトジュース
- いちご ——— 70g　0.3 ♣
- ヨーグルト（加糖）——— 100g　0.8 ♠

麻婆豆腐の献立

木 夕

麻婆豆腐は動物、植物両方のたんぱく質がとれる料理。豆板醤の辛みも少量なら味にめりはりがついて食欲増進に有効です。

A 麻婆豆腐

1. 豆腐は1cm角くらいに切る。皿に並べ、ラップなしで約30秒加熱し、出た水けを捨てる。
2. ねぎとしょうがはみじん切りに。
3. 油を熱し、②、ひき肉、豆板醤の順にいためる。ひき肉に火が通ったら①、aを加えていため合わせ、かたくり粉を水小さじ1/2でといて加えてとろみをつける。

B トマトとブロッコリーのサラダ

1. トマトは皮をむいて一口大切り。
2. ブロッコリーは小房に分け、色よくゆでる。
3. ①②を器に盛り、aを混ぜた中華風ドレッシングであえる。

D りんご

りんごはくし形に切り、皮と芯を除いて食べやすい大きさに切る。

D 0.5点 たんぱく質 0.2g
B 0.5点 たんぱく質 2.0g
C 2.1点 たんぱく質 2.5g
A 3.1点 たんぱく質 17.0g

木・夕食 **6.2点** たんぱく質 21.7g

ほうれんそうともやしのナムル

木 昼

ほうれん草は葉先だけでなく全部使えます。もやしのひげ根はめんどうでも除き、シャッキリ感が残るようにゆですぎないこと。

1. ほうれん草はゆでて水にとり、水けを絞って3cm長さに切る。
2. もやしはひげ根を除いてさっとゆでる。
3. ①②を合わせ、aを加えてあえる。

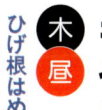

E 0.7点 たんぱく質 2.1g

ミートローフ

金 夕

油なしのフライパンで表面を焼き固めてからレンジ加熱のきたけは消化が悪いので少量に。家族分やまとめ作りするときは500g以上のひき肉でオーブン焼きに。

1. aを合わせて粘りが出るまで混ぜ、かまぼこ形にまとめる。
2. 樹脂加工のフライパンを熱し、①を入れて表面を焼き固める。
3. ②をラップで包み、さらに電子レンジで約2分加熱する。食べやすく切り、bを混ぜてかける。
4. ゆでたほうれん草とえのきたけを3cmに切り、バターでいためて調味し、③に添える。

F 2.6点 たんぱく質 14.3g

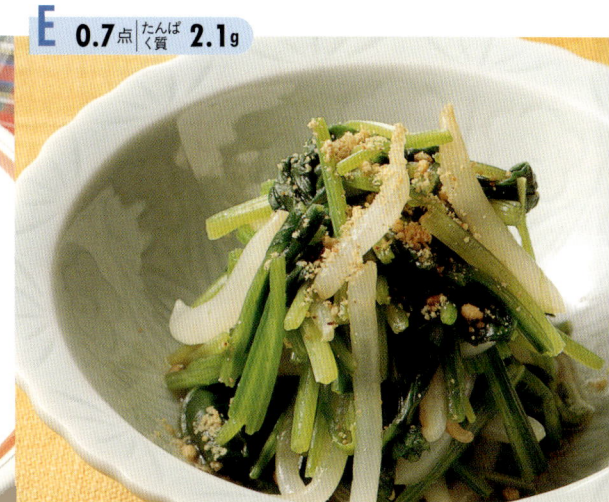

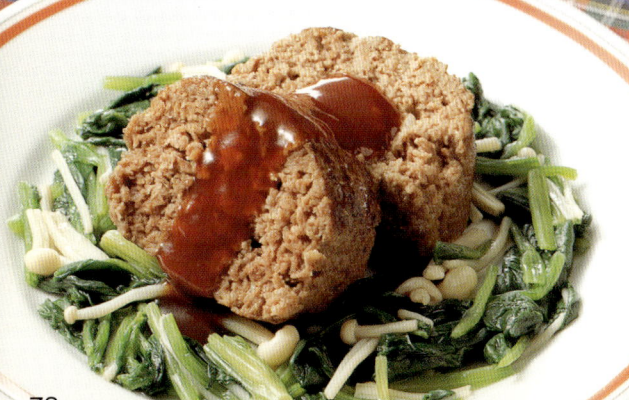

前期 ごはん・5回食

なべ料理を家族いっしょに食べるときは、自分量がわかるよう表記量を別盛りにすることをおすすめします。食パンは耳つきでもよくかめば安心。

Saturday 土

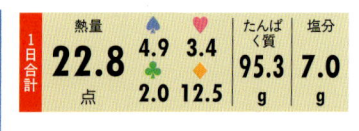

1日合計 熱量 22.8点 ♠4.9 ♥3.4 ♣2.0 ♦12.5 たんぱく質 95.3g 塩分 7.0g

昼 5.0点 たんぱく質 20.9g 塩分 1.2g

A 豚ヒレ肉と豆腐のしょうゆ煮
- 豚ヒレ肉 60g 0.9♥
- もめん豆腐 45g 0.4♥
- ねぎ 20g 0.1♣
- 油 2g 0.2♦
- a ┌しょうが汁 少量 +♣
-   │しょうゆ 4g +♦
-   │酒 4g 0.1♦
-   └砂糖 2g 0.1♦

B なすのいため煮
- なす 40g 0.1♣
- ピーマン 10g +♣
- 油 4g 0.5♦
- だし 15g
- 塩 0.5g

C ごはん 105g 2.1♦
D マンゴー 60g 0.5♣

間食 3.5点 たんぱく質 10.7g 塩分 0.1g
- ミニシュークリーム 32g 1.0♦
- 経腸栄養 200ml 2.5♦

朝 6.8点 たんぱく質 33.8g 塩分 2.9g

小松菜とサケ缶の煮浸し
- 小松菜 50g 0.1♣
- サケ缶（水煮） 50g 1.1♣
- だし 80g
- 酒 5g 0.1♦
- しょうゆ 4g +♦

トマトとチーズのココット
- 卵 50g 0.9♠
- トマト 50g 0.1♣
- プロセスチーズ 24g 1.0♠
- 牛乳 130g 1.1♠

トースト
- 食パン 60g 2.0♦
- バター 4g 0.4♦

間食 3.1点 たんぱく質 5.2g 塩分 0.2g

スイートポテトのカップ焼き
- さつま芋 50g 0.8♣
- バター 3g 0.3♦
- 砂糖 2g 0.1♦
- 生クリーム（高脂肪） 15g 0.8♠
- 牛乳 130g 1.1♠

夕 4.4点 たんぱく質 24.7g 塩分 2.6g

タラちりなべ
- 生ダラ 100g 1.0♥
- 春菊（葉先） 40g 0.1♣
- 白菜 20g +♣
- ねぎ 20g 0.1♣
- 生しいたけ 5g +♣
- はるさめ（乾） 10g 0.4♦
- だし 150g
- ┌しょうゆ 0.1♦
- └ポン酢 2.5g +♦

E 焼き麩とわけぎのぬた
- 焼き麩 3g 0.2♦
- わけぎ 30g 0.1♣
- a ┌しょうゆ 3g +♦
-   └だし 15g
- 酢みそ ┌みそ 6g 0.2♦
-        │砂糖 2g 0.1♦
-        │酢 2g +♦
-        └だし 5g

ごはん 105g 2.1♦

Sunday 日

朝のお浸しはしょうが汁を加えて味と香りに変化を。肉うどんには七味を少しかけても。蒸しパンは数回分作って冷凍保存も可。

1日合計 熱量 23.0点 ♠5.6 ♥3.0 ♣1.6 ♦12.8 たんぱく質 92.3g 塩分 8.7g

昼 6.4点 たんぱく質 23.9g 塩分 4.4g

肉うどん
- ゆでうどん 160g 2.1♦
- 豚もも薄切り肉 50g 1.2♥
- 小松菜 20g +♣
- 生しいたけ 10g +♣
- ねぎ 10g +♣
- だし 300g 0.1
- しょうゆ 18g 0.2♦
- みりん 18g 0.5♦

じゃが芋のごま煮
- じゃが芋 50g 0.5♣
- にんじん 10g 0.1♣
- さやいんげん 10g +♣
- だし 100g
- 練りごま 3g 0.2♦
- 砂糖 3g 0.2♦
- 塩 0.6g

桃のヨーグルトかけ
- 桃（缶詰） 50g 0.5♣
- ヨーグルト（加糖） 100g 0.8♠

間食 3.3点 たんぱく質 9.1g 塩分 0.1g
- クッキー 15g 0.8♦
- 経腸栄養 200ml 2.5♦

朝 4.1点 たんぱく質 15.5g 塩分 1.0g

- 半熟ゆで卵 50g 1.0♠

おろし納豆
- 納豆 30g 0.8♥
- オクラ 10g +♣
- おろし大根 30g 0.1♣
- しょうゆ 3g +♦

小松菜のお浸し しょうが風味
- 小松菜 50g 0.1♣
- ┌しょうゆ 3g +♦
- │しょうが汁 少量 +♣
- └だし 15g

ごはん 105g 2.1♦

間食 2.9点 たんぱく質 8.5g 塩分 0.2g

蒸しパン
- 小麦粉 22g 1.0♦
- 卵 20g 0.4♠
- 砂糖 5g 0.2♦
- サラダ油 2g 0.2♦
- 牛乳 130g 1.1♠

夕 6.3点 たんぱく質 35.3g 塩分 3.0g

タラとほうれん草のグラタン
- 生ダラ 100g 1.0♥
- 塩 0.5g
- ほうれん草 50g 0.1♣
- バター 1g 0.1♦
- 白ソース ┌小麦粉 8g 0.4♦
-         │バター 4g 0.4♦
-         │牛乳 145g 1.2♠
-         └塩 0.5g
- ナチュラルチーズ 20g 1.1♠

F キャベツのレモンじょうゆ
- キャベツ 50g 0.2♣
- ┌しょうゆ 4g +♦
- └レモン汁 3g +♣

ロールパン 45g 1.8♦

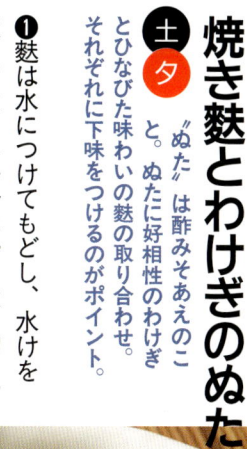

豚ヒレ肉と豆腐のしょうゆ煮の献立

土 昼

ABともいためて煮る調理法ですが、Aはしょうゆ味、Bは塩味と味つけで変化をつけます。なすの皮はむいて使います。

A 豚ヒレ肉と豆腐のしょうゆ煮

① ヒレ肉は3cm長さの棒状に切る。
② 豆腐は水けをきり、肉と同じ棒状に切る。
③ ねぎも3cm長さのぶつ切りに。
④ 油を熱して肉をいため、色が変わったら豆腐、ねぎ、aを加え、汁けがなくなるまで煮る。

B なすのいため煮

① なすは皮をむいて棒状に切り、水に放してアクを除く。
② ピーマンは細切りにする。
③ なすの水けをふき、ピーマンとともに油でいためる。油がなじんだらだしと塩を加え、混ぜながら汁けがなくなるまで煮る。

D 0.5点 たんぱく質 0.4g
C 2.1点 たんぱく質 2.5g
B 0.6点 たんぱく質 0.6g
A 1.8点 たんぱく質 17.4g

土・昼食 5.0点 たんぱく質 20.9g

焼き麩とわけぎのぬた

土 夕

"ぬた"は酢みそあえのこと。ぬたに好相性のわけぎとひなびた味わいの麩の取り合わせ。それぞれに下味をつけるのがポイント。

① 麩は水につけてもどし、水けを絞る。大きい場合は一口大に切る。
② わけぎはゆで、ざるにとってさまし、3cm長さに切る。
③ aの割りじょうゆを①②のそれぞれにかけて下味をつける。
④ 酢以外の酢みその材料を合わせて弱火で練り、火を止めて酢を混ぜる。さめたら③をあえる。

E 0.6点 たんぱく質 2.3g

キャベツのレモンじょうゆ

日 夕

主菜のグラタンに合う柑橘系のさっぱりあえ物。和洋いずれの献立にもマッチします。シラス干しを補ったり白菜で応用も。

① キャベツはやわらかくゆで、ざるにとってさます。ざく切りにし、軽く水けを絞る。
② しょうゆとレモン汁を混ぜ、①をあえる。

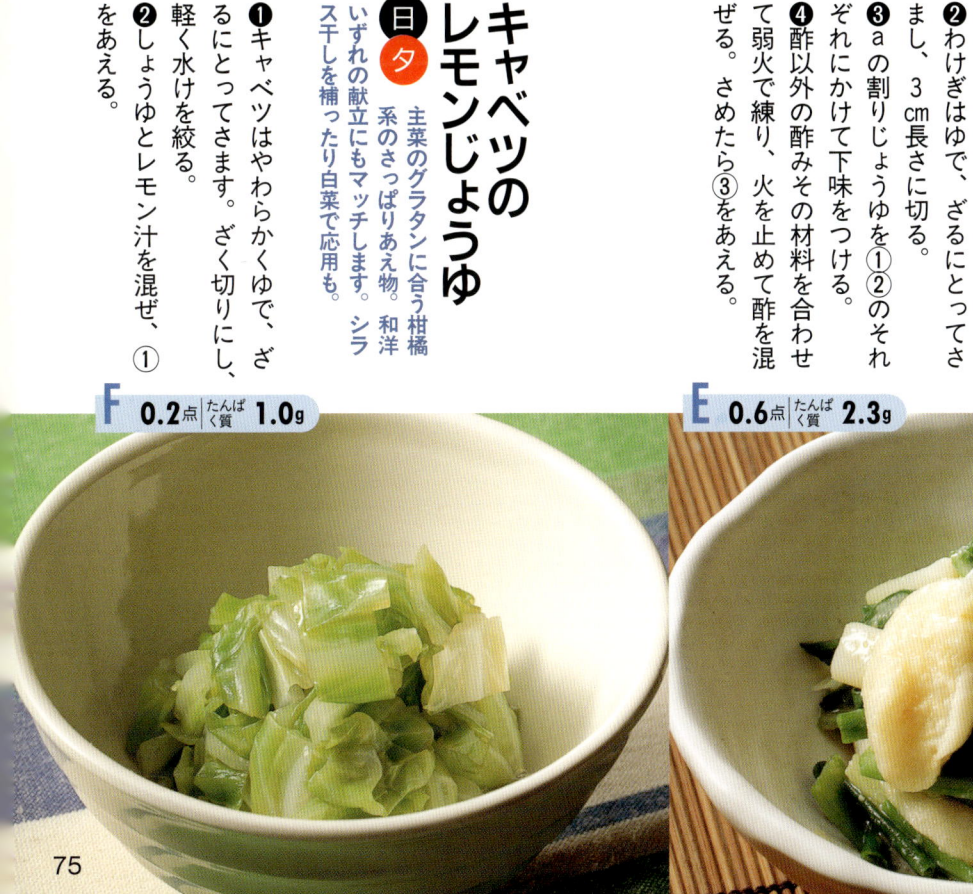

F 0.2点 たんぱく質 1.0g

前期 ごはん・5回食

Monday 月

朝と夕が和食のさっぱり献立で軽めのときは、その分間食でボリュームを。
食欲がないときでも食卓について少しでも食べる……この規則正しさが大切です。

1日合計
熱量 22.7点 ♠5.2 ♥2.6 ♣2.5 ♦12.4　たんぱく質 80.8g　塩分 8.8g

昼 7.5点　たんぱく質 31.1g　塩分 4.1g

A チキンボールのミルク煮
- 鶏ひき肉 ——— 60g　1.3 ♥
- a ごはん ——— 10g　0.2 ♦
  塩 ——— 0.5g
- カリフラワー（小房に分ける）40g　0.1 ♣
- 玉ねぎ（くし形切り）——— 30g　0.1 ♣
- にんじん（乱切り）——— 15g　0.1 ♣
- ブロッコリー（小房に分ける）15g　0.1 ♣
- スープ［水50g+顆粒コンソメ少量］
- 牛乳 ——— 150g　1.3 ♥
- 塩 ——— 1.5g
- b 小麦粉 ——— 3g　0.1 ♦
  バター ——— 3g　0.3 ♦

B りんごのレモン煮
- りんご（皮と芯を除く）80g　0.5 ♣
- レモン汁 ——— 5g　+ ♣
- 砂糖 ——— 3g　0.2 ♦

C パンとチーズ
- ロールパン ——— 60g　2.4 ♦
- プロセスチーズ ——— 20g　0.8 ♠

間食 3.3点　たんぱく質 8.4g　塩分 0.0g

A ふかし芋
- さつま芋 ——— 35g　0.6 ♣
- バター ——— 2g　0.2 ♦

B 経腸栄養 ——— 200ml　2.5

朝 4.2点　たんぱく質 13.7g　塩分 2.6g

A 温泉卵
- 卵 ——— 55g　1.0 ♠
- だし ——— 15g
- しょうゆ ——— 3g　+ ♦

B 里芋と春菊の煮物
- 里芋 ——— 60g　0.4 ♣
- 春菊（葉先）——— 50g　0.2 ♣
- だし ——— 100g
- a しょうゆ ——— 3g　+ ♦
  みりん ——— 3g　0.1 ♦

C なすとしいたけのみそ汁
- なす ——— 30g　0.1 ♣
- 生しいたけ ——— 5g　+ ♣
- だし ——— 150g
- みそ ——— 10g　0.3 ♦

D ごはん ——— 105g　2.1 ♦

間食 3.5点　たんぱく質 8.8g　塩分 0.7g

A 生クリームとジャムのサンドイッチ
- 食パン（耳なし）——— 45g　1.5 ♦
- 生クリーム（高脂肪）——— 15g　0.8 ♠
- 好みのジャム ——— 5g　0.1 ♠

B 牛乳 ——— 130g　1.1 ♥

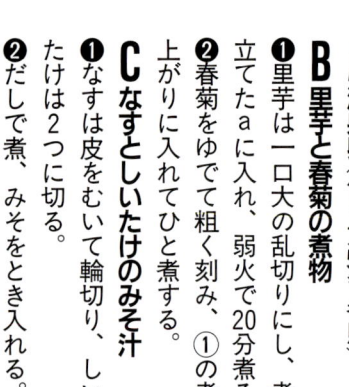

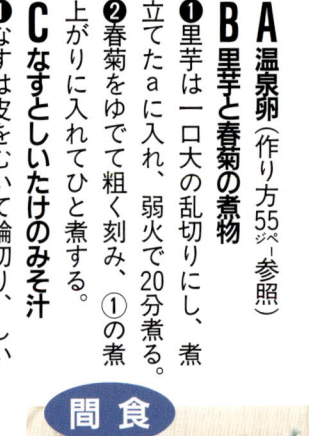

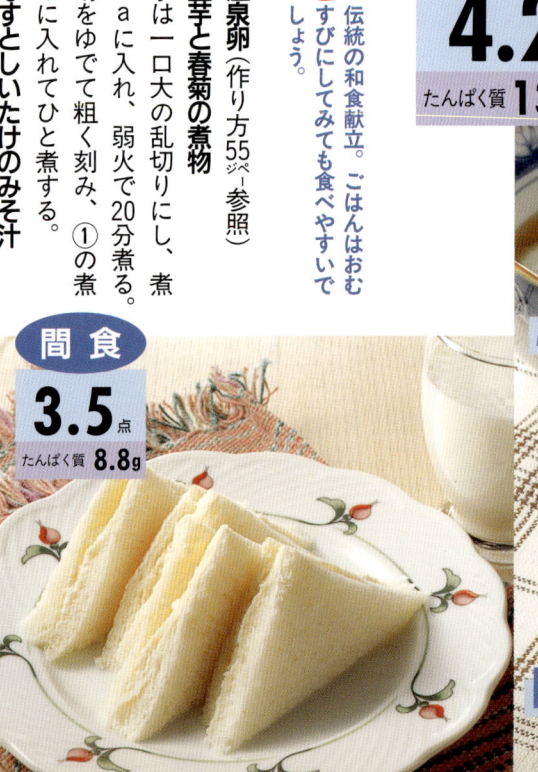

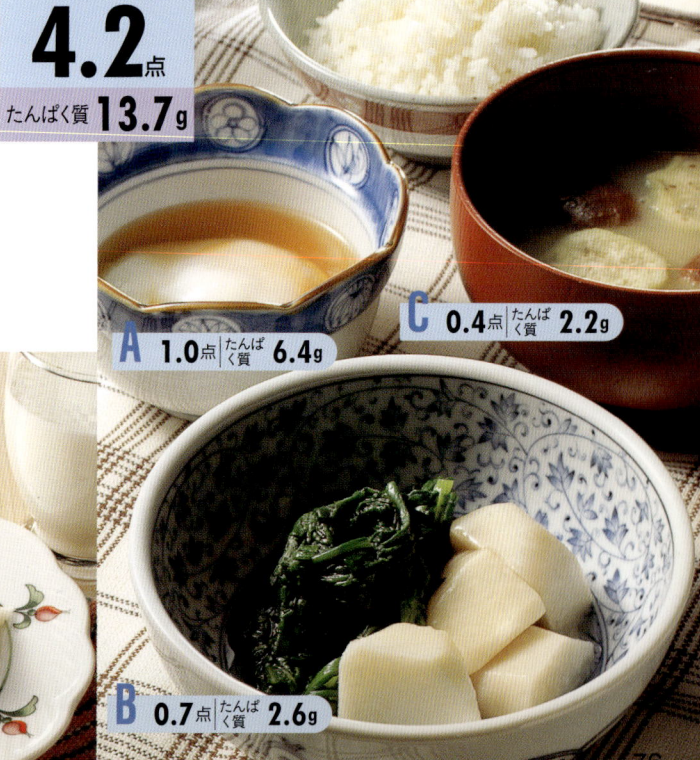

夕 4.2点　たんぱく質 18.8g　塩分 1.4g

A サケの黄身焼き
- 生ザケ（1切れ）——— 60g　1.0 ♥
- 塩 ——— 0.5g
- 酒 ——— 5g　0.1 ♦
- 卵黄 ——— 5g　0.2 ♠
- みりん ——— 2g　0.1 ♦
- サラダ菜 ——— 10g　+ ♣

B 白菜のごまあえ
- 白菜 ——— 60g　0.1 ♣
- a すり白ごま ——— 3g　0.2 ♦
  しょうゆ ——— 3g　+ ♦
  砂糖 ——— 3g　0.2 ♦
  だし ——— 3g

C オクラのおろしあえ
- オクラ ——— 10g　0.1 ♣
- おろし大根 ——— 50g　0.1 ♣
- しょうゆ ——— 3g　+ ♦

D ごはん ——— 105g　2.1 ♦

朝

伝統の和食献立。ごはんはおむすびにしてみても食べやすいでしょう。

A 温泉卵（作り方55ページ参照）

B 里芋と春菊の煮物
① 里芋は一口大の乱切りにし、煮立てただしに入れ、弱火で20分煮る。
② 春菊をゆでて粗く刻み、①の煮上がりに入れてひと煮する。

C なすとしいたけのみそ汁
① なすは皮をむいて輪切り、しいたけは2つに切る。
② だしで煮、みそをとき入れる。

朝食 4.2点　たんぱく質 13.7g

- D 2.1点　たんぱく質 2.5g
- A 1.0点　たんぱく質 6.4g
- B 0.7点　たんぱく質 2.6g
- C 0.4点　たんぱく質 2.2g

間食 3.5点　たんぱく質 8.8g

サンドイッチは、パンの片面ずつにジャム、生クリームを塗り、塗った面を合わせます。

食生活ここに注意！
毎食かならずたんぱく質を確保

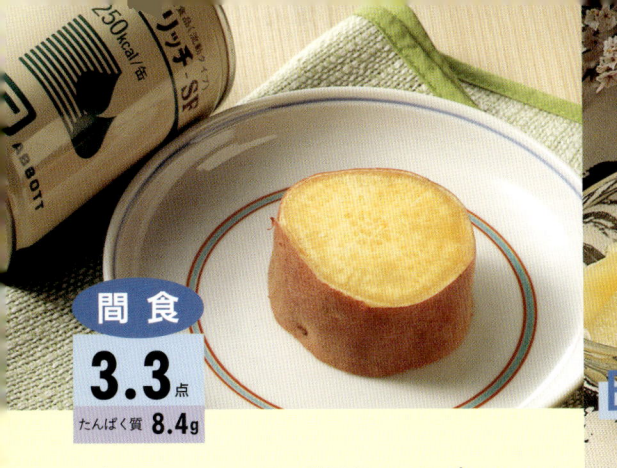

ごはんやパンだけ、お菓子だけというような糖質中心の食事は、必要な栄養素が不足するだけでなく、ダンピング症候群などのトラブルの原因にもなりやすいのです。前期は1日に間食を含めて5回の食事ですが、毎食かならずたんぱく質源になる食品を組み合わせましょう。

間食
3.3点 たんぱく質 8.4g

- A 3.2点 たんぱく質 10.6g
- B 0.7点 たんぱく質 0.2g

昼食
7.5点 たんぱく質 31.1g

- A 3.6点 たんぱく質 20.3g

夕食
4.2点 たんぱく質 18.8g

- D 2.1点 たんぱく質 2.5g
- B 0.5点 たんぱく質 1.3g
- C 0.2点 たんぱく質 0.6g
- A 1.4点 たんぱく質 14.4g

昼
A チキンボールのミルク煮
① aをよく混ぜ、3個に丸める。
② スープを煮立てて①を2〜3分煮、アクを除く。野菜と牛乳を加えてさらに10分煮る。
③ 塩で調味し、混ぜ合わせたbを加えてとろみをつける。

B りんごのレモン煮
りんごは小さい乱切りに。耐熱皿に並べてレモン汁と砂糖をふり、ラップをかけて約1分レンジ加熱。

チキンボールはひき肉のつなぎにごはんを使うのがみそ。Bはレンジで1分の早業。

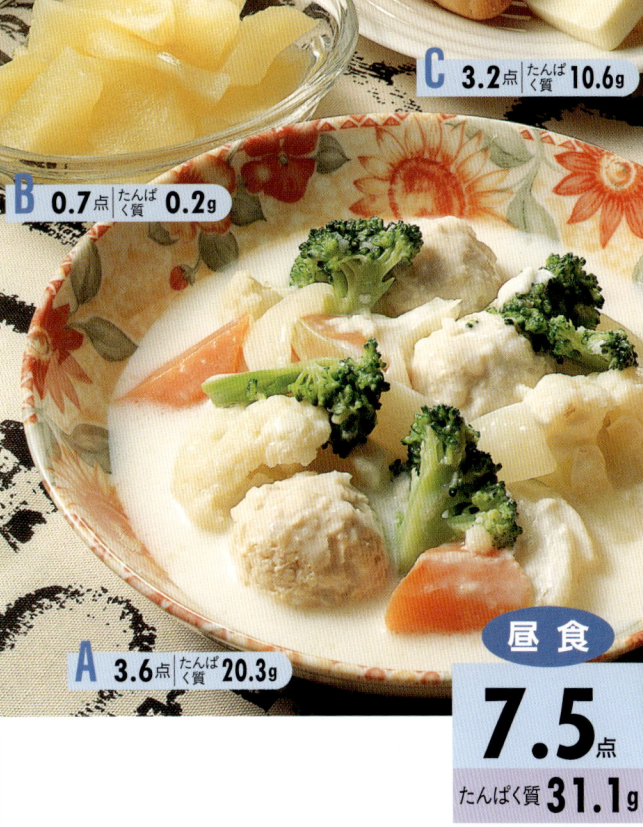

間食
さつま芋はビタミンCが意外に豊富。胸やけしやすいので少量ずつを経腸栄養と交互に。

夕
A サケの黄身焼き
① サケはさっと洗って水けをふき、塩と酒をふって下味をつける。
② 卵黄をみりんでとく。
③ アルミ箔にサケをのせてオーブントースターで焼く。表側に②を塗り、乾いたら火を止める。

C オクラのおろしあえ
① オクラはさっとゆでて小口切り。
② おろし大根とオクラをあえ、食べるときにしょうゆをかける。

おろし大根はでんぷん消化酵素を含むのでごはんと好相性。おろしたてはビタミンCも多い。

前期 ごはん・5回食

バターの配合割合が多いクロワッサンは18gで1点。パン類はトースターで温めて食べるといちだんと美味に。夕のグラタンは生クリームとバターをかけて焼きます。

Tuesday 火

| 1日合計 | 熱量 21.6点 | ♠ 5.0 ♣ 1.7 | ♥ 3.0 ♦ 11.9 | たんぱく質 72.8g | 塩分 6.2g |

夕 4.6点　たんぱく質 15.6g　塩分 1.5g

鶏肉と野菜のグラタン
- 鶏もも肉（皮なし）——50g　0.7 ♥
- 玉ねぎ——50g　0.2 ♣
- にんじん——20g　0.1 ♣
- オクラ——20g　0.1 ♣
- 油——2g　0.2 ♦
- 塩——0.8g
- 生クリーム（高脂肪）——15g　0.8 ♠
- バター——4g　0.4 ♠
- ロールパン——45g　1.8 ♦
- パパイヤ——60g　0.3 ♣

昼 6.5点　たんぱく質 25.2g　塩分 2.0g

ブリのしょうが焼き　トマト添え
- ブリ——60g　1.9 ♥
- しょうが汁——少量　＋ ♣
- しょうゆ——6g　0.1 ♦
- 酒——5g　0.1 ♦
- 油——2g　0.2 ♦
- トマト（皮を除く）——40g　0.1 ♣

焼き豆腐とじゃが芋の煮物
- 焼き豆腐——40g　0.4 ♥
- じゃが芋——50g　0.5 ♦
- さやえんどう——5g　＋ ♣
- だし——100g
- みりん——5g　0.2 ♦
- しょうゆ——5g　0.1 ♦
- ごはん——105g　2.1 ♦
- ヨーグルト（加糖）——100g　0.8 ♠

間食 3.6点　たんぱく質 9.3g　塩分 1.1g

ミニおむすび
- ごはん——55g　1.1 ♦
- 梅干し——5g　＋ ♣
- 経腸栄養——200ml　2.5 ♦

朝 4.8点　たんぱく質 16.6g　塩分 1.3g

A 玉ねぎとブロッコリーのキッシュ風
- 卵——55g　1.0 ♠
- 牛乳——100g　0.8 ♠
- 玉ねぎ——50g　0.2 ♣
- バター——4g　0.4 ♠
- ブロッコリー——25g　0.1 ♣
- 粉チーズ——5g　0.3 ♠

B グリーンアスパラガスのソテー
- グリーンアスパラガス——40g　0.1 ♣
- 油——2g　0.2 ♦
- 塩——0.3g
- **C** クロワッサン——30g　1.7 ♦

間食 2.1点　たんぱく質 6.1g　塩分 0.3g

- ビスケット（ハード）——15g　0.8 ♦
- 牛乳——150g　1.3 ♠

フランスパンは薄く切ってカリカリにトーストすると食感が変わります。バナナは消化のよい果物。ヨーグルトをかけるか混ぜるかしてたんぱく質を補給。

Wednesday 水

| 1日合計 | 熱量 23.0点 | ♠ 4.7 ♣ 2.0 | ♥ 4.1 ♦ 12.2 | たんぱく質 87.8g | 塩分 6.6g |

夕 5.9点　たんぱく質 22.1g　塩分 1.4g

カレイの沢煮
- カレイ——80g　1.0 ♥
- ねぎ——15g　0.0 ♣
- おろし大根——50g　0.1 ♣
- だし——50g
- 酒——5g　0.1 ♦
- しょうゆ——5g　＋ ♦
- みりん——5g　0.2 ♦

さつま芋のマッシュ
- さつま芋（皮を除く）——60g　1.0 ♣
- 砂糖——3g　0.1 ♦
- 生クリーム（高脂肪）——19g　1.0 ♠

にらともやしのお浸し
- にら——30g　0.1 ♣
- もやし——20g　＋ ♣
- しょうゆ——3g　＋ ♦
- みりん——3g　0.1 ♦
- だし——15g
- 削りガツオ——1g　0.1 ♥
- ごはん——105g　2.1 ♦

昼 5.1点　たんぱく質 22.3g　塩分 1.6g

牛肉の照り焼き
- 牛もも薄切り肉——55g　1.5 ♥
- しょうゆ——3g　＋ ♦
- みりん——3g　0.1 ♦
- 酒——2.5g　0.1 ♦
- 油——2g　0.2 ♦
- サラダ菜——10g　＋ ♣

E 豆腐とカニのくず煮
- もめん豆腐——100g　0.9 ♥
- カニ缶（ズワイガニ）——10g　0.1 ♥
- a ┌ だし——100g
  ├ 塩——0.5g
  └ しょうゆ——2g　＋ ♦
- b ┌ かたくり粉——2g　0.1 ♦
  └ 水——7g
- しょうが汁——少量　＋ ♣
- ごはん——105g　2.1 ♦

間食 3.5点　たんぱく質 9.4g　塩分 0.1g

- 蒸しまんじゅう——30g　1.0 ♦
- 経腸栄養——200ml　2.5 ♦

朝 6.2点　たんぱく質 27.9g　塩分 3.1g

トマトとチーズのココット
- 卵——50g　0.9 ♠
- トマト——50g　0.1 ♣
- ピーマン——5g　＋ ♣
- にんじん——5g　＋ ♣
- 塩——0.5g
- プロセスチーズ——22g　0.9 ♠

D 小松菜と焼き豚の和風サラダ
- 小松菜——60g　0.1 ♣
- 焼き豚——25g　0.5 ♥
- a ┌ 練りごま——5g　0.4 ♠
  ├ しょうゆ——1g　＋ ♦
  └ 砂糖——1g　0.1 ♦
- 牛乳——130g　1.1 ♠
- フランスパン——60g　2.1 ♦

間食 2.3点　たんぱく質 6.1g　塩分 0.4g

- ウエハース——16g　0.9 ♦
- **バナナヨーグルト**
- バナナ——50g　0.6 ♣
- ヨーグルト（加糖）——100g　0.8 ♠

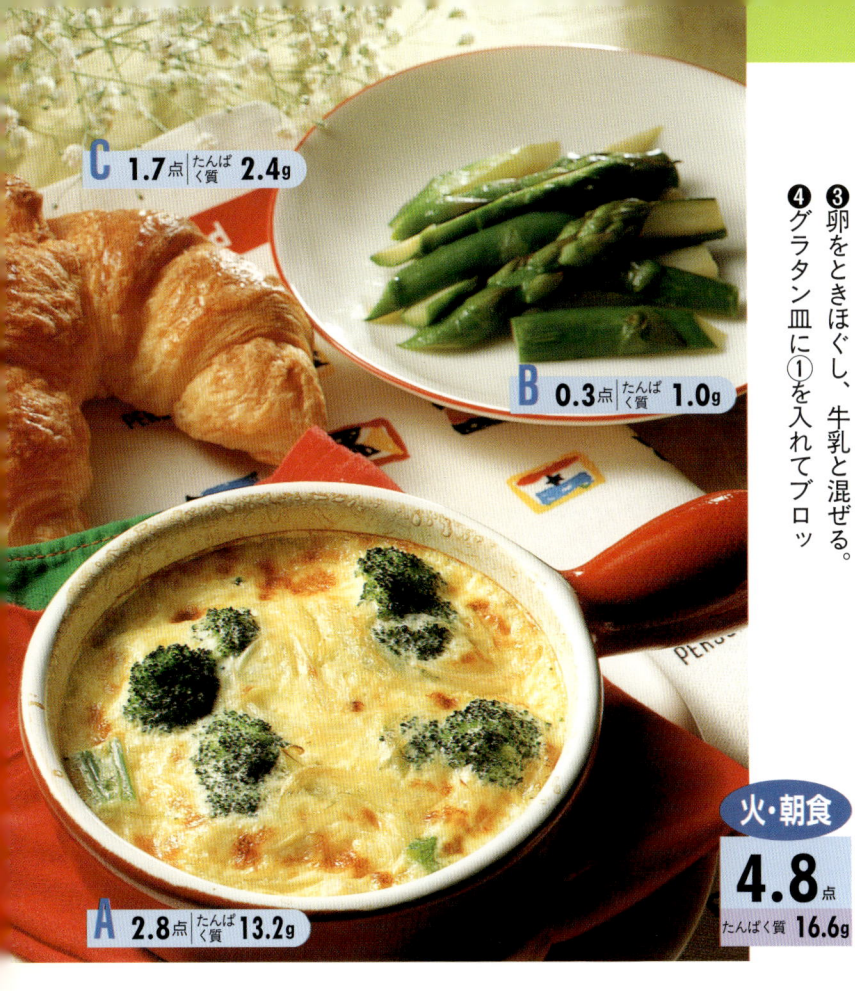

キッシュ風の献立

火 朝

忙しい朝のこと、Aの①②③以降を当朝に仕上げると楽。Bのアスパラも前夕にゆでておくとよいでしょう。

A 玉ねぎとブロッコリーのキッシュ風

① 玉ねぎは薄切りにし、バターでいためる。
② ブロッコリーは小房に分け、色よくゆでる。
③ 卵をときほぐし、牛乳と混ぜる。
④ グラタン皿に①を入れてブロッコリーをのせ、さらに③の卵液を注ぎ入れ、粉チーズを均一にふる。オーブントースターで焼き色がつくまで焼く。

B グリーンアスパラガスのソテー

① アスパラガスは根元のかたい部分を取り除く。やわらかくゆで、食べやすい長さに斜めに切る。
② 油を熱して①をいため、塩で調味する。

C 1.7点 たんぱく質 2.4g
B 0.3点 たんぱく質 1.0g
A 2.8点 たんぱく質 13.2g

火・朝食 4.8点 たんぱく質 16.6g

小松菜と焼き豚の和風サラダ

水 朝

小松菜などの緑黄色野菜は鉄も豊富。術後不足しやすい鉄は毎日の緑黄色野菜からもしっかりとりましょう。

① 小松菜はゆでて水にとり、水けを絞って3cm長さに切る。
② 焼き豚は細く切る。
③ aを混ぜ、①②をあえる。

豆腐とカニのくず煮

水 昼

豆腐はたんぱく質だけでなくカルシウムのよい給源。かたくり粉でとろみをつけるとのど越しがよく、喜ばれる一品です。

① 豆腐は小さめの一口大に切る。
② カニは軟骨を除いて粗くほぐす。
③ aを煮立て、豆腐を入れて2〜3分煮、bの水どきかたくり粉を加えてとろみをつける。
④ ③にカニを加えてひと煮し、しょうが汁を加えて火を止める。

E 1.1点 たんぱく質 8.7g
D 1.1点 たんぱく質 6.8g

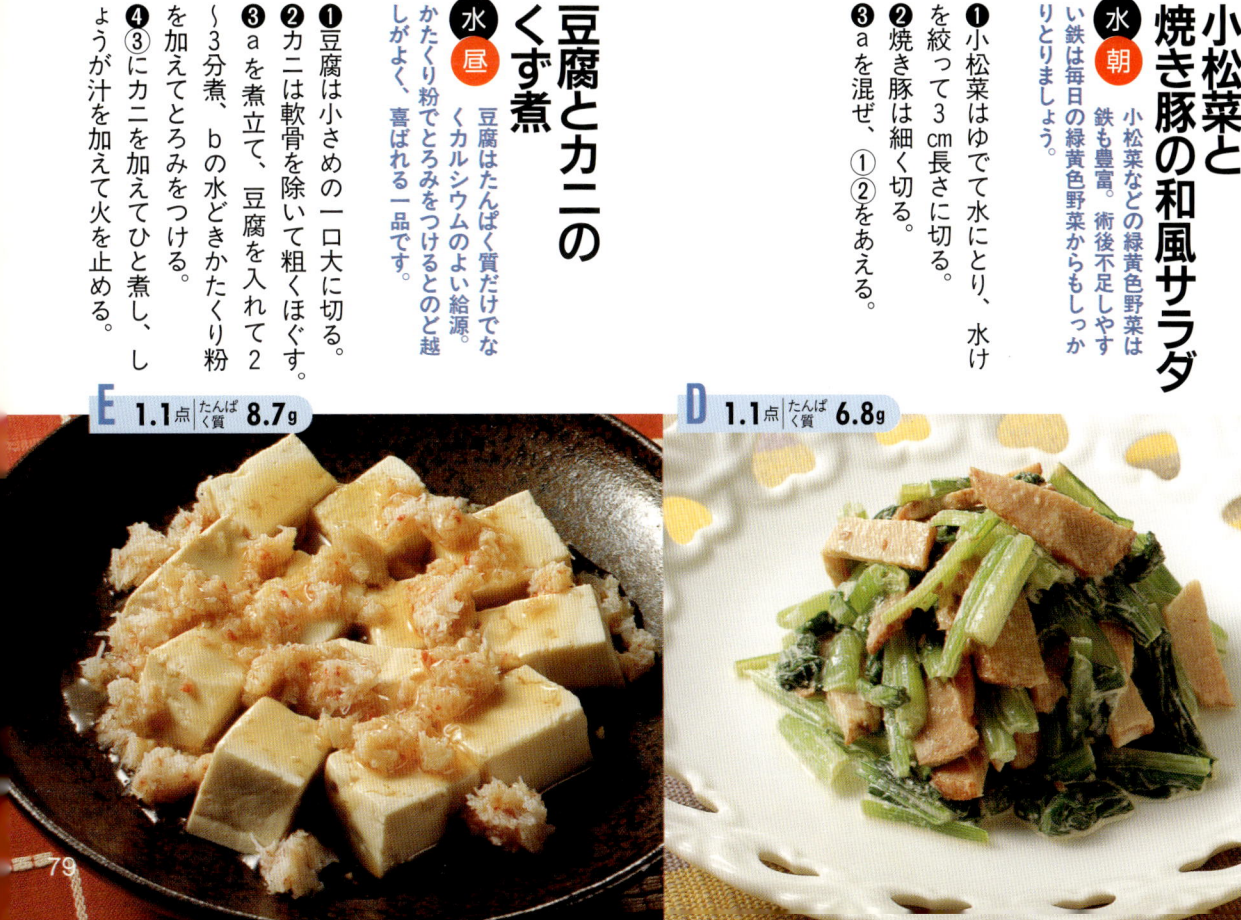

前期 ごはん・5回食

Thursday 木

サラダの豆腐はゆでて使います。冷ややっこや白あえの衣などに使うときもかならず加熱してからに。胃酸の殺菌力が期待できないので加熱殺菌が安心。

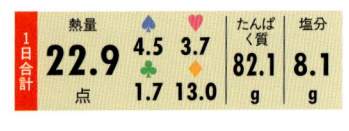

1日合計 22.8点　熱量 4.4♣ 3.0♥ 1.7♠ 13.7♦　たんぱく質 79.1g　塩分 8.1g

昼 5.0点　たんぱく質 16.4g　塩分 2.1g

和風ハンバーグステーキ
- 鶏ひき肉 ─ 50g　1.1♥
- 玉ねぎのみじん切り ─ 10g　0.1♣
- パン粉 ─ 3g　0.1♦
- しょうゆ ─ 6g　0.1♦
- 油 ─ 2g　0.2♦
- サラダ菜 ─ 10g　+♣
- おろし大根 ─ 50g　0.1♣
- しょうゆ ─ 4g　0.1♦

F ゆで野菜のマリネ
- カリフラワー ─ 40g　0.1♣
- にんじん ─ 10g　+♣
- きゅうり ─ 10g　+♣
- a ┌ サラダ油 ─ 4g　0.5♦
  ├ 酢 ─ 5g　+♦
  ├ 白ワイン ─ 5g　0.1♦
  ├ 砂糖 ─ 2g　0.1♦
  └ 塩 ─ 0.5g

- ごはん ─ 105g　2.1♣
- パパイヤ ─ 80g　0.4♣

間食 3.6点　たんぱく質 10.4g　塩分 0.2g
- あんパン ─ 30g　1.1♦
- 経腸栄養 ─ 20ml　2.5♦

朝 5.1点　たんぱく質 21.6g　塩分 2.4g

E 卵トースト
- 食パン(6枚切り1枚) ─ 60g　2.0♦
- 卵 ─ 50g　0.9♠
- 塩 ─ 0.4g

豆腐とトマトのサラダ
- もめん豆腐 ─ 45g　0.4♥
- トマト(皮を除く) ─ 50g　0.1♣
- オクラ ─ 20g　0.1♣
- 練りごま ─ 5g　0.4♦
- しょうゆ ─ 6g　0.1♦
- 酢 ─ 5g　+♦
- 牛乳 ─ 130g　1.1♠

間食 2.1点　たんぱく質 6.4g　塩分 0.4g
- カロリーメイト(市販品) ─ 20g　1.3♦
- ヨーグルト(加糖) ─ 100g　0.8♠

夕 7.0点　たんぱく質 24.3g　塩分 3.0g

サワラのつけ焼き　ポテト添え
- サワラ ─ 70g　1.5♥
- しょうゆ ─ 4g　+♦
- 酒 ─ 5g　0.1♦
- 油 ─ 4g　0.5♦
- じゃが芋 ─ 50g　0.5♣
- 生クリーム(高脂肪) ─ 15g　0.8♠
- 塩 ─ 0.5g

小松菜のお浸し
- 小松菜 ─ 60g　0.1♣
- しょうゆ ─ 3g　0.1♦
- みりん ─ 3g　0.1♦
- だし ─ 7.5g
- 焼きのり ─ 少量　+♣

かぶの牛乳みそ汁
- かぶ(葉5gとも) ─ 35g　0.1♣
- にんじん ─ 10g　0.1♣
- だし ─ 50g
- 牛乳 ─ 100g　0.8♠
- みそ ─ 10g　0.2♦
- ごはん ─ 105g　2.1♣

Friday 金

果物は1日0.5点が基本。梨は消化吸収がよくないので避け、洋梨をコンポートにするか手軽な缶詰で。サンドイッチのパンはロールパンでも。

1日合計 22.9点　熱量 4.5♣ 3.7♥ 1.7♠ 13.0♦　たんぱく質 82.1g　塩分 8.1g

昼 5.5点　たんぱく質 21.4g　塩分 1.7g

豚肉の梅肉焼き
- 豚もも薄切り肉 ─ 70g　1.6♥
- 酒 ─ 3g　+♦
- 梅肉 ─ 2.5g　+♣
- みりん ─ 3g　0.1♦
- ゆでブロッコリー ─ 50g　0.2♣

じゃが芋のミルク煮
- じゃが芋 ─ 50g　0.5♣
- にんじん ─ 15g　0.1♣
- スープ[水70g+顆粒コンソメ少量]
- 牛乳 ─ 50g　0.4♠
- 塩 ─ 0.5g
- ごはん ─ 105g　2.1♣
- 洋梨(缶詰) ─ 50g　0.5♣

間食 3.3点　たんぱく質 9.1g　塩分 0.1g
- ビスケット(ハード) ─ 15g　0.8♦
- 経腸栄養 ─ 200ml　2.5♦

朝 5.3点　たんぱく質 21.5g　塩分 1.9g

豆腐とチーズ入りスクランブルエッグ
- 卵 ─ 50g　0.9♠
- もめん豆腐 ─ 45g　0.4♥
- 粉チーズ ─ 3g　0.2♠
- バター ─ 2g　0.2♠

さやいんげんとなすのサラダ
- さやいんげん ─ 30g　0.1♣
- なす(皮を除く) ─ 25g　0.1♣
- サラダ油 ─ 2g　0.2♦
- 酢 ─ 5g　+♦
- 塩 ─ 0.5g
- 牛乳 ─ 130g　1.1♠
- フランスパン ─ 60g　2.1♦

間食 3.9点　たんぱく質 14.5g　塩分 1.5g

チーズときゅうりのサンドイッチ
- 食パン ─ 60g　2.0♦
- スライスチーズ ─ 20g　0.8♠
- きゅうり ─ 10g　+♣
- 牛乳 ─ 130g　1.1♠

夕 4.9点　たんぱく質 15.6g　塩分 2.9g

A 白身魚のさらさ蒸し
- 白身魚(ギンダラ・1切れ) ─ 60g　1.7♥
- 塩 ─ 0.5g
- 酒 ─ 5g　0.1♦
- にんじん ─ 10g　+♣
- 生しいたけ ─ 10g　+♣
- 三つ葉 ─ 10g　+♣
- ゆず汁と皮 ─ 少量　+♣

B きゅうりとセロリのピーナッツあえ
- きゅうり ─ 30g　+♣
- セロリ ─ 30g　0.1♣
- a ┌ ピーナッツバター ─ 5g　0.4♦
  ├ 砂糖 ─ 2g　0.1♦
  ├ しょうゆ ─ 6g　0.1♦
  └ だし ─ 5g

C 小松菜としいたけのみそ汁
- 小松菜 ─ 40g　0.1♣
- 生しいたけ ─ 5g　+♣
- だし ─ 150g
- みそ ─ 10g　0.2♦

D ごはん ─ 105g　2.1♣

白身魚のさらさ蒸しの献立

金・夕

一汁二菜のわりに低エネルギーな和風献立。さらさ蒸しにはタラ、カレイ、アジなど淡泊な味の魚が向きます。

A 白身魚のさらさ蒸し
① 魚はさっと洗って水けをふき、両面に塩をふる。
② にんじんはせん切り、しいたけは軸を除いてせん切りにする。三つ葉は3cm長さに切る。
③ 皿に魚をのせて酒をふり、ラップをかけて電子レンジで約1分加熱する。魚に②をのせ、さらに20秒加熱する。
④ 器に移し盛り、ゆず汁をかけ、ゆずの皮のせん切りを散らす。

B きゅうりとセロリのピーナツあえ
① きゅうりとセロリはさいの目に切り、ともにさっとゆでる。
② aを混ぜ、さめた①をあえる。

C 小松菜としいたけのみそ汁
① 小松菜は3cm長さに切る。しいたけは軸を除いてさいの目に切る。
② だしで①を煮、やわらかくなったらみそをとき入れる。

A 1.8点 たんぱく質 8.3g
B 0.7点 たんぱく質 2.3g
C 0.3点 たんぱく質 2.5g
D 2.1点 たんぱく質 2.5g

金・夕食 4.9点 たんぱく質 15.6g

卵トースト

木・朝

半熟の卵黄をくずしてパンに塗り広げてソース代わりにして食べます。卵は特別なものにこだわることなく一般の卵で充分。

① 食パンの中央に直径7cmくらいの円形を厚みの半分までくりぬく。
② ①の穴に卵を割り入れ、オーブントースターでパンがきつね色になるまで焼く。卵に塩をふる。

E 2.9点 たんぱく質 11.7g

ゆで野菜のマリネ

木・昼

作りたても、長くおいて味がなじんだものもそれぞれの味わいがあります。マリネは保存性があるので前夕に作っておいても。

① カリフラワーは小房に分ける。にんじん、きゅうりは小さめの乱切りにする。
② カリフラワーとにんじんはいっしょにやわらかくゆでる。きゅうりはさっとゆでる。
③ aを混ぜ、さめた②をつける。

F 0.8点 たんぱく質 1.4g

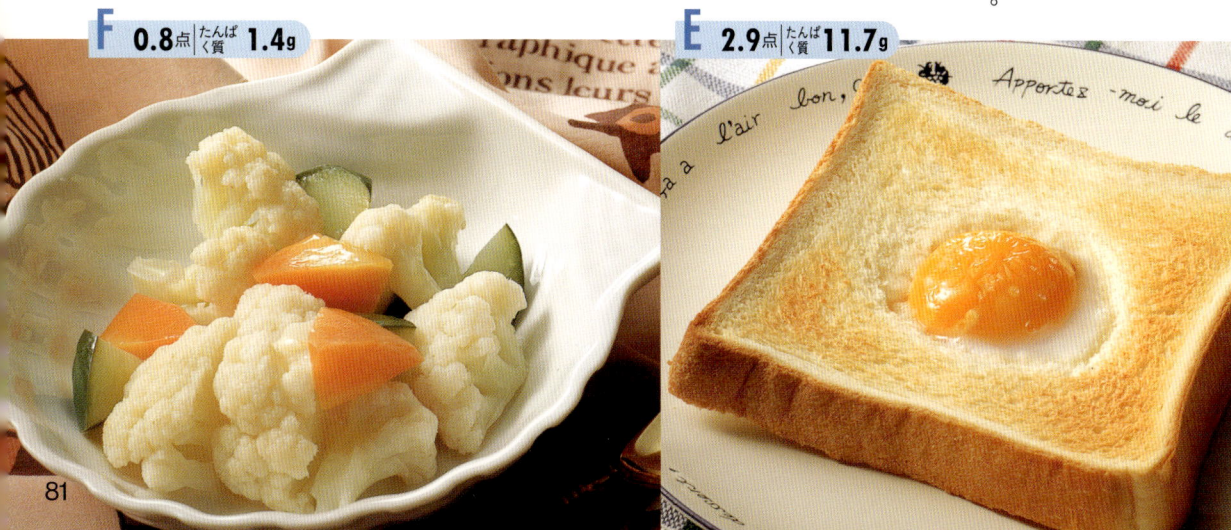

前期 ごはん・5回食

胃切除後に起きやすい貧血は腸内での鉄吸収が悪いのも要因。
鉄補給の有力食品のレバーは週に一度は利用するか、少量ずつときどき食卓に。

Saturday 土

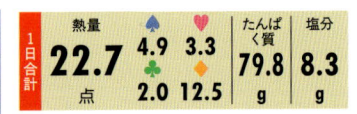

| 1日合計 | 熱量 22.7点 | ♠4.9 ♣2.0 | ♥3.3 ♦12.5 | たんぱく質 79.8g | 塩分 8.3g |

朝 4.5点　たんぱく質 14.2g　塩分 1.9g

落とし卵のおろし煮
- 卵 ─ 50g　0.9♠
- おろし大根 ─ 50g　0.1♣
- だし ─ 50g
- 砂糖 ─ 2g　0.1♦
- しょうゆ ─ 6g　0.1♣

青梗菜のいため物
- 青梗菜 ─ 50g　0.1♣
- 玉ねぎ ─ 10g　0.1♣
- 油 ─ 2g　0.2♦
- 塩 ─ 0.4g
- ごはん ─ 105g　2.1♦
- ヨーグルト（加糖）─ 100g　0.8♠

間食 2.2点　たんぱく質 6.0g　塩分 0.1g

カステラグラタン（作り方118ページ参照）
- カステラ ─ 26g　1.0♦
- レーズン（湯でもどす）─ 3g　0.1♣
- 牛乳 ─ 130g　1.1♠

昼 4.6点　たんぱく質 21.0g　塩分 2.1g

E 牛レバーのみそくわ焼き
- 牛レバー ─ 60g　1.0♥
- しょうゆ ─ 1g　＋♦
- みりん ─ 1g　＋♦
- a ┌ みそ ─ 5g　0.1♦
　　├ 砂糖 ─ 2g　0.1♦
　　└ 酒 ─ 5g　0.1♦
- サラダ菜 ─ 10g　＋♣

カリフラワーのサラダ
- カリフラワー ─ 50g　0.2♣
- にんじん ─ 10g　＋♣
- マヨネーズ ─ 5g　0.4♦

豆腐とオクラのすまし汁
- もめん豆腐 ─ 50g　0.5♥
- オクラ ─ 10g　0.1♣
- だし ─ 150g
- 塩 ─ 0.7g
- しょうゆ ─ 2g　＋♦
- ごはん ─ 105g　2.1♦

間食 3.5点　たんぱく質 9.7g　塩分 0.4g

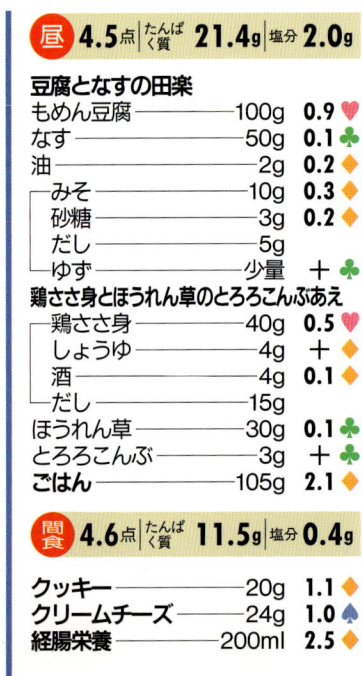

- 薄焼きせんべい ─ 22g　1.0♦
- 経腸栄養 ─ 200ml　2.5♦

夕 7.9点　たんぱく質 28.9g　塩分 3.8g

サバのトマト煮
- サバ ─ 70g　1.8♥
- 玉ねぎ ─ 40g　0.2♣
- 生しいたけ ─ 10g　＋
- 油 ─ 2g　0.2♦
- トマトの水煮（缶詰）─ 60g　0.2♦
- 白ワイン ─ 5g　＋♦
- トマトケチャップ ─ 6g　0.1♦
- 塩 ─ 1g

F じゃが芋とにんじんのクリームスープ
- じゃが芋 ─ 50g　0.5♣
- にんじん ─ 10g　＋♣
- 牛乳 ─ 150g　1.3♠
- 生クリーム（高脂肪）─ 15g　0.8♠
- 塩 ─ 1g
- ロールパン ─ 60g　2.4♦
- いちご ─ 100g　0.4♣

Sunday 日

ニジマスは1尾125gくらいのものを用意。魚の中でも鉄分が多いのが特徴。
鉄はたんぱく質とビタミンCを同時にとると吸収率がよくなります。

| 1日合計 | 熱量 23.4点 | ♠5.0 ♣1.8 | ♥4.1 ♦12.5 | たんぱく質 83.2g | 塩分 6.4g |

朝 7.1点　たんぱく質 22.9g　塩分 2.0g

A フレンチトースト
- 食パン（耳なし）─ 60g　2.0♦
- 卵 ─ 50g　0.9♠
- 牛乳 ─ 70g　0.6♠
- バター ─ 4g　0.4♦
- ジャム ─ 15g　0.5♦
- トマト ─ 50g　0.1♣

B 大根とツナ缶のサラダ
- 大根 ─ 50g　0.1♣
- にんじん ─ 10g　＋♣
- 塩 ─ 0.5g
- ツナ缶（油漬け）─ 15g　0.5♥
- マヨネーズ ─ 5g　0.4♦
- **C** 牛乳 ─ 130g　1.1♠
- **D** メロン ─ 90g　0.5♣

間食 1.6点　たんぱく質 6.9g　塩分 0.2g

いちご入りヨーグルトゼリー
- ヨーグルト（加糖）─ 100g　0.8♠
- いちご ─ 20g　0.1♣
- 生クリーム（高脂肪）─ 10g　0.6♠
- 粉ゼラチン ─ 2.5g　0.1♥
- 水 ─ 15g

昼 4.5点　たんぱく質 21.4g　塩分 2.0g

豆腐となすの田楽
- もめん豆腐 ─ 100g　0.9♥
- なす ─ 50g　0.1♣
- 油 ─ 2g　0.2♦
- みそ ─ 10g　0.3♦
- 砂糖 ─ 3g　0.2♦
- だし ─ 5g
- ゆず ─ 少量　＋♣

鶏ささ身とほうれん草のとろろこんぶあえ
- 鶏ささ身 ─ 40g　0.5♥
- しょうゆ ─ 4g　＋♦
- 酒 ─ 4g　0.1♦
- だし ─ 15g
- ほうれん草 ─ 30g　0.1♣
- とろろこんぶ ─ 3g　＋♣
- ごはん ─ 105g　2.1♦

間食 4.6点　たんぱく質 11.5g　塩分 0.4g

- クッキー ─ 20g　1.1♦
- クリームチーズ ─ 24g　1.0♠
- 経腸栄養 ─ 200ml　2.5♦

夕 5.6点　たんぱく質 20.5g　塩分 1.8g

ニジマスのムニエル
- ニジマス（1尾）─ 75g　2.1♥
- 塩 ─ 0.7g
- 小麦粉 ─ 3g　0.1♦
- 油 ─ 2g　0.2♦
- レモンの薄切り ─ 10g　0.1♣
- グラッセ ┌ にんじん ─ 20g　0.1♣
　　　　　├ 水 ─ 20g
　　　　　├ バター ─ 1g　0.1♦
　　　　　├ 砂糖 ─ 1g　0.1♦
　　　　　└ 塩 ─ 0.2g
- 粉吹き ┌ じゃが芋 ─ 50g　0.5♣
　　　　 └ 塩 ─ 0.3g

小松菜煮浸し
- 小松菜 ─ 50g　0.1♣
- だし ─ 50g
- しょうゆ ─ 3g　＋
- みりん ─ 3g　0.1♦
- ごはん ─ 105g　2.1♦

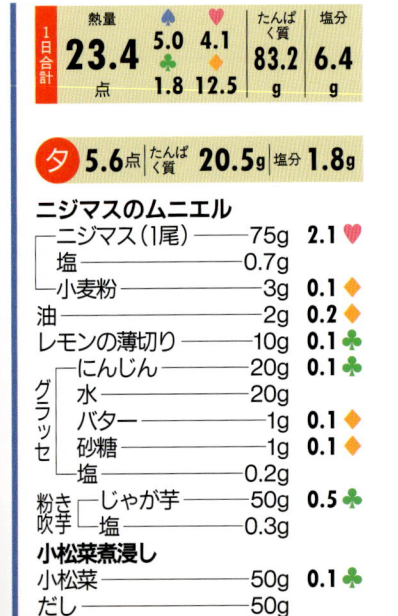

フレンチトーストの献立

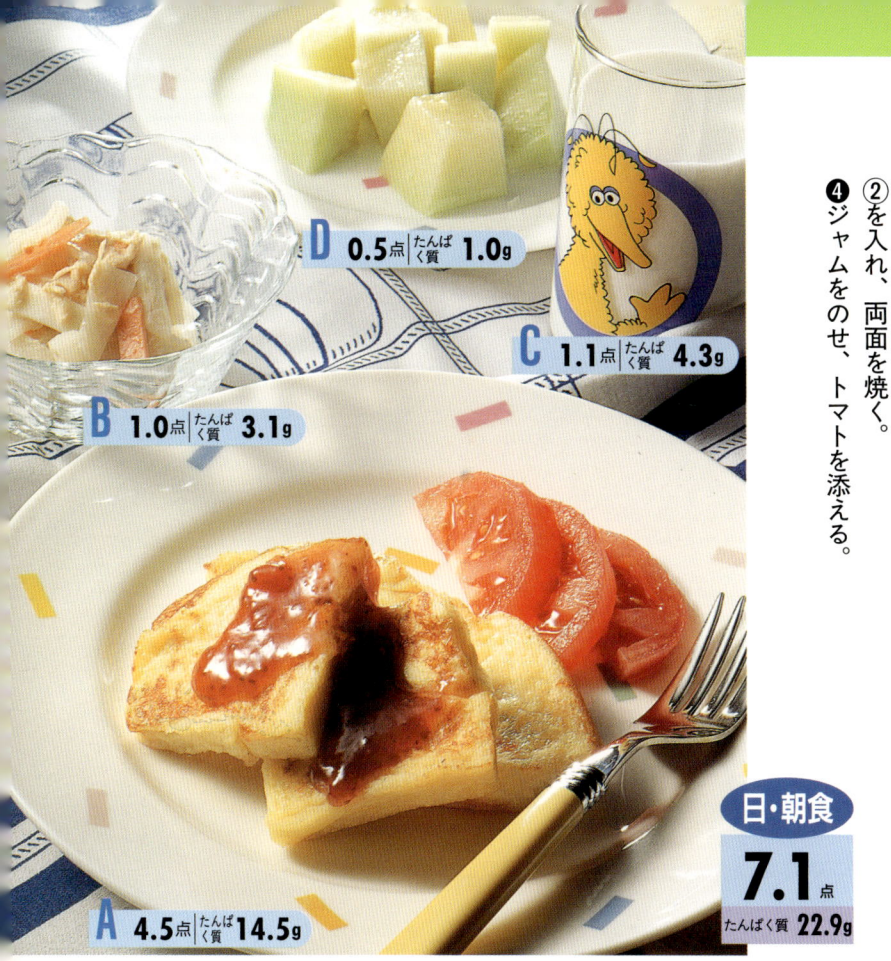

日・朝
Aはしっとりやわらかな口当たりでのどの通りもスムーズ。

A フレンチトースト
1. 卵をときほぐし、牛乳と混ぜる。
2. 食パンは2つか3つに切り、①の卵液に浸す。途中で裏返す。
3. バターをとかしたフライパンに②を入れ、両面を焼く。
4. ジャムをのせ、トマトを添える。

B 大根とツナ缶のサラダ
1. 大根とにんじんは3～4cm長さの短冊切りにし、塩をふってしんなりさせる。
2. ツナは汁けをきって粗くほぐす。
3. ①の水けを軽く絞ってツナと合わせ、マヨネーズであえる。

日・朝食 7.1点　たんぱく質 22.9g

A 4.5点 たんぱく質 14.5g
B 1.0点 たんぱく質 3.1g
C 1.1点 たんぱく質 4.3g
D 0.5点 たんぱく質 1.0g

牛レバーのみそくわ焼き

土・昼
しょうゆで下味をつけ、練りみそを塗って焼きます。みその焦げ風味がレバー臭を消し、焼きたては食感もやわらか。

1. レバーは水につけて血抜きをする。水けをふいて一口大のそぎ切りにし、しょうゆとみりんをからめる。
2. aを混ぜ合わせる。
3. レバーの汁けをきってアルミ箔に並べ、1切れずつに②の練りみそを塗る。オーブントースターで焼いて中心まで火を通す。

E 1.3点 たんぱく質 12.7g

じゃが芋とにんじんのクリームスープ

土・夕
1群の乳製品が無理なくたっぷり使える洋風スープ。生クリームは乳脂肪分45％の高脂肪（普通脂肪は20％）を使います。

1. じゃが芋とにんじんは食べやすい大きさに切り、じゃが芋は水洗いする。
2. 牛乳に①を入れ、弱火で煮る。やわらかくなったら生クリームと塩を加え、煮立つ直前で火を止める。あれば彩りに直前にパセリをふる。

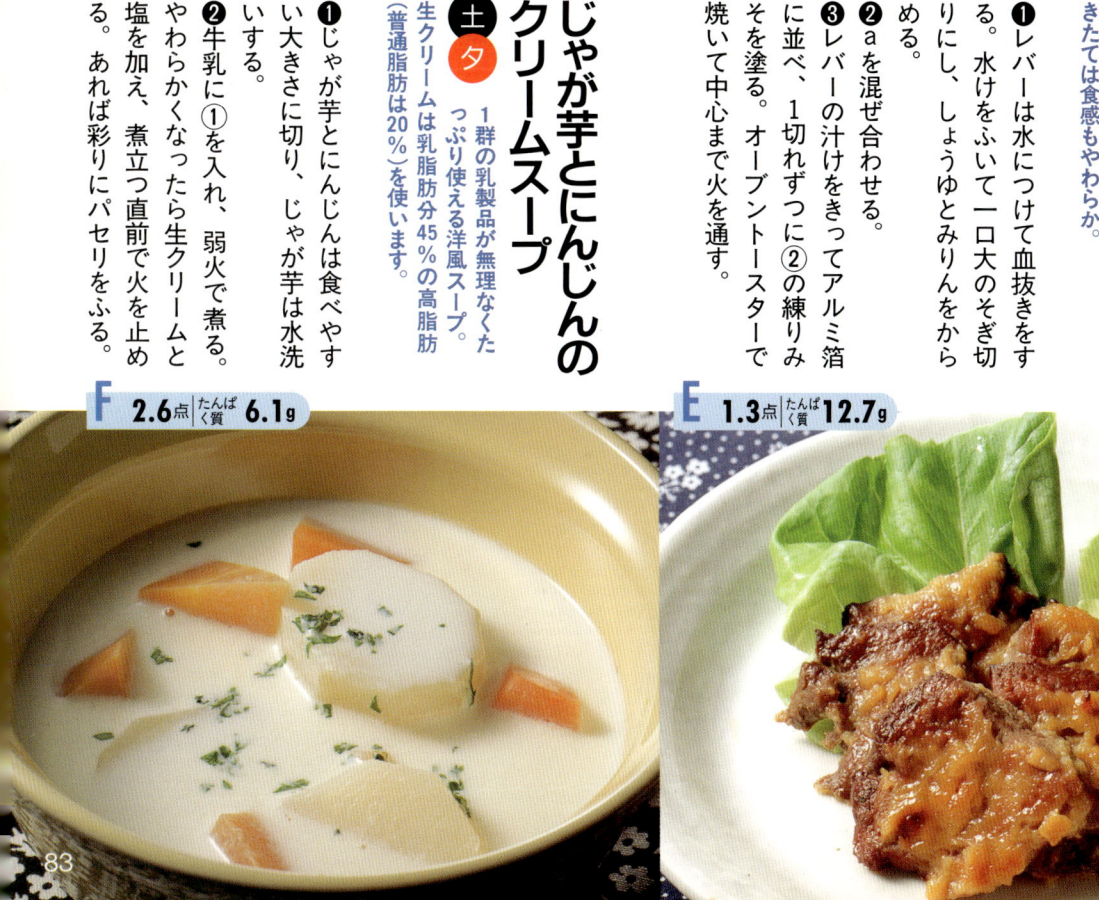

F 2.6点 たんぱく質 6.1g

前期 ごはん・5回食

Monday 月

食品構成の3群は1日2点が目安。今日は1.5点ですが緑黄色野菜は175gあり、野菜の合計が200g以上あるので内容的にはクリアしています。

1日合計	熱量 22.7点	♠ 4.8 ♣ 1.5	♥ 3.7 ♦ 12.7	たんぱく質 87.7g	塩分 7.9g

夕 5.1点 たんぱく質 26.7g 塩分 3.3g

A イワシしんじょのたき合わせ
- a
  - イワシのすり身 ─ 50g 1.4 ♥
  - 卵白 ─ 3g ＋ ♠
  - かたくり粉 ─ 1g 0.1 ♦
  - 酒 ─ 2.5g ＋ ♦
- 生湯葉 ─ 35g 1.0 ♥
- 春菊 ─ 40g 0.1 ♣
- b
  - だし ─ 150g
  - 塩 ─ 1g
  - しょうゆ ─ 1g ＋ ♦
  - みりん ─ 3g 0.1 ♦

B はんぺんと三つ葉のすまし汁
- はんぺん ─ 20g 0.2 ♥
- 三つ葉 ─ 5g ＋ ♣
- だし ─ 150g 0.1
- 塩 ─ 0.6g
- しょうゆ ─ 2g ＋ ♦

C 五目炊き込みごはん
- 米 ─ 40g 1.8
- 鶏もも肉(皮なし) ─ 10g 0.2 ♥
- にんじん・生しいたけ 各5g ＋ ♣
- しょうゆ・みりん 各2g 0.1 ♦
- さやいんげん ─ 5g ＋ ♣

昼 6.5点 たんぱく質 27.8g 塩分 2.3g

A 豚ヒレ肉のチーズはさみ焼き
- 豚ヒレ肉 ─ 60g 0.9 ♥
- 塩 ─ 0.5g
- こしょう ─ 少量
- プロセスチーズ ─ 20g 0.8 ♠
- 小麦粉 ─ 4g 0.2 ♦
- 油 ─ 4g 0.5 ♦
- ソテー
  - ほうれん草 ─ 40g 0.1 ♣
  - 油 ─ 2g 0.2 ♦
  - 塩 ─ 0.3g

B トマトのノンオイルサラダ
- トマト ─ 60g 0.2 ♣
- 玉ねぎ ─ 5g ＋
- 青じそ(½枚) ─ 0.5g ＋ ♣
- 酢 ─ 2.5g
- しょうゆ ─ 4g 0.1 ♦

C ごはん ─ 135g 2.7
D ヨーグルト(加糖) ─ 100g 0.8 ♠

間食 3.6点 たんぱく質 9.6g 塩分 0.2g
- ミニクロワッサン ─ 20g 1.1 ♦
- 経腸栄養 ─ 200ml 2.5

朝 6.3点 たんぱく質 19.0g 塩分 2.0g

A 卵サンドイッチ
- ロールパン(2個) ─ 60g 2.4 ♦
- ゆで卵 ─ 55g 1.0 ♠
- マヨネーズ ─ 10g 0.8 ♦
- レタス ─ 5g ＋ ♣

B じゃが芋とキャベツのミルク煮
- じゃが芋 ─ 50g 0.5 ♣
- キャベツ ─ 30g ＋ ♣
- トマト ─ 20g ＋ ♣
- 牛乳 ─ 130g 1.1 ♠
- 塩・こしょう ─ 0.8g・少量

C すいか ─ 100g 0.4 ♣

間食 1.2点 たんぱく質 4.6g 塩分 0.1g

いちごミルクセーキ
- いちご ─ 30g 0.1 ♣
- 牛乳 ─ 130g 1.1 ♠

朝食 6.3点 たんぱく質 19.0g

C 0.4点 たんぱく質 0.6g
B 1.7点 たんぱく質 5.6g
A 4.2点 たんぱく質 12.8g

朝
ロールパンサンドは食パンで作るより手間が簡単。生のレタスの食感がさわやかです。

A 卵サンドイッチ
① ゆで卵を粗く刻み、マヨネーズであえる。レタスはせん切りに。
② ロールパンに切り目を入れ、①をはさむ。

B じゃが芋とキャベツのミルク煮
① じゃが芋、皮を除いたトマトは乱切り、キャベツはざく切りに。
② 牛乳で①をやわらかく煮、塩、こしょうで調味する。

間食 1.2点 たんぱく質 4.6g

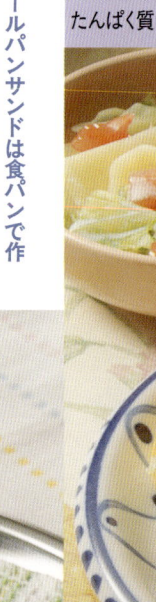

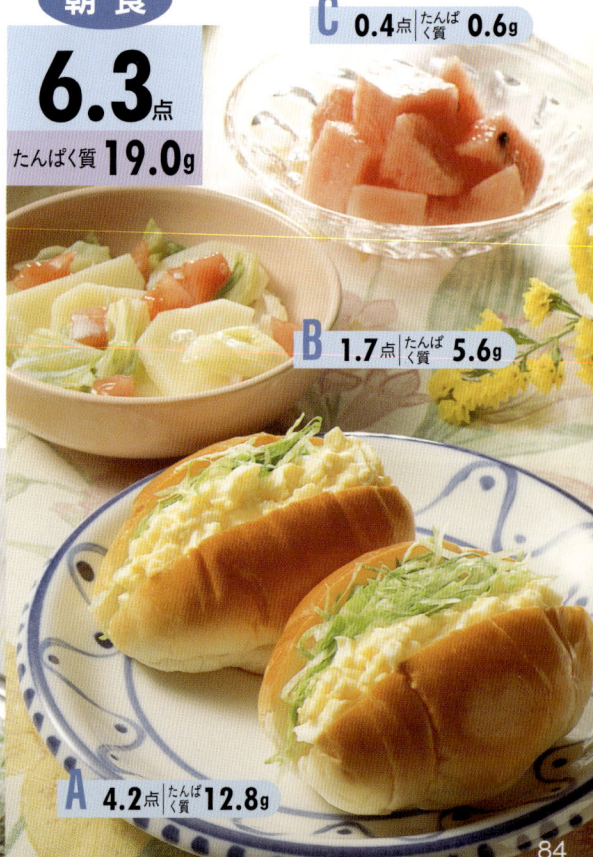

いちごミルクセーキ
いちごと牛乳をミキサーで攪拌。

いちごはビタミンCの宝庫。甘みがほしいなら砂糖かはちみつを加えてもよいでしょう。

間食 **3.6**点 たんぱく質 **9.6**g

C 2.7点 たんぱく質 3.3g
D 0.8点 たんぱく質 4.3g
B 0.3点 たんぱく質 0.8g
A 2.7点 たんぱく質 19.4g

昼食 **6.5**点 たんぱく質 **27.8**g

B 0.3点 たんぱく質 2.6g
C 2.1点 たんぱく質 4.8g
A 2.7点 たんぱく質 19.3g

夕食 **5.1**点 たんぱく質 **26.7**g

食生活ここに注意！
食後30分は横になって休息を

食後にゆったりと休憩をとることは消化には大きな助けになります。食事は腹八分目、もう一口食べたいなというところでやめ、食後はせめて30分は安静にしましょう。外出先や職場では思いどおりにならず、難しいでしょうが、できれば横になって休息をとりたいもの。

昼
サラダのトマトは皮をむいて。主菜にボリュームがあるのでサラダはノンオイルであっさりと。

A 豚ヒレ肉のチーズはさみ焼き
❶ヒレ肉は2つに切る。それぞれの厚みに切り目を深く入れ、塩とこしょうをふる。
❷チーズを2枚に切って❶にはさむ。小麦粉をまぶし、油を熱したフライパンで両面焼いて火を通す。
❸ゆでたほうれん草を3cmに切ってソテーにし、❷と盛る。

B トマトのノンオイルサラダ
❶トマトは皮をむいて乱切り、玉ねぎと青じそはせん切りにする。
❷❶を彩りよく盛り、酢じょうゆをかける。

夕
青背魚の脂肪は動脈硬化を予防。湯葉は干し湯葉15gでも。Cは食べやすい味つけごはん。

A イワシしんじょのたき合わせ
❶aを練り混ぜて3個の平たい円形にし、ぬるま湯でゆでる。
❷春菊は色よくゆでてざく切りに。
❸bを煮立てて❶、生湯葉を入れ、紙ぶたをして15分ほど煮、春菊を加えてひと煮する。

C 五目炊き込みごはん
❶鶏肉は小角切り、野菜は短冊切りにし、調味料をからめる。
❷水加減した米に❶を加えて炊き、ゆでて刻んだいんげんを混ぜる。

前期 ごはん・5回食

昼のサンドイッチは食パン3枚を1組にして具をはさんだもの。パンはトーストしても。
夕はムニエルにした魚を漬け汁に漬けてしっとり食べやすく。

Tuesday 火

1日合計
熱量 22.6点　♠ 4.9　♥ 3.4　♣ 1.7　♦ 12.6　たんぱく質 77.3g　塩分 7.6g

夕 5.9点　たんぱく質 21.1g　塩分 2.2g

A サバの南蛮漬け
- サバ（1切れ）――70g　1.8 ♥
- 塩・こしょう――0.6g・少量
- 小麦粉――2g　0.1 ♦
- 油――4g　0.5 ♦
- 漬け汁
  - 酢――10g　+
  - しょうゆ――5g　+
  - 砂糖――1g　0.1 ♦
  - だし――10g
  - 一味とうがらし――少量
- 玉ねぎ・ピーマン――各10g　+ ♣

B さつま芋のはちみつ煮
- さつま芋――35g　0.6 ♣
- はちみつ――5g　0.2 ♦

C にんじんのタラコあえ
- にんじん――60g　0.3 ♣
- タラコ（甘塩）――10g　0.2 ♥
- 酒――2g　+ ♦

D ごはん――105g　2.1 ♦

昼 5.7点　たんぱく質 22.8g　塩分 2.4g

クラブハウスサンドイッチ
- 食パン（サンドイッチ用3枚）――60g　2.0 ♦
- バター――4g　0.4 ♦
- コンビーフ（缶詰）――30g　0.8 ♥
- きゅうりのピクルス――5g　0.0 ♣
- サラダ菜――10g　+ ♣
- スライスチーズ――24g　1.0 ♠
- きゅうり――10g　+
- ミニトマト――60g　0.2 ♣

フルーツのヨーグルトかけ
- バナナ――30g　0.3 ♣
- いちご――30g　0.1 ♣
- ヨーグルト（加糖）――100g　0.9 ♠

間食 3.3点　たんぱく質 9.1g　塩分 0.1g
- ビスケット（ハード）――15g　0.8 ♦
- 経腸栄養――200ml　2.5

朝 4.6点　たんぱく質 15.5g　塩分 2.3g

E 五目卵焼き
- 卵――55g　1.0 ♠
- にんじん・ねぎ――各5g　+ ♣
- 三つ葉・生しいたけ――各5g　+ ♣
- 塩・こしょう――0.4g・少量
- 油――2g　0.2 ♦

さやいんげんとセロリのピーナッツあえ
- さやいんげん――30g　0.1 ♣
- セロリ――20g　+ ♣
- ピーナッツバター――3g　0.3 ♦
- しょうゆ――2g　+ ♦

生揚げのみそ汁
- 生揚げ――30g　0.6 ♥
- ねぎ――10g　+ ♣
- だし――150g
- みそ――10g　0.3 ♦

ごはん――105g　2.1 ♦

間食 3.1点　たんぱく質 8.8g　塩分 0.6g

ミニクリームチーズサンドイッチ
- 食パン（耳なし）――30g　1.0 ♦
- クリームチーズ――20g　0.9 ♠
- レーズン――3g　0.1 ♣
- 牛乳――130g　1.1 ♠

オートミールはからす麦をひき割りにしたシリアル。水を加えてかゆ状に煮て牛乳をかけ、果物を加えます。糖質の代謝に不可欠のビタミンB_1、鉄を多く含みます。

Wednesday 水

1日合計
熱量 22.6点　♠ 4.9　♥ 3.0　♣ 2.6　♦ 12.1　たんぱく質 73.8g　塩分 6.0g

夕 5.2点　たんぱく質 19.8g　塩分 2.0g

舌ビラメのムニエル
- 舌ビラメ――70g　0.8 ♥
- 塩・こしょう――0.6g・少量
- 小麦粉――4g　0.2 ♦
- 油――4g　0.5 ♦
- トマトソース
  - トマト（皮を除く）――60g　0.1 ♣
  - 玉ねぎ――10g　+ ♣
  - バター――1g　0.1 ♦
  - 塩――0.3g
- ゆでさやいんげん――30g　0.1 ♣
- 塩――0.2g

F りんごとオクラのおろしあえ
- りんご――10g　0.1 ♣
- オクラ――10g　+ ♣
- おろし大根――20g　0.1 ♣
- しょうゆ――2g　+ ♦
- ごはん――160g　3.2 ♦
- のりのつくだ煮――5g　+ ♣

昼 6.0点　たんぱく質 18.7g　塩分 3.3g

がんもどきと鶏肉、野菜のうま煮
- がんもどき――30g　0.9 ♥
- 鶏もも肉（皮なし）――20g　0.3 ♥
- 里芋――50g　0.4 ♣
- にんじん――20g　0.1 ♣
- さやえんどう――10g　+ ♣
- だし――150g
- みりん――8g　0.2 ♦
- しょうゆ――8g　0.1 ♦

きゅうりのもみ漬け
- きゅうり――30g　0.1 ♣
- 青じそ（½枚）――0.5g　+ ♣
- 塩――0.3g

豚バラ肉と大根のみそ汁
- 豚バラ肉――20g　1.0 ♥
- 大根――30g　0.1 ♣
- だし――150g
- みそ――10g　0.2 ♦

ごはん――130g　2.6 ♦

間食 3.4点　たんぱく質 9.6g　塩分 0.1g
- クリームチーズ――20g　0.9 ♠
- 経腸栄養――200ml　2.5

朝 5.3点　たんぱく質 20.0g　塩分 0.5g

半熟ゆで卵――55g　1.0 ♠

ブロッコリーのサラダ
- ブロッコリー――50g　0.2 ♣
- レタス――50g　0.1 ♣
- マヨネーズ――4g　0.3 ♦
- 牛乳――4g　+ ♠

オートミール
- オートミール――45g　2.1 ♦
- 牛乳――130g　1.1 ♠
- バナナ――25g　0.3 ♣
- レーズン――5g　0.2 ♣

間食 2.7点　たんぱく質 5.7g　塩分 0.1g

スイートパンプキン
- かぼちゃ（皮を除く）――60g　0.7 ♣
- 生クリーム（高脂肪）――15g　0.8 ♠
- 砂糖――3g　0.1 ♦
- シナモン――少量
- 牛乳――130g　1.1 ♠

サバの南蛮漬けの献立

火 夕

Aは漬け汁に入れた一味とうがらしの辛みが刺激味となってごはんが進みます。冷蔵で2～3日もつのでまとめ作りも可。

A サバの南蛮漬け
① 漬け汁の材料を混ぜ合わせる。
② サバは4～5切れのそぎ切りにする。塩、こしょうをふり、小麦粉をまぶす。油を熱したフライパンで焼く。すぐ①に漬ける。
③ 玉ねぎとピーマンは薄切りにし、さっとゆでる。
④ 器に③を敷き、②を盛る。

B さつま芋のはちみつ煮
① さつま芋は皮つきを一口大の乱切りにし、水にさらす。
② ①をひたひたのだし汁で煮る。やわらかくなって煮汁がほぼなくなったらはちみつを加えてからめる。

C にんじんのタラコあえ
① にんじんは3～4cm長さのせん切りにし、ゆでる。
② タラコは薄皮を除いて身をしごき出し、酒を加えている。
③ ①を②であえる。

D 2.1点 たんぱく質 2.5g
B 0.8点 たんぱく質 0.4g
C 0.5点 たんぱく質 2.8g
A 2.5点 たんぱく質 15.4g

火・夕食 5.9点 たんぱく質 21.1g

五目卵焼き

火 朝

家族分を厚く焼いて切り分けるか、1人分焼くなら普通の焼き方で。具はわざわざ取りそろえなくても残り野菜で充分です。

① にんじんとしいたけはせん切りにし、さっとゆでてさます。
② ねぎは小口切り、三つ葉はざく切りにする。
③ 卵をときほぐして調味し、①②を加え混ぜる。
④ 油を熱したフライパンで厚焼き卵の要領で焼く。

りんごとオクラのおろしあえ

水 夕

洋風味の主菜に合うさわやか系の味。おろし大根は時間とともにビタミンCが消失するのでおろしたてを。酢を少量加えても。

① りんごは皮と芯を除いて5mm厚さのいちょう切りに。
② オクラはさっとゆでて小口切り。
③ ①②をおろし大根であえて器に盛り、しょうゆをかける。

E 1.2点 たんぱく質 6.4g
F 0.2点 たんぱく質 0.5g

前期 ごはん・5回食

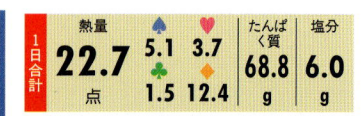

Thursday 木

ポテトサラダのマヨネーズは、少量で高エネルギーの生クリームを混ぜて。味もマイルドに。クラッカーはチーズを塗るとパサつき感が解消します。

1日合計 22.7点 | 熱量 5.1♠ 1.5♦ | 3.7♥ 12.4♣ | たんぱく質 68.8g | 塩分 6.0g

---

夕 5.1点 | たんぱく質 18.4g | 塩分 1.8g

D ウナギ入り洋風茶わん蒸し
- 卵 ——25g 0.5♠
- 牛乳 ——85g 0.7♠
- 塩 ——0.2g
- しょうゆ ——2g +♦
- もめん豆腐 ——25g 0.2♥
- ウナギのかば焼き ——25g 0.9♥
- 生しいたけ（½枚） ——5g +♣
- 三つ葉 ——5g +♣
- あん
  - だし ——30g
  - しょうゆ・みりん —各3g 0.1♦
  - かたくり粉 ——1g 0.1♦

青菜のごまあえ
- 青菜（ほうれん草） ——50g 0.1♣
- すりごま ——3g 0.2♦
- 砂糖 ——1g 0.1♦
- しょうゆ ——3g +♦
- だし ——5g

冷やしトマト
- —50g 0.1♣

ごはん ——105g 2.1♦

昼 4.8点 | たんぱく質 13.7g | 塩分 2.9g

A 三色ごはん
- ごはん ——105g 2.1♦
- 肉そぼろ
  - 牛ひき肉 ——20g 0.6♥
  - しょうが汁 ——少量 +
  - しょうゆ・みりん —各3g 0.1♦
- ツナそぼろ
  - ツナ缶（油漬け） ——30g 1.0♥
  - しょうゆ・みりん —各3g 0.1♦
  - 酒 ——1g +
- にんじん ——20g 0.1♣
- しょうゆ・みりん —各2g 0.1♦
- 酒 ——1g +

B 大根の和風サラダ
- 大根（葉5gとも） ——55g 0.1♣
- 塩 ——0.4g
- a
  - 酢 ——5g +
  - みりん ——6g 0.2♦
  - ごま油 ——2g 0.3♦

C 青梗菜のすまし汁
- 青梗菜 ——40g 0.1♣
- 三つ葉 ——5g +♣
- だし ——150g
- 塩 ——0.5g
- しょうゆ ——3g +♦

間食 4.2点 | たんぱく質 11.2g | 塩分 0.4g
- クラッカー（ソーダ） ——15g 0.8♦
- クリームチーズ ——20g 0.9♠
- 経腸栄養 ——200ml 2.5

朝 6.0点 | たんぱく質 18.6g | 塩分 0.8g

納豆のオクラあえ
- 納豆 ——40g 1.0♥
- オクラ ——20g 0.1♣
- しょうゆ ——3g +♦

ポテトサラダ
- じゃが芋 ——50g 0.5♣
- かたゆで卵 ——25g 0.5♠
- きゅうり ——10g +♣
- セロリ ——10g +♣
- マヨネーズ ——5g 0.4♦
- 生クリーム（高脂肪）—10g 0.6♦

ごはん ——105g 2.1♦
ヨーグルト（加糖） ——100g 0.8♠

間食 2.6点 | たんぱく質 6.9g | 塩分 0.1g
- カステラ ——25g 1.0♦
- メロン ——100g 0.5♣
- 牛乳 ——130g 1.1♠

Friday 金

おかめうどんの生しいたけは消化があまりよくないのでつっかえるようなら省きます。卵は生卵を落として月見風にするか半熟ゆで卵をのせます。

1日合計 22.5点 | 熱量 5.0♠ 2.1♦ | 3.1♥ 12.3♣ | たんぱく質 93g | 塩分 10.5g

---

夕 5.3点 | たんぱく質 31.4g | 塩分 2.8g

カツオのたたき
- 生食用カツオ ——80g 1.1♥
- おろし大根 ——30g 0.1♣
- 青ねぎ・青じそ ——各少量 +♣
- おろししょうが ——少量 +♣
- しょうゆ ——6g 0.1♦

さつま芋のりんご煮
- さつま芋 ——40g 0.7♦
- りんご ——30g 0.2♦
- 砂糖 ——3g 0.1♦

青菜のお浸し
- 青菜（小松菜） ——50g 0.1♣
- しょうゆ ——3g 0.1♦
- だし ——7.5g
- 削りガツオ ——1g 0.1♥

豆腐とオクラのみそ汁
- もめん豆腐 ——50g 0.5♥
- オクラ ——10g +♣
- だし ——150g
- みそ ——10g 0.2♦

ごはん ——105g 2.1♦

昼 5.6点 | たんぱく質 20.9g | 塩分 4.4g

おかめうどん
- ゆでうどん ——160g 2.1♦
- 卵 ——50g 0.9♠
- はんぺん ——15g 0.2♥
- ほうれん草 ——20g 0.1♣
- 生しいたけ ——10g +♣
- ねぎ ——10g +♣
- だし ——300g 0.1
- しょうゆ ——18g 0.2♦
- みりん ——18g 0.5♦

さやいんげんのくるみあえ
- さやいんげん ——40g 0.1♣
- くるみ ——5g 0.4♦
- 砂糖 ——2g 0.1♦
- しょうゆ ——3g 0.1♦

ヨーグルト（加糖） ——100g 0.8♠

間食 3.4点 | たんぱく質 9.6g | 塩分 0.4g
- 薄焼きせんべい ——20g 0.9♦
- 経腸栄養 ——200ml 2.5

朝 6.3点 | たんぱく質 26.2g | 塩分 2.8g

E コンビーフとキャベツのグラタン風
- コンビーフ（缶詰） ——30g 0.8♥
- キャベツ ——50g 0.1♣
- バター ——3g 0.3♦
- 小麦粉 ——3g 0.1♦
- 牛乳 ——150g 1.3♠
- 玉ねぎ ——20g 0.1♣
- 油 ——2g 0.2♦
- ピザ用チーズ ——22g 0.9♠

サケ缶とトマトのサラダ
- サケ缶（水煮） ——20g 0.4♥
- トマト（皮を除く）——50g 0.1♣
- きゅうり ——10g +♣
- しょうゆ ——4g 0.1♦
- 酢 ——4g +

フランスパン ——45g 1.6♦
マーマレード ——8g 0.3♦

間食 1.9点 | たんぱく質 4.9g | 塩分 0.1g

ベークドバナナ
- バナナ ——50g 0.5♣
- バター ——2g 0.2♦
- 砂糖 ——2g 0.1♦
- シナモン ——少量

牛乳 ——130g 1.1♠

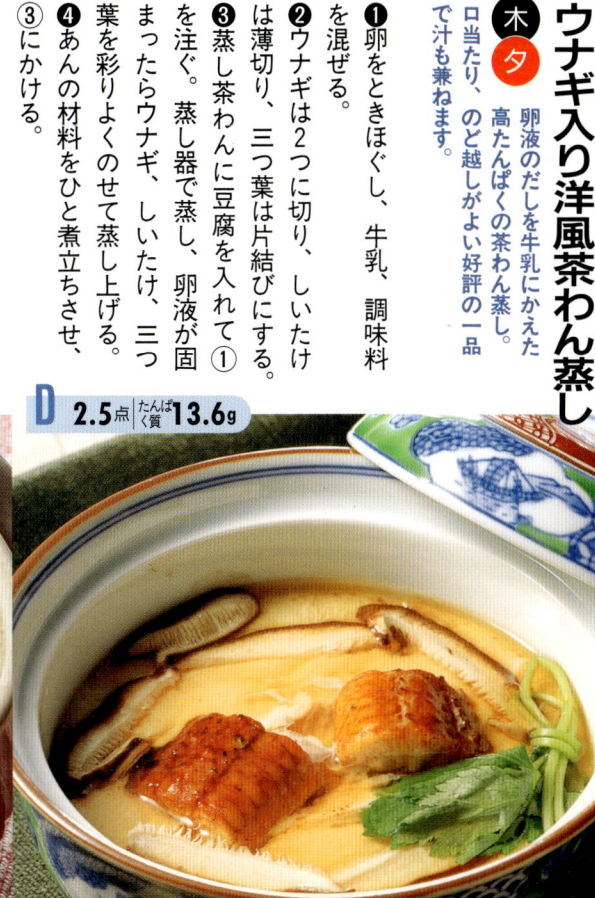

三色ごはんの献立

木・昼

Aはそれぞれの具にしっかり味をつけてごはんを食べやすく。肉と魚の両方のたんぱく質、野菜がセットで好バランスの一品。

A 三色ごはん

① 小なべに肉そぼろの材料を入れ、ポロポロになるまでいり煮する。
② ツナの汁けをきって粗くほぐし、調味料を加えていり煮する。
③ にんじんは4cm長さのせん切りにし、調味料を加えていり煮にする。
④ ①～③をごはんにのせる。

B 大根の和風サラダ

① 大根は短冊切りに、葉は細かく刻む。合わせて塩をふってしんなりさせる。
② ①の水けを絞り、合わせたaであえる。

C 青梗菜のすまし汁

① 青梗菜は軸を細切り、葉はざく切りにする。
② だしを煮立てて①を煮、やわらかくなったら調味する。三つ葉をざく切りにして加えてひと煮する。

木・昼食
4.8点
たんぱく質 **13.7g**

C 0.1点 たんぱく質 1.0g
B 0.6点 たんぱく質 0.3g
A 4.1点 たんぱく質 12.4g

ウナギ入り洋風茶わん蒸し

木・夕

卵液のだしを牛乳にかえた高たんぱくの茶わん蒸し。口当たり、のど越しがよい好評の一品で汁も兼ねます。

① 卵をときほぐし、牛乳、調味料を混ぜる。
② ウナギは2つに切り、しいたけは薄切り、三つ葉は片結びにする。
③ 蒸し茶わんに豆腐を入れて①を注ぐ。蒸し器で蒸し、卵液が固まったらウナギ、しいたけ、三つ葉を彩りよくのせて蒸し上げる。
④ あんの材料をひと煮立ちさせ、③にかける。

D 2.5点 たんぱく質 13.6g

コンビーフとキャベツのグラタン風

金・朝

忙しい朝でも手早く作る簡単法。コンビーフとチーズに塩分があるので味つけも不要。乳製品がしっかりとれる一品です。

① キャベツは細く切る。バターでいため、小麦粉をふり入れて少しいため、牛乳を加えて混ぜながらとろりとするまで煮る。
② 玉ねぎは薄切りにし、いためる。
③ グラタン皿に①②を入れ、コンビーフを散らし、チーズをのせる。オーブントースターで焼き色がつくまで焼く。

E 3.8点 たんぱく質 17.0g

前期 ごはん・5回食

果物に限らず、缶詰製品の使い残しは、かならず缶から出して陶器やガラス容器に移しかえて冷蔵保存し、できるだけ早く食べきりましょう。

Saturday 土

1日合計 熱量 22.6点　♠5.0　♥3.3　たんぱく質 74.6g　塩分 7.1g　♣1.6　♦12.7

朝 6.5点　たんぱく質 22.5g　塩分 1.9g

チーズエッグ
- 卵 ─ 50g　0.9 ♠
- プロセスチーズ ─ 20g　0.9 ♠
- 油 ─ 2g　0.2 ♦

野菜サラダ
- グリーンアスパラガス ─ 50g　0.1 ♣
- ラディシュ・レタス ─ 各10g　+ ♣
- マヨネーズ ─ 5g　0.4 ♦
- 牛乳 ─ 5g　+ ♠

- 牛乳 ─ 130g　1.1 ♠
- トースト（食パン）─ 60g　2.0 ♦
- バター ─ 4g　0.4 ♦
- 洋梨と桃（各缶詰）─ 各25g　0.5 ♣

間食 2.1点　たんぱく質 5.2g　塩分 0.1g

レーズン入りカスタードクリーム
- 卵黄（大½個分）─ 10g　0.5 ♠
- 牛乳 ─ 100g　0.8 ♠
- 砂糖 ─ 3g　0.2 ♦
- 小麦粉 ─ 2g　0.1 ♦
- コーンスターチ ─ 2g　0.1 ♦
- レーズン ─ 5g　0.2 ♣
- グラニュー糖 ─ 5g　0.2 ♦

昼 6.0点　たんぱく質 21.9g　塩分 3.0g

A 鉄火どんぶり
- ごはん ─ 105g　2.1 ♦
- a 酢・砂糖 ─ 8・2g　0.1 ♦
- 塩 ─ 0.4g
- 刺し身用マグロとろ ─ 40g　1.8 ♥
- きゅうり ─ 10g　+ ♣
- 切りのり ─ 全型¼枚分　+ ♣
- わさび ─ 少量　0.1 ♦
- しょうゆ ─ 5g　0.1 ♦

B 春菊のごまあえ
- 春菊 ─ 50g　0.2 ♣
- a すり白ごま ─ 3g　0.2 ♣
- みりん・しょうゆ ─ 各3g　0.1 ♦

C 豆腐と青ねぎのすまし汁
- もめん豆腐 ─ 50g　0.5 ♥
- 青ねぎ ─ 5g　+ ♣
- だし ─ 150g　0.1
- 塩 ─ 0.5g
- しょうゆ ─ 3g　+ ♦

D ヨーグルト（加糖） ─ 100g　0.8 ♠

間食 3.5点　たんぱく質 8.8g　塩分 0.0g
- おこし ─ 21g　1.0 ♦
- 経腸栄養 ─ 200ml　2.5 ♦

夕 4.5点　たんぱく質 16.2g　塩分 2.1g

のしどり　にんじんの煮つけ添え
- 鶏ひき肉 ─ 50g　1.0 ♥
- ねぎのみじん切り ─ 5g　+ ♣
- パン粉 ─ 5g　0.2 ♦
- しょうゆ ─ 5g　0.1 ♦
- 砂糖 ─ 1g　0.1 ♦
- 酒 ─ 10g　0.1 ♦
- 煮つけ にんじん ─ 30g　0.1 ♣
- だし ─ 45g
- みりん・しょうゆ ─ 各2g　0.1 ♦

里芋の含め煮
- 里芋 ─ 50g　0.4 ♣
- だし ─ 100g
- みりん・しょうゆ ─ 各3g　0.1 ♦
- ゆずの皮のせん切り ─ 少量　+ ♣

青梗菜の甘酢かけ
- 青梗菜 ─ 50g　0.1 ♣
- 酢 ─ 5g　+ ♦
- 砂糖 ─ 2g　0.1 ♦
- 塩 ─ 0.3g
- ごはん ─ 105g　2.1 ♦

Sunday 日

初めてのミルクティーの登場。紅茶はうすめにいれ牛乳を主体にします。間食は手作りの蒸しパンですが、無理なら市販のカステラやプリンでも。

1日合計 熱量 23.2点　♠5.4　♥3.3　たんぱく質 80g　塩分 8.5g　♣2.0　♦12.5

朝 6.3点　たんぱく質 21.0g　塩分 1.9g

フレンチトースト
- 食パン ─ 60g　2.0 ♦
- 卵 ─ 25g　0.5 ♠
- 牛乳 ─ 50g　0.4 ♠
- バニラエッセンス ─ 少量
- バター ─ 4g　0.4 ♦
- マーマレード ─ 10g　0.3 ♦

E ツナとポテトの和風サラダ
- ツナ缶（油漬け）─ 30g　1.0 ♥
- じゃが芋 ─ 50g　0.5 ♣
- にんじん ─ 10g　+ ♣
- a 酢 ─ 3g　
- しょうゆ ─ 2.5g　+ ♦
- みりん ─ 3g　0.1 ♦

- 牛乳 ─ 130g　1.1 ♠

間食 2.8点　たんぱく質 8.5g　塩分 0.5g

レーズン入り蒸しパン
- 小麦粉 ─ 25g　1.2 ♦
- ベーキングパウダー ─ 2g
- 卵 ─ 25g　0.5 ♠
- 砂糖 ─ 3g　0.1 ♦
- レーズン ─ 5g　0.2 ♣
- ミルクティー（牛乳）─ 100g　0.8 ♠

昼 5.9点　たんぱく質 24.1g　塩分 3.5g

肉豆腐
- 牛もも薄切り肉 ─ 50g　1.3 ♥
- もめん豆腐 ─ 50g　0.5 ♥
- ねぎ ─ 30g　0.1 ♣
- はるさめ（乾）─ 5g　0.2 ♣
- だし ─ 100g
- 砂糖 ─ 3g　0.2 ♦
- しょうゆ ─ 9g　0.1 ♦

F 小松菜のナムル風
- 小松菜 ─ 50g　0.1 ♣
- ねぎ ─ 少量　+ ♣
- しょうが ─ 少量　+ ♣
- しょうゆ ─ 3g　+ ♦

かぼちゃのみそ汁
- かぼちゃ ─ 20g　0.2 ♣
- 三つ葉 ─ 5g　+ ♣
- だし ─ 150g　0.1
- みそ ─ 10g　0.2 ♦
- ごはん ─ 105g　2.1 ♦
- ヨーグルト（加糖）─ 100g　0.8 ♠

間食 3.0点　たんぱく質 9.1g　塩分 0.0g
- メロン ─ 100g　0.5 ♣
- 経腸栄養 ─ 200ml　2.5 ♦

夕 5.2点　たんぱく質 17.3g　塩分 2.6g

カキとほうれん草のグラタン
- カキのむき身 ─ 70g　0.5 ♥
- ほうれん草 ─ 70g　0.2 ♣
- バター ─ 2g　0.2 ♦
- 塩 ─ 0.3g
- 白ソース 小麦粉 ─ 3g　0.2 ♦
- バター ─ 3g　0.3 ♦
- 牛乳 ─ 100g　0.8 ♠
- 塩 ─ 0.5g
- ナチュラルチーズ ─ 10g　0.5 ♠

白菜とりんごのサラダ
- 白菜 ─ 30g　0.1 ♣
- りんご ─ 20g　0.1 ♣
- レモン汁 ─ 5g　+ ♣
- サラダ油 ─ 2g　0.2 ♦
- ロールパン ─ 45g　1.8 ♦
- バター ─ 3g　0.3 ♦

鉄火どんぶりの献立

土 昼

Aはすし飯が食欲を高めます。マグロはたんぱく質量が多いのは赤身ですが、少しの量でエネルギーが高いとろを使います。

A 鉄火どんぶり
① aで合わせ酢を作り、熱いごはんに混ぜる。
② とろは5切れくらいのそぎ切り。
③ きゅうりは斜め輪切りにしてからせん切りにする。
④ 器に①のすし飯を入れ、のり、きゅうり、とろの順にのせてわさびをあしらう。しょうゆを添える。

B 春菊のごまあえ
① 春菊はかたい茎を除いて色よくゆでる。水にとり、水けを絞ってざく切りにする。
② aを混ぜ、①をあえる。

C 豆腐と青ねぎのすまし汁
① 豆腐はさいの目に切る。
② だしを火にかけて調味し、豆腐を入れてひと煮立ちさせる。青ねぎの小口切りを加えて火を消す。

C 0.6点 たんぱく質 4.1g
B 0.5点 たんぱく質 2.0g
D 0.8点 たんぱく質 4.3g
A 4.1点 たんぱく質 11.5g

土・昼食 6.0点 たんぱく質 21.9g

ツナとポテトの和風サラダ

日 朝

和風味のあっさりサラダ。ツナ缶が入ってしっとりと仕上がります。

① じゃが芋とにんじんは小さめの乱切りにする。いっしょに水から入れてやわらかくゆで、湯をきる。
② ツナは汁けをきって粗くほぐす。
③ aを混ぜ、①②をあえる。

小松菜のナムル風

日 昼

ナムルといえば豆板醤やごま油が欠かせませんが、これらは刺激が強い、消化がよくないなどで後期になるまでは控えます。

① 小松菜は色よくゆでる。水にとってさまし、水けを絞って3cm長さに切る。
② ねぎとしょうがはみじん切り。
③ ①②を合わせ、しょうゆであえる。

F 0.1点 たんぱく質 1.0g
E 1.6点 たんぱく質 6.4g

後期 ごはん・4回食

月 Monday

手術後1年くらいすると仕事に戻ったりと活動量も増えるので体に必要な栄養量も多くなります。この本の後期では、1日2000kcal、たんぱく質90gを目安に献立を紹介しています。1回に食べられる食事量もだいぶ増えてきますが、1日3食だけでは必要な分は食べきれません。間食を含めて1日4食を基本にしましょう。

料理名と材料(1人分)	点数	1群 乳・乳製品	1群 卵	2群 魚介	2群 肉	2群 豆・豆製品	3群 緑黄色野菜	3群 淡色野菜	3群 芋	3群 果物	4群 穀類	4群 砂糖	4群 油脂	4群 その他
朝 5.8点 たんぱく質 18.1g 塩分 2.1g														
A 半熟ゆで卵 ─── 50g			0.9											
B 野菜の蒸し焼き														
キャベツ ─── 50g								0.1						
にんじん・ピーマン ─ 各10g							0.1	+						
生しいたけ ─── 10g (1枚)														
はるさめ(乾) ─── 5g											0.2			
油 ─── 4g (小さじ1)													0.5	
塩 ─── 0.5g (ミニスプーン1/2)														
しょうゆ ─── 2g (小さじ1/3)														+
C 牛乳 ─── 150g (3/4カップ)		1.3												
D トースト														
食パン(8枚切り) ─ 60g (2枚)											2.0			
バター ─── 4g (小さじ1)													0.4	
いちごジャム ─── 10g (大さじ1/2)												0.3		
昼 7.0点 たんぱく質 27.7g 塩分 2.3g														
A サケの辛みそ漬け焼き														
生ザケ ─── 60g (大1切れ)				1.0										
a みそ ─── 6g (小さじ1)													0.1	0.1
みりん ─── 2g (小さじ1/3)														+
酒 ─── 2.5g (小さじ1/2)														
豆板醤 ─── 1g (小さじ1/4)														
サラダ菜 ─── 5g (小1枚)							+							
B 生揚げとかぼちゃの煮つけ														
生揚げ ─── 50g						0.9								
かぼちゃ ─── 50g							0.6							
a だし ─── 100g (1/2カップ)													0.2	+
しょうゆ・みりん ─ 各5g (各小さじ1弱)														
C クレソンと春菊のごまあえ														
クレソン ─── 25g							0.1							
春菊 ─── 25g							0.1							
a 半ずり白ごま ─── 2g (小さじ1/2)													0.1	+
しょうゆ・みりん ─ 各3g (各小さじ1/2)													0.1	
D ごはん ─── 160g											3.2			
E グレープフルーツ ─ 100g (1/2個)										0.5				

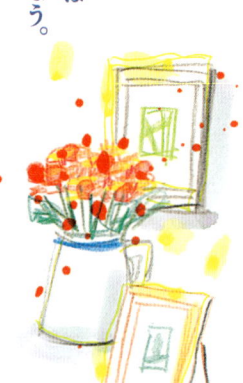

朝

B 野菜の蒸し焼き
❶キャベツはざく切り、にんじんは細めの短冊切り、ピーマンと生しいたけは細切りにする。
❷はるさめは熱湯でもどし、水けをきって食べよく包丁を入れる。
❸油を熱して①をいため、油がなじんだら②と調味料を加え、ふたをして2〜3分蒸し焼きにする。

Bに入れるはるさめはエネルギー増量と同時に、蒸し汁を吸収して水っぽくならない効果も。

昼

A サケの辛みそ漬け焼き
❶サケはさっと洗って水けをふき、2〜3つに切る。aを混ぜて両面に塗り、しばらくおく。
❷熱した魚焼き網かオーブントースターで焼いて火を通す。

B 生揚げとかぼちゃの煮つけ
❶生揚げは油抜きし、かぼちゃとともに一口大に切る。
❷aに入れ、やわらかくなって煮汁がほぼなくなるまで煮る。

C クレソンと春菊のごまあえ
❶クレソン、春菊ともかたい茎を除く。ともにさっとゆでて水にとり、水けを絞ってざく切りにする。
❷〔続く〕

ごはんが進むピリ辛味のみそ漬け焼き。汁けがでないようCにだしは入れません。

D 2.7点 たんぱく質 5.6g
C 1.3点 たんぱく質 5.0g
A 0.9点 たんぱく質 6.2g
B 0.9点 たんぱく質 1.3g

朝食
5.8点
たんぱく質 **18.1g**

E 0.5点 たんぱく質 0.9g
D 3.2点 たんぱく質 3.8g

昼食
7.0点
たんぱく質 **27.7g**

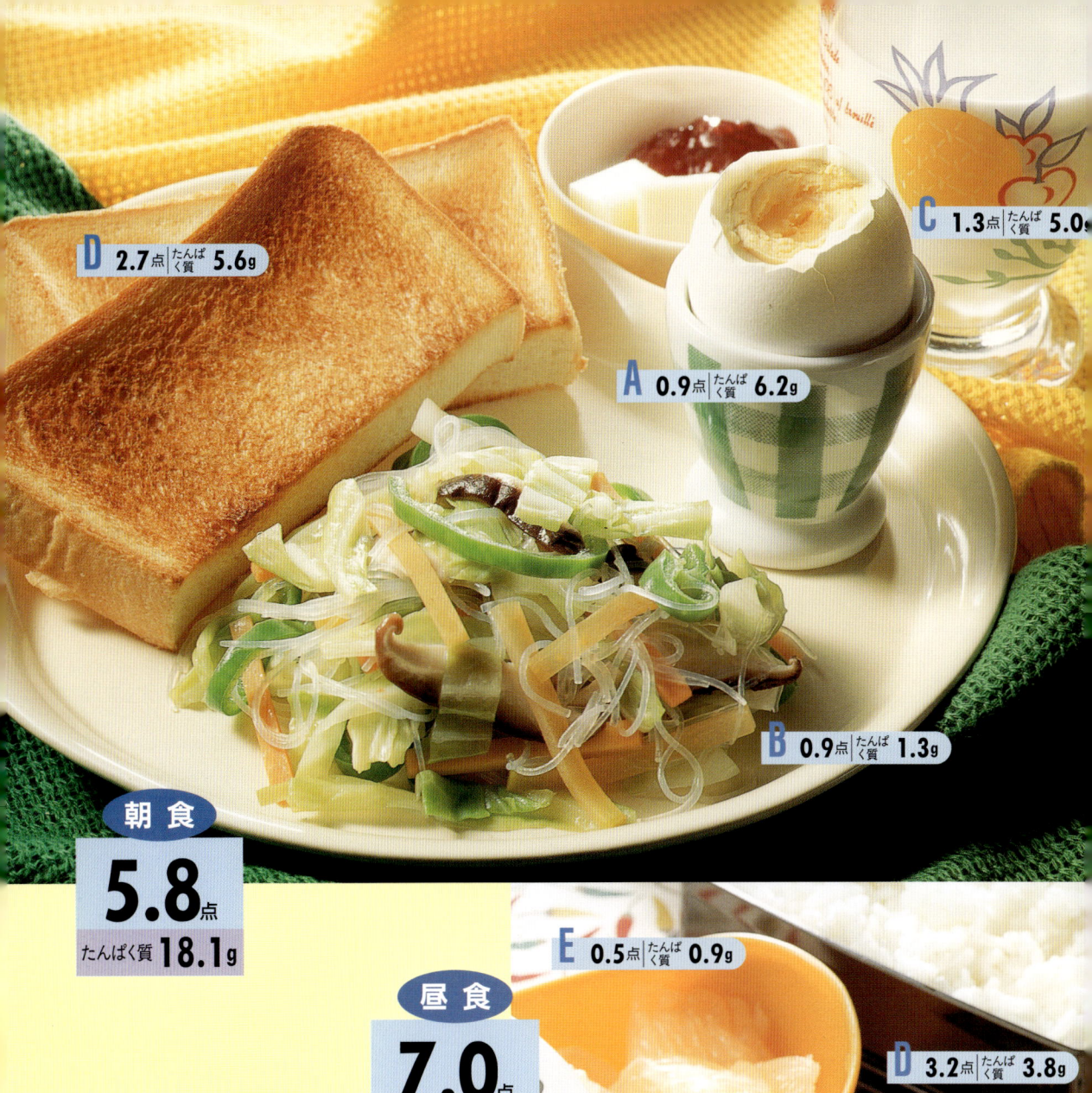

A 1.2点 たんぱく質 14.3g
C 0.4点 たんぱく質 1.7g
B 1.7点 たんぱく質 7.0g

食生活ここに注意！ ラーメン、カレーに要注意

これを食べると体調悪化の原因になりやすいのが、ラーメンとカレーライス。ラーメンは消化が悪いうえにかまずに飲み込みがち、カレーライスはごはんをよくかむのが難しい料理です。どちらも食べたいという気持ちが出てくるのは体調がよくなって、食事にも無理を始めるころ。家族に分けてもらって少量を味わうのは問題ありませんが、ゆっくりよくかんで食べること。

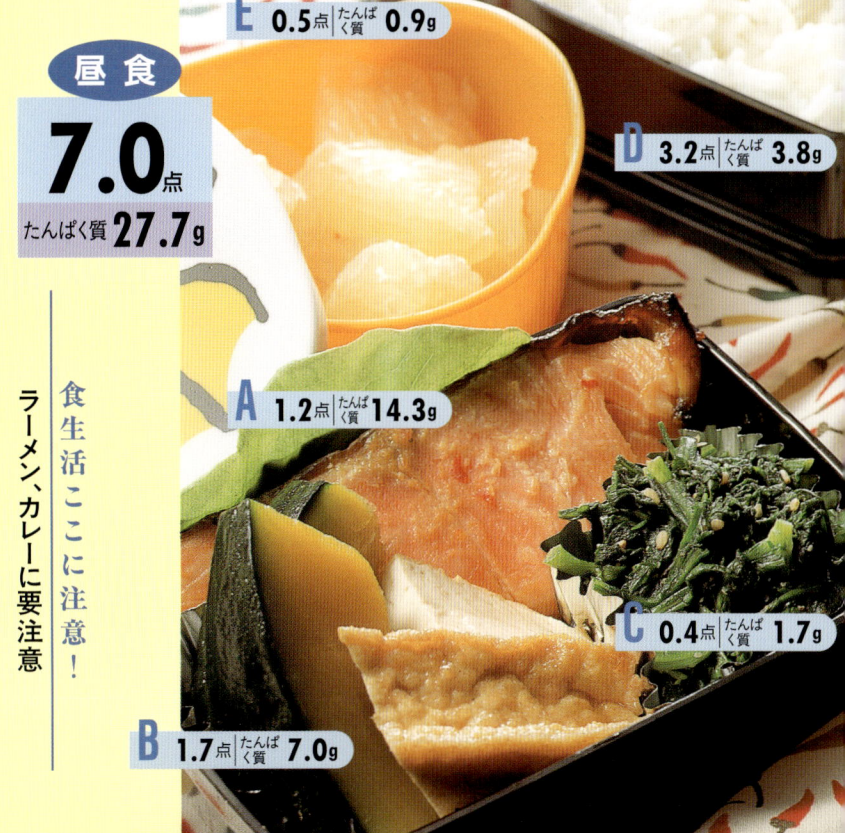

後期 ごはん・4回食

月 Monday

胃の手術後には高脂血症の心配がなく、動物性脂肪も安心して食べられましたが、体重が戻ってきたら少し気をつけて、バターや生クリーム、肉類は1日の目安量（11ページ）の範囲までにしましょう。1日のエネルギー量も体重の増加に合わせて調整します。

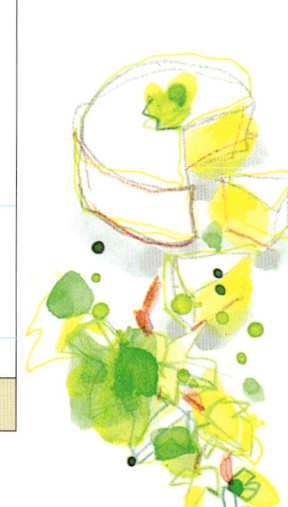

料理名と材料(1人分)	点数	1群 乳・乳製品	1群 卵	2群 魚介	2群 肉	2群 豆・豆製品	3群 緑黄色野菜	3群 淡色野菜	3群 芋	3群 果物	4群 穀類	4群 砂糖	4群 油脂	4群 その他
間食 4.6点 たんぱく質17.9g 塩分2.1g														
A チーズとハムのサンドイッチ														
食パン(サンドイッチ用)——60g (2枚)											2.0			
バター——4g (小さじ1強)													0.4	
a プロセスチーズ——22g		0.9												
きゅうりの薄切り——10g								+						
b ロースハム——20g (1枚)					0.5									
サラダ菜——5g (小1枚)							+							
B ヨーグルト(加糖) 100g		0.8												
夕 7.4点 たんぱく質24.0g 塩分2.3g														
A 牛ヒレ肉のバター焼き														
牛ヒレ肉(バター焼き用)——80g					1.8									
塩——0.5g (ミニスプーン½)														
こしょう——少量														
バター——3g (小さじ1弱)													0.3	
じゃが芋——50g (½個)									0.5					
塩——0.3g (ミニスプーン⅓)														
B 野菜のクリーム煮														
ブロッコリー——20g							0.1							
にんじん——20g							0.1							
玉ねぎ——10g								0.1						
マッシュルーム——10g (1個)								+						
生クリーム(高脂肪)——19g (大さじ1½)		1.0												
油——2g (小さじ½)													0.2	
a [水100g+顆粒コンソメ]1g														
C トマトとセロリのスープ														
トマト——50g							0.1							
セロリ(葉少量とも)——10g								+						
a [水150g+顆粒コンソメ]1g														
塩・こしょう——各少量														
D ごはん——160g											3.2			
1日合計 熱量24.8点 たんぱく質87.5g 塩分8.8g		♠4.9点		♥4.2点			♣2.4点				♦13.3点			

A チーズとハムのサンドイッチ
①パンの片面にバターを塗る。
②パンを2つに切って4枚にし、1組はa、もう1組はbをはさみ、食べやすく切る。

間食
糖質に偏らないようたんぱく食品とセットにしたAはいつでもつまめる一口サイズ切り。

A 牛ヒレ肉のバター焼き
①じゃが芋は乱切りにしてやわらかくゆで、塩をふって粉吹き芋に。
②ヒレ肉に塩、こしょうをふる。バターをとかしたフライパンで両面焼く。①と盛り合わせる。

夕
ヒレ肉は高たんぱく低脂肪。やわらかい肉質をそこねないよう焼きすぎに注意。

B 野菜のクリーム煮
①野菜は食べよく切る。
②①とマッシュルームを油でさっといため、aを加えて煮る。やわらかくなったら生クリームを加えてひと煮する。

C トマトとセロリのスープ
①トマトは皮と種を除いてざく切り、セロリは薄切りにする。
②aに入れてやわらかく煮、塩、こしょうで味を調える。セロリの葉を刻んで散らす。

D 3.2点 たんぱく質 3.8g

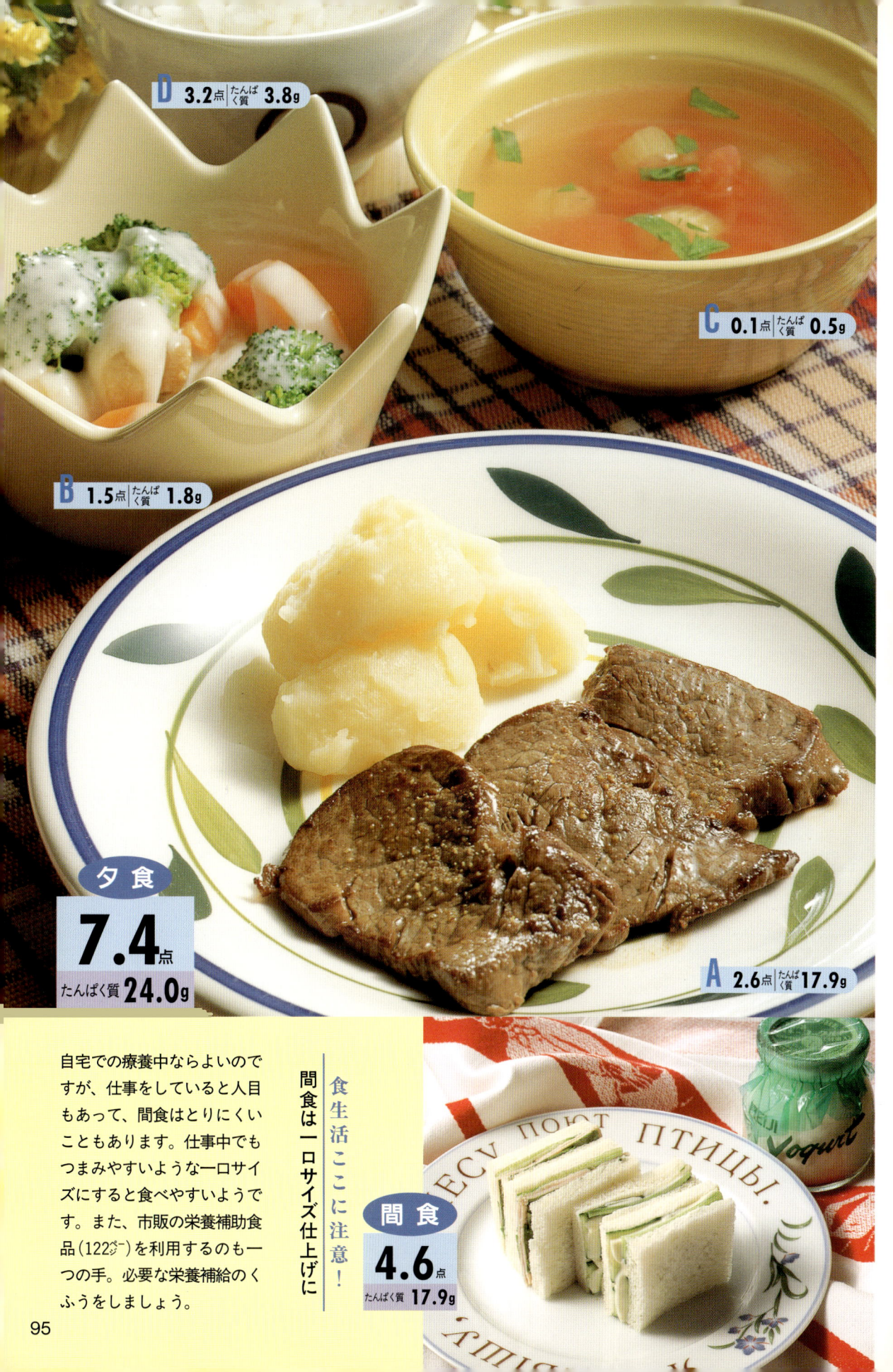

C 0.1点 たんぱく質 0.5g

B 1.5点 たんぱく質 1.8g

A 2.6点 たんぱく質 17.9g

夕食
7.4点
たんぱく質 24.0g

間食
4.6点
たんぱく質 17.9g

食生活ここに注意！
間食は一口サイズ仕上げに

自宅での療養中ならよいのですが、仕事をしていると人目もあって、間食はとりにくいこともあります。仕事中でもつまみやすいような一口サイズにすると食べやすいようです。また、市販の栄養補助食品（122ページ）を利用するのも一つの手。必要な栄養補給のくふうをしましょう。

後期 ごはん・4回食

Thursday 木
肉じゃがはしらたきの代わりに消化のよいはるさめを使います。

朝 7.9点 たんぱく質 23.3g 塩分 2.5g

オープンサンドイッチ
- フランスパン ─ 80g 2.8 ◆
- バター ─ 8g 0.7 ◆
- ゆで卵 ─ 55g 1.0 ♠
- マヨネーズ ─ 4g 0.3 ◆
- ロースハム ─ 10g 0.2 ♥
- レタス ─ 15g + ♣

クリームコーンスープ
- キャベツ・玉ねぎ ─ 各30g 0.2 ♣
- にんじん ─ 10g 0.1 ♣
- クリームコーン(缶詰) ─ 20g 0.2 ♣
- バター ─ 5g 0.5 ◆
- 牛乳 ─ 180g 1.5 ♥
- パパイヤ ─ 80g 0.4 ♣

昼 6.7点 たんぱく質 27.8g 塩分 2.3g

肉じゃが
- 豚もも薄切り肉 ─ 50g 1.1 ♥
- じゃが芋 ─ 50g 0.5 ◆
- 玉ねぎ・にんじん ─ 各10g 0.2 ♣
- はるさめ(乾) ─ 3g 0.1 ◆
- だし ─ 150g
- 砂糖・しょうゆ ─ 2・7g 0.2 ◆

ほうれん草のお浸し
- ほうれん草 ─ 50g 0.1 ♣
- しょうゆ ─ 3g + ◆
- だし ─ 5g
- 削りガツオ ─ 1g 0.1 ♥

F 石狩ごはん
- ごはん ─ 160g 3.2 ◆
- 生ザケ ─ 20g 0.3 ♥
- しょうゆ・酒 ─ 3・2.5g 0.2 ◆
- しめじ ─ 25g 0.1 ♣
- 青じそ(½枚) ─ 0.5g +
- ヨーグルト(加糖) ─ 100g 0.8 ♠

間食 4.1点 たんぱく質 9.4g 塩分 0.8g

- デニッシュペストリー ─ 50g 2.5 ◆
- 飲むヨーグルト ─ 200g 1.6 ♠

夕 6.3点 たんぱく質 26.4g 塩分 2.9g

サバのワイン蒸し ラビコットソース
- サバ ─ 70g 1.8 ♥
- 塩・こしょう ─ 0.5g・少量
- 白ワイン ─ 10g 0.1 ◆
- ソース
  - トマト ─ 50g 0.1 ♣
  - 玉ねぎ ─ 5g + ♣
  - サラダ油 ─ 4g 0.5 ◆
  - 酢 ─ 10g + ◆
  - 塩 ─ 0.3g
- ブロッコリー(ゆでる) ─ 20g 0.1 ♣
- かぶ(ゆでる) ─ 20g 0.1 ♣

豆腐のサラダ
- もめん豆腐 ─ 80g 0.7 ♣
- オクラ ─ 10g + ♣
- しょうゆ・みりん ─ 各3g 0.1 ◆
- しょうが汁 ─ 少量 + ♣

かぼちゃのみそ汁
- かぼちゃ・玉ねぎ ─ 30・10g 0.5 ♣
- だし ─ 150g
- みそ ─ 10g 0.2 ◆
- ごはん ─ 105g 2.1 ◆

1日合計: 熱量 25.0点 ♠4.9 ♥4.2 ♣2.6 ◆13.3 たんぱく質 86.9g 塩分 8.5g

Wednesday 水
間食はいつでも、少しでもつまめるよう一口サイズに。

朝 6.7点 たんぱく質 21.1g 塩分 2.0g

いり豆腐
- 卵 ─ 50g 0.9 ♠
- もめん豆腐 ─ 50g 0.5 ♥
- にんじん・さやえんどう ─ 各10g 0.1 ♣
- 油 ─ 2g 0.2 ◆
- だし ─ 45g
- 砂糖・しょうゆ ─ 2・5g 0.2 ◆

なすのみそいため
- なす ─ 50g 0.1 ♣
- ねぎ ─ 10g + ♣
- 油・酒 ─ 2・4g 0.3 ◆
- みそ ─ 4g 0.1 ◆

ほうれん草のごま浸し
- ほうれん草 ─ 50g 0.1 ♣
- しょうゆ・みりん ─ 各3g 0.1 ◆
- だし ─ 7.5g
- いり白ごま ─ 1g 0.1 ♣
- ごはん ─ 160g 3.2 ◆
- ヨーグルト(加糖) ─ 100g 0.8 ♠

昼 6.2点 たんぱく質 19.1g 塩分 1.4g

A 親子煮
- 卵 ─ 25g 0.5 ♠
- 鶏もも肉(皮なし) ─ 50g 0.7 ♥
- 玉ねぎ ─ 40g 0.2 ♣
- 青梗菜 ─ 20g + ♣
- 生しいたけ ─ 10g + ♣
- a
  - だし ─ 45g
  - しょうゆ・みりん ─ 各6g 0.3 ◆

B さつま芋の生クリーム煮
- さつま芋 ─ 30g 0.5 ◆
- 生クリーム(高脂肪) ─ 10g 0.5 ♥
- 砂糖 ─ 2g 0.1 ◆

C さやいんげんのナムル
- さやいんげん ─ 40g 0.1 ♣
- ねぎ・しょうが ─ 各少量 + ♣
- a
  - 塩 ─ 0.3g
  - ごま油 ─ 1g 0.1 ◆
  - 一味とうがらし ─ 少量

D ごはん ─ 160g 3.2 ◆

間食 4.1点 たんぱく質 13.6g 塩分 1.0g

サケ缶のサンドイッチ
- 食パン ─ 45g 1.5 ◆
- サケ缶(水煮) ─ 20g 0.4 ♥
- マヨネーズ ─ 5g 0.4 ◆
- りんご ─ 80g 0.5 ◆
- 牛乳 ─ 150g 1.3 ♥

夕 7.9点 たんぱく質 27.5g 塩分 2.4g

カジキのマヨネーズ焼き
- カジキ ─ 70g 1.3 ♥
- 酒 ─ 2.5g +
- マヨネーズ ─ 5g 0.4 ◆
- マスタード ─ 2g 0.1 ◆
- サラダ菜 ─ 5g + ♣

かぶのクリーム煮
- かぶ(葉10gとも) ─ 80g 0.2 ♣
- 牛乳 ─ 100g 0.8 ♥
- 小麦粉・バター ─ 各2g 0.3 ◆
- 塩・こしょう ─ 0.6g・少量

豚汁
- 豚バラ肉 ─ 20g 1.0 ♥
- もめん豆腐 ─ 30g 0.3 ♥
- 大根 ─ 20g + ♣
- にんじん・ねぎ ─ 各10g 0.1 ♣
- だし ─ 150g
- みそ ─ 10g 0.2 ◆
- ごはん ─ 160g 3.2 ◆

1日合計: 熱量 24.9点 ♠4.8 ♥4.2 ♣1.9 ◆14.0 たんぱく質 81.3g 塩分 6.8g

Tuesday 火
昼はお弁当。1日25点の4回食もゆっくりよくかむことは前期と同様。

朝 6.6点 たんぱく質 23.5g 塩分 1.5g

目玉焼き ゆで野菜添え
- 卵 ─ 50g 0.9 ♠
- 油 ─ 2g 0.2 ◆
- グリーンアスパラガス ─ 30g 0.1 ♣
- キャベツ ─ 30g 0.1 ♣
- レモン汁 ─ 5g + ♣

E 蒸しかぼちゃのツナソースかけ
- かぼちゃ ─ 50g 0.6 ♣
- ツナ缶(油漬け) ─ 30g 1.0 ♥
- 酢 ─ 5g + ◆
- サラダ油 ─ 2g 0.2 ◆
- 牛乳 ─ 130g 1.1 ♥
- トースト(食パン) ─ 60g 2.0 ◆
- バター ─ 4g 0.4 ◆

昼 6.6点 たんぱく質 22.9g 塩分 1.3g

豚肉のしょうが焼き
- 豚もも薄切り肉 ─ 60g 1.4 ♥
- ねぎ・にんじん ─ 各10g 0.1 ♣
- しょうが汁 ─ 1g + ♣
- しょうゆ ─ 4g 0.1 ◆
- 油 ─ 2g 0.2 ◆
- レタス ─ 5g + ♣

さつま芋のレモン煮
- さつま芋 ─ 35g 0.6 ◆
- レモンの薄切り ─ 10g 0.1 ♣
- 砂糖 ─ 1g + ◆

小松菜のお浸し
- 小松菜 ─ 40g 0.1 ♣
- しょうゆ ─ 3g + ◆
- だし ─ 7.5g
- 削りガツオ ─ 1g + ♥
- ごはん ─ 160g 3.2 ◆
- ヨーグルト(加糖) ─ 100g 0.8 ♠

間食 5.8点 たんぱく質 14.9g 塩分 1.4g

ロールパンサンド
- ロールパン(2個) ─ 60g 2.3 ◆
- バター ─ 5g 0.5 ◆
- クリームチーズ ─ 20g 0.9 ♠
- マーマレード ─ 7g 0.2 ◆
- ウインナーソーセージ ─ 15g 0.6 ♥
- ゆでキャベツ ─ 20g 0.0 ♣
- 牛乳 ─ 150g 1.3 ♥

夕 6.3点 たんぱく質 18.9g 塩分 3.8g

おでん
- がんもどき ─ 35g 1.0 ♥
- はんぺん・ちくわ ─ 各30g 0.8 ♥
- 大根 ─ 80g 0.2 ♣
- にんじん ─ 10g 0.1 ♣
- だし・塩 ─ 200・1g
- しょうゆ ─ 6g 0.1 ◆
- 砂糖 ─ 3g 0.1 ◆

酢の物
- きゅうり・かぶ ─ 各20g 0.1 ♣
- はるさめ(乾) ─ 3g 0.1 ◆
- 酢・しょうゆ ─ 5・3g + ◆
- だし ─ 2.5g
- ごはん ─ 160g 3.2 ◆
- メロン ─ 100g 0.5 ♣

1日合計: 熱量 25.3点 ♠5.0 ♥4.8 ♣2.7 ◆12.8 たんぱく質 80.2g 塩分 8.0g

親子煮のお弁当

水 昼

親子煮の卵はしっかり火を通したほうが安全。ごはんにのせて煮汁がしみ込んだほうが好きというかたは"親子どんぶり"に。

A 親子煮

① 鶏肉は小さめのそぎ切り、玉ねぎと生しいたけは薄切りにする。
② 青梗菜はゆでて1cm長さに切る。
③ aを煮立て、鶏肉と玉ねぎを入れてひと煮する。しいたけと青梗菜を入れてとき卵をまわし入れ、ふたをして卵に火を通す。

B さつま芋の生クリーム煮

① さつま芋は皮つきを輪切りにし、水にさらしたのちゆでる。
② やわらかくなったらゆで汁を捨て、生クリームと砂糖を加えてからめるようにひと煮する。

C さやいんげんのナムル

① さやいんげんはすじを除いて色よくゆで、食べよい長さに切る。
② ねぎとしょうがはみじん切りにし、aとともに①をあえる。

水・昼食
6.2点　たんぱく質 19.1g

A　1.7点　たんぱく質 13.9g
B　1.1点　たんぱく質 0.6g
C　0.2点　たんぱく質 0.8g
D　3.2点　たんぱく質 3.8g

蒸しかぼちゃのツナソースかけ

火 朝

後期になるとサラダ油も安心して使えます。油はかぼちゃのカロチンの吸収率を高め、エネルギー増量に効率よい食品です。

① かぼちゃは一口大のくし形に切る。皿に並べてラップをかけ、電子レンジで50gにつき約1分加熱。
② ツナは汁けをきって細かくほぐし、酢、サラダ油と混ぜる。
③ ①に②のツナソースをかける。

E　1.8点　たんぱく質 6.3g

石狩ごはん

木 昼

味つけごはんはさめてもおいしいのでお弁当にうってつけ。甘塩ザケなら下味不要。サケフレーク（市販品）ならさらに簡単に。

① 生ザケにしょうゆと酒をふって下味をつける。
② 熱した魚焼き網で両面焼く。しめじも小房にほぐして焼く。
③ サケが熱いうちに皮と骨を除いて身をほぐす。しめじとともに熱いごはんに混ぜる。
④ さめてから弁当箱に入れ、青じそのせん切りを散らす。

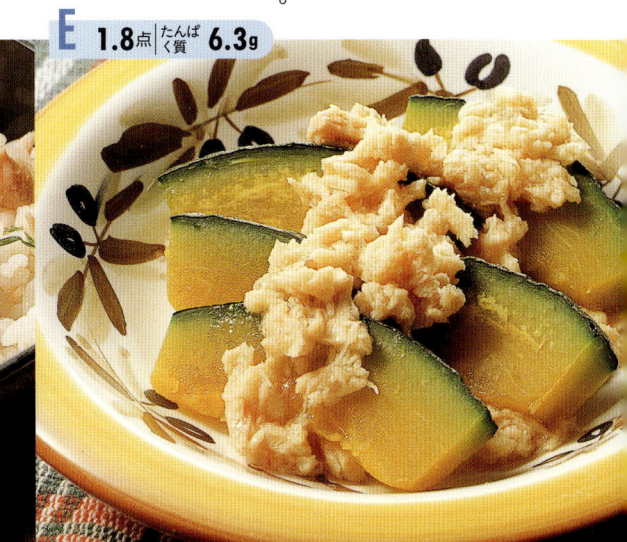

F　3.6点　たんぱく質 9.1g

後期 ごはん・4回食

金 Friday

間食のマフィンは好みのパンで代用可。
チャーハンはかさのわりに高エネルギー。

朝 5.7点　たんぱく質 17.7g　塩分 2.8g

生揚げの網焼き
- 生揚げ ——— 55g　1.0 ♥
- おろし大根 ——— 30g　0.1 ♣
- しょうが汁 ——— 少量　+ ♦
- しょうゆ ——— 3g　+ ♦

つまみ菜の梅肉あえ
- つまみ菜 ——— 60g　0.1 ♣
- 梅肉 ——— 2g　+ ♦
- しょうゆ・みりん — 各2g　0.1 ♦

白菜のみそ汁
- 白菜・さやえんどう — 30・5g　0.1 ♣
- だし ——— 150g
- みそ ——— 10g　0.3 ♦
- ごはん ——— 160g　3.2 ♦
- ヨーグルト（加糖） ——— 100g　0.8 ♠

昼 8.0点　たんぱく質 26.1g　塩分 2.9g

卵とハムのチャーハン
- ごはん ——— 160g　3.2 ♦
- 卵 ——— 50g　0.9 ♠
- ロースハム ——— 10g　0.2 ♥
- 玉ねぎ・ピーマン — 各10g　0.1 ♣
- 生しいたけ ——— 10g　+ ♣
- 油 ——— 10g　1.2 ♦
- 塩 ——— 1g
- しょうゆ ——— 3g　+ ♦

豚肉の香り焼き
- 豚もも薄切り肉 ——— 60g　1.4 ♥
- しょうゆ・みりん — 各3g　0.1 ♦
- 青じそ（2枚） ——— 2g　+ ♣
- 油 ——— 2g　0.2 ♦
- サラダ菜 ——— 10g　+ ♣

もみ漬け
- きゅうり ——— 30g　+ ♣
- キャベツ ——— 20g　0.1 ♣
- 塩 ——— 0.5g
- みかん ——— 110g　0.6 ♣

間食 4.6点　たんぱく質 16.2g　塩分 1.6g

マフィンのチーズサンド
- マフィン（1個） ——— 60g　1.7 ♦
- バター ——— 4g　0.4 ♦
- プロセスチーズ ——— 20g　0.8 ♠
- きゅうり・サラダ菜 — 各5g　+ ♣
- ミルクティー（牛乳） ——— 200g　1.7 ♠

夕 7.1点　たんぱく質 22.0g　塩分 2.2g

A サンマの塩焼き
- サンマ（小1尾） ——— 60g　2.3 ♥
- 塩 ——— 0.5g
- おろし大根 ——— 40g　0.1 ♣
- レモンの半月切り ——— 5g　+ ♣

B 凍り豆腐と里芋のうま煮
- 凍り豆腐（½枚） ——— 8g　0.5 ♥
- 里芋・にんじん ——— 65・15g　0.6 ♣
- a ┌ だし ——— 100g
-   └ 砂糖・酒 — 2・6g　0.1 ♦

C にらのお浸し
- にら ——— 50g　0.2 ♣
- a ┌ しょうゆ・みりん — 各3g　0.1 ♦
-   └ だし ——— 7.5g

D ごはん ——— 160g　3.2 ♦

1日合計	熱量	♣	♥	たんぱく質	塩分
	25.4 点	4.2 ♠ 2.0	5.4 ♦ 13.8	82.0 g	9.5 g

土 Saturday

夕のフライは2種類組み合わせて味の
変化とたんぱく質のバランスもアップ。

朝 5.7点　たんぱく質 21.1g　塩分 2.9g

アジの干物焼き
- アジの干物 ——— 40g　0.8 ♥
- レモンの薄切り ——— 10g　0.1 ♣

青梗菜の磯部あえ
- 青梗菜 ——— 50g　0.1 ♣
- ┌ しょうゆ ——— 3g　+ ♦
- └ だし ——— 7.5g
- 焼きのり ——— 全型⅛枚分　+ ♣

がんもどきとにらのみそ汁
- がんもどき ——— 15g　0.4 ♥
- にら ——— 10g　+ ♣
- だし ——— 150g
- みそ ——— 10g　0.3 ♦
- ごはん ——— 160g　3.2 ♦
- ヨーグルト（加糖） ——— 100g　0.8 ♠

昼 6.3点　たんぱく質 26.1g　塩分 4.1g

肉うどん
- ゆでうどん ——— 160g　2.1 ♦
- 豚もも薄切り肉 ——— 50g　1.1 ♥
- ゆで卵 ——— 25g　0.5 ♠
- ねぎ ——— 20g　0.1 ♣
- さやえんどう ——— 10g　+ ♣
- ┌ だし ——— 300g　0.1
- ├ しょうゆ ——— 15g　2.3 ♦
- └ みりん・酒 — 6・5g　0.3 ♦

さつま芋のレモン煮
- さつま芋 ——— 50g　0.8 ♣
- 砂糖 ——— 3g　0.2 ♦
- レモン汁 ——— 5g　+ ♣

かぶと焼き豚のからし酢じょうゆ
- かぶ（葉20gとも） ——— 50g　0.1 ♣
- 焼き豚 ——— 20g　0.4 ♥
- ┌ 酢・しょうゆ — 5・2g　+ ♦
- └ 練りがらし ——— 少量　0.1 ♣
- いちご ——— 100g　0.4 ♣

間食 5.9点　たんぱく質 22.2g　塩分 1.5g

チーズとレーズン入りパンプディング
- 食パン ——— 60g　2.0 ♦
- 卵・牛乳 ——— 20・100g　1.2 ♠
- ナチュラルチーズ ——— 15g　1.1 ♠
- レーズン ——— 5g　0.2 ♣
- 砂糖 ——— 2g　0.1 ♦
- 牛乳 ——— 160g　1.3 ♠

夕 7.4点　たんぱく質 22.4g　塩分 3.5g

カキと帆立貝柱のフライ
- カキのむき身 ——— 70g　0.5 ♥
- 帆立貝柱 ——— 30g　0.4 ♥
- ┌ 小麦粉 ——— 8g　0.4 ♦
- 衣├ とき卵 ——— 10g　0.2 ♠
- └ パン粉 ——— 10g　0.5 ♦
- 揚げ油（吸収量） ——— 10g　1.1 ♦
- キャベツのせん切り ——— 30g　0.1 ♣
- ウスターソース ——— 10g　0.1 ♦

E ふろふき大根　肉みそかけ
- 大根 ——— 100g　0.2 ♣
- だしこんぶ ——— 5cm
- 肉┌ 鶏ひき肉 ——— 15g　0.3 ♥
- み├ みそ ——— 6g　0.1 ♦
- そ└ 砂糖・酒 — 1・5g　0.1 ♦
- ゆずの皮のせん切り ——— 少量　+ ♣

小松菜とはるさめのスープ
- 小松菜 ——— 30g　0.1 ♣
- はるさめ（乾） ——— 6g　0.1 ♣
- 水150g＋顆粒コンソメ1g
- 塩・こしょう ——— 0.5g・少量
- ごはん ——— 160g　3.2 ♦

1日合計	熱量	♣	♥	たんぱく質	塩分
	25.3 点	5.1 ♠ 2.2	4.0 ♦ 14.0	91.8 g	12.0 g

日 Sunday

間食のゆであずきは手軽な
砂糖入りの缶詰を利用。

朝 6.7点　たんぱく質 22.0g　塩分 2.3g

チーズ入りスクランブルエッグ
- ┌ 卵 ——— 55g　1.0 ♠
- ├ プロセスチーズ ——— 12g　0.5 ♠
- ├ 牛乳 ——— 5g　+ ♠
- └ 塩 ——— 0.2g
- 油 ——— 4g　0.5 ♦

アスパラときゅうりのごま酢あえ
- グリーンアスパラガス ——— 50g　0.1 ♣
- きゅうり ——— 20g　+ ♣
- いり白ごま ——— 2g　0.2 ♣
- 酢・砂糖 ——— 4・2g　0.1 ♦
- 塩・だし ——— 0.6・3g
- 牛乳 ——— 150g　1.3 ♠
- ロールパン ——— 60g　2.4 ♦
- バター ——— 4g　0.4 ♦
- りんごジャム ——— 10g　0.2 ♦

昼 8.9点　たんぱく質 22.5g　塩分 1.4g

牛肉と野菜のトマト煮
- 牛肩肉 ——— 70g　2.8 ♥
- じゃが芋・玉ねぎ — 各50g　0.7 ♣
- にんじん・さやいんげん — 各20g　0.2 ♣
- にんにく ——— 少量　+ ♣
- バター ——— 4g　0.4 ♦
- 水200g＋顆粒コンソメ1g
- トマトピュレ ——— 10g　0.1 ♣
- 赤ワイン ——— 10g　0.1 ♦
- 塩・こしょう ——— 0.5g・少量

青梗菜の梅酢あえ
- 青梗菜 ——— 50g　0.1 ♣
- 梅酢 ——— 7.5g　+ ♦
- ごはん ——— 160g　3.2 ♦
- ヨーグルト（加糖） ——— 100g　0.8 ♠
- すいか ——— 100g　0.5 ♣

間食 4.1点　たんぱく質 10.6g　塩分 0.2g

白玉団子
- ┌ 白玉粉 ——— 40g　1.8 ♦
- └ 水 ——— 45g
- ゆであずき（缶詰・加糖） ——— 20g　0.5 ♥

抹茶ミルク
- 牛乳 ——— 200g　1.7 ♠
- 抹茶 ——— 2g　0.1 ♣

夕 6.0点　たんぱく質 32.0g　塩分 4.5g

生ザケのけんちん焼き
- ┌ 生ザケ ——— 70g　1.2 ♥
- ├ しょうゆ・みりん — 各4g　0.1 ♦
- ├ もめん豆腐 ——— 45g　0.4 ♥
- ├ 卵 ——— 10g　0.2 ♠
- ├ 生しいたけ ——— 5g　+ ♣
- ├ さやえんどう ——— 5g　+ ♣
- └ 塩 ——— 0.3g
- 油 ——— 4g　0.5 ♦
- 甘酢しょうが ——— 10g　0.1 ♦

ぬか漬け
- 大根・きゅうり — 各10g　0.1 ♣

はんぺんのすまし汁
- はんぺん ——— 10g　0.1 ♥
- 三つ葉 ——— 3g　+ ♣
- だし・塩 ——— 150・0.5g
- しょうゆ ——— 3g　+ ♦

F タイ飯
- 米 ——— 60g　2.7 ♦
- ┌ タイ（小1切れ） ——— 25g　0.6 ♥
- ├ 塩 ——— 0.5g
- └ 酒 ——— 3g　+ ♦
- うす口しょうゆ ——— 3g　+ ♦
- 木の芽（あれば） ——— 1枚　+ ♣

1日合計	熱量	♣	♥	たんぱく質	塩分
	25.7 点	5.5 ♠ 2.0	5.6 ♦ 12.6	87.1 g	8.4 g

サンマの塩焼きの献立

金 夕

サンマを焼く煙が困るという場合は、食感は少し異なりますがムニエル風に焼く手も。しょうゆでなくレモン汁でさわやかに。

金・夕食 7.1点 たんぱく質 22.0g

A サンマの塩焼き

① サンマは頭を切り落としてはらわたを出し、水洗いする。水けをふいて2つに切り、塩をふる。
② 熱した魚焼き網でこんがり焼く。おろし大根とレモンを添える。

B 凍り豆腐と里芋のうま煮

① 凍り豆腐は湯に浸してもどす。濁った水が出なくなるまで押し洗いし、水けを押し絞って2つに切る。
② 里芋は角をつけて皮をむく。さっとゆで、水にとってぬめりを洗い流す。
③ にんじんは3cm長さの棒状切り。
④ a を煮立てて①～③を並べ入れ、紙ぶたをして約20分煮含める。

C にらのお浸し

① にらは茎元をたこ糸かゴムで縛り、ゆでる。さっと水につけてさまし、茎元を切り落として3cm長さに切る。
② a の割りじょうゆであえる。

ふろふき大根 肉みそかけ

土 夕

冬大根でないと出ない味。ゆずの香りも食欲にひと役。肉みそはまとめ作りしてゆで野菜に添えたりお弁当のごはんの添えにも。

① 大根は7～8mm厚さの輪切りか半月に切り、皮をむいて面取りする。さらに一方（裏側）に十文字の切り目を入れる。
② なべに入れ、かぶるくらいの水とこんぶを加えてやわらかく煮る。
③ 肉みその材料を合わせていり煮にする。盛りつけた大根にかけ、ゆずを天盛りにする。

タイ飯

日 夕

順調な術後食のお祝い膳になれば幸い。家族分なら小ダイ1尾で。香りと彩りの木の芽はしょうがでも役割充分。

① タイはさっと洗って水けをふき、塩と酒をふる。
② 水加減した米にしょうゆを混ぜ、①をのせて普通に炊く。
③ 魚を取り出し、皮と骨を除いて身をほぐす。
④ ③をごはんに戻し、さっくり混ぜる。盛りつけて木の芽をのせる。

D 3.2点 たんぱく質 3.8g
B 1.2点 たんぱく質 5.8g
C 0.3点 たんぱく質 1.1g
A 2.4点 たんぱく質 11.3g
F 3.3点 たんぱく質 9.3g
E 0.7点 たんぱく質 4.3g

後期 ごはん・4回食 Monday 月

わかめは初めての登場で
ミネラルの補給源。なすと
かぼちゃも皮つきのまま使えます。
いずれも繊維が多いので
よくかむことはいつもと同じです。

1日合計
	熱量	♠	♥	たんぱく質	塩分
	25.0点	4.8 / 2.7	4.0 / 13.5	80.1g	10.0g

夕 6.2点 たんぱく質 23.3g 塩分 2.3g

A 鶏肉のくずたたき 酢みそかけ
- 鶏もも肉(皮なし) —— 80g　1.2 ♥
- 塩・こしょう —— 0.5g・少量
- 酒 —— 3g　+ ◆
- かたくり粉 —— 3g　0.1 ◆
- もどしたわかめ —— 25g　0.1 ♣
- サラダ菜 —— 10g　+ ♣
- 青ねぎの小口切り —— 少量
- 酢みそ { みそ —— 6g　0.2 ♣
- 酢 —— 3g　+ ◆
- 砂糖 —— 2g　0.1 ◆
- だし —— 7.5g

B かぼちゃのレモン煮
- かぼちゃ —— 30g　0.3 ♣
- a { レモンの半月切り(1枚) —— 5g　+ ♣
- 砂糖 —— 2g　0.1 ◆

C トマトのクリームチーズあえ
- トマト —— 60g　0.1 ♣
- a { クリームチーズ —— 15g　0.7 ♠
- すり白ごま —— 1.5g　0.1 ♣
- しょうゆ —— 4g　+ ◆

D ごはん —— 160g　3.2 ◆

昼 7.4点 たんぱく質 22.0g 塩分 2.6g

A ギンダラのケチャップ煮
- ギンダラ(1切れ) —— 60g　1.7 ♥
- ねぎ —— 3g　+ ♣
- しょうが —— 4g　+ ♣
- 水 —— 30g
- a { トマトケチャップ —— 6g　0.1 ◆
- しょうゆ —— 3g　+ ◆

B がんもどきと切り干し大根のいため煮
- がんもどき —— 35g　1.0 ♥
- 切り干し大根(乾) —— 5g　0.2 ♣
- 生しいたけ —— 5g　+ ♣
- 油 —— 1g　0.1 ◆
- だし —— 50g
- しょうゆ・みりん —— 各6g　0.2 ◆

C ゆで野菜の酢じょうゆあえ
- ブロッコリー —— 50g　0.2 ♣
- にんじん —— 20g　0.1 ♣
- a { 酢 —— 2.5g　+ ◆
- しょうゆ・みりん —— 各4g　0.1 ◆

D ごはん —— 160g　3.2 ◆
E オレンジ(バレンシア) —— 100g　0.5 ♣

間食 6.0点 たんぱく質 17.1g 塩分 2.1g

A スイートポテトサンド
- フランスパン(2枚) —— 60g　2.1 ◆
- a { さつま芋 —— 50g　0.8 ♣
- レーズン —— 3g　0.1 ♣
- マヨネーズ —— 7g　0.6 ◆
- マスタード —— 少量　0.1 ◆

B プロセスチーズ —— 20g　0.8 ♠
C 牛乳 —— 180g　1.5 ♠

朝 5.4点 たんぱく質 17.7g 塩分 3.0g

A ふわふわ卵
- 卵 —— 55g　1.0 ♠
- a { だし —— 50g
- 塩 —— 0.8g
- しょうゆ —— 1g　+ ◆
- 酒 —— 2.5g　+ ◆

B シラス干しの梅肉おろしあえ
- シラス干し —— 10g　0.1 ♥
- おろし大根 —— 50g　0.1 ♣
- 梅干しの果肉 —— 2g　+ ♣
- レモン汁 —— 少量
- 焼きのり —— 全型1/6枚分　+ ♣

C なすとかぶの即席漬け
- なす —— 30g　0.1 ♣
- かぶ —— 30g　0.1 ♣
- 塩 —— 0.8g

D ごはん —— 160g　3.2 ◆
E ヨーグルト(加糖) —— 100g　0.8 ♠

朝

A ふわふわ卵
Aは汁けの少ないかきたま汁。Bは梅肉が食欲を増し、おろし大根がごはんを易消化に。

a を煮立て、とき卵を加えてかき混ぜながら半熟状に火を通す。

B シラス干しの梅肉おろしあえ
① シラス干しは熱湯をかける。
② 梅肉は刻んでおろし大根と混ぜ、①をあえる。
③ 盛りつけてレモン汁をかけ、のりをちぎってのせる。

C なすとかぶの即席漬け
① なすは薄い輪切りに、かぶは薄い薄切りにする。

昼

A ギンダラのケチャップ煮
全部を朝作るのはたいへん。Bは前夕に煮て、朝もう一度加熱すれば味もなじみます。
① ギンダラは2つか3つに切る。
② ねぎとしょうがはみじん切りに。
③ なべに②とaを入れて煮立て、魚を入れて味がなじむまで煮る。

それぞれに塩の1/2量ずつをまぶし、しんなりしたら水けを絞る。

B がんもどきと切り干し大根のいため煮
① 切り干し大根は水でもどす。
② がんもどきは熱湯をかけて油抜きし、4つに切る。生しいたけは薄切りにする。

間食 6.0点 たんぱく質 17.1g

D 3.2点 たんぱく質 3.8g
E 0.5点 たんぱく質 1.0g
B 1.5点 たんぱく質 6.4g
C 0.4点 たんぱく質 2.6g
A 1.8点 たんぱく質 8.2g

昼食 7.4点 たんぱく質 22.0g

水分はつかえや便秘の予防にも

食生活ここに注意！

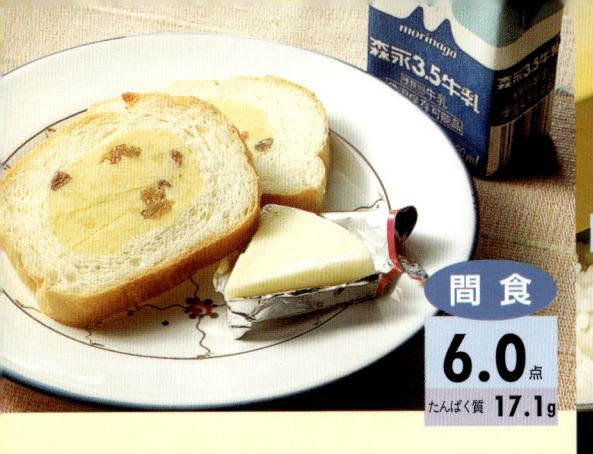

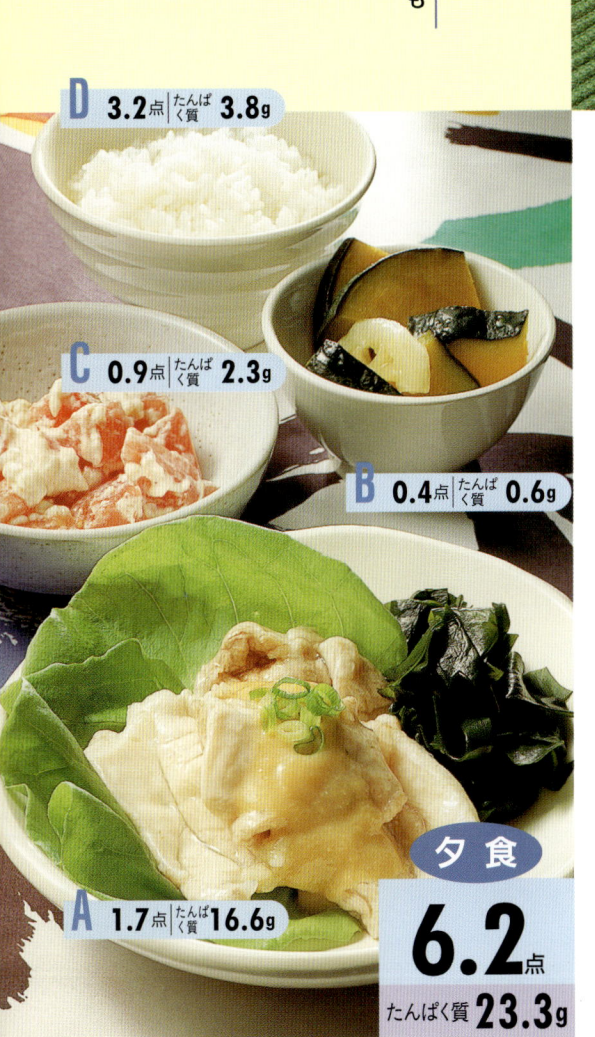

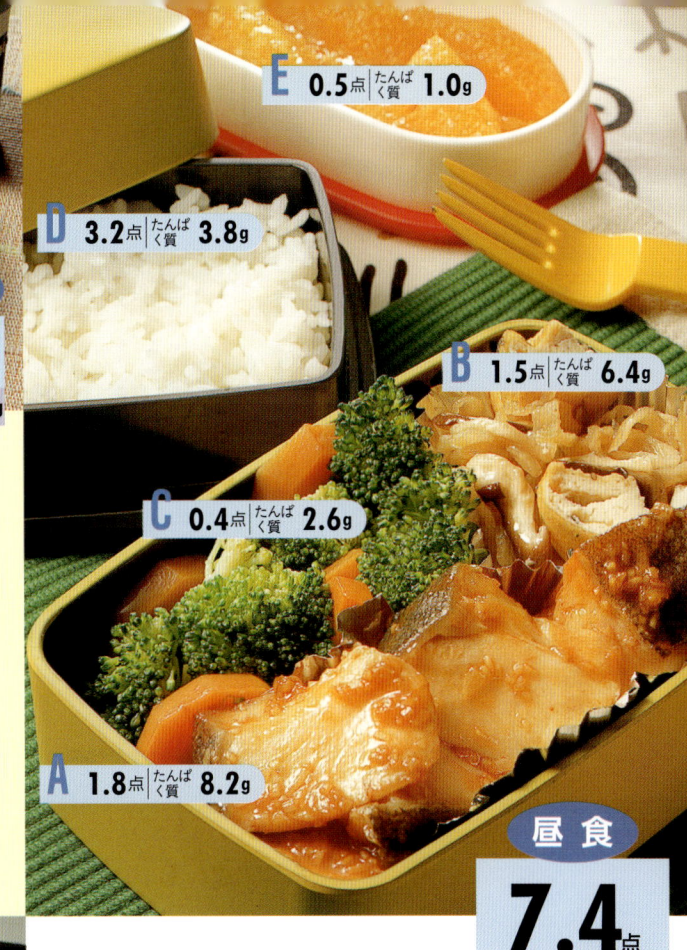

食事中にたっぷりの汁物をとったりするとそれだけでおなかがふくれてしまい、食べられなくなることもあるので気をつけますが、水分が不足すると便秘になりやすいので少量ずつ、まめにとるようにします。

D 3.2点 たんぱく質 3.8g
C 0.9点 たんぱく質 2.3g
B 0.4点 たんぱく質 0.6g
A 1.7点 たんぱく質 16.6g

夕食 6.2点 たんぱく質 23.3g

間食
1人分作るときは電子レンジ活用。いつでも食べられるよう1個ずつラップ包みに。

A スイートポテトサンド
① さつま芋は皮を厚くむいて水にさらす。ラップで包み、約1分レンジ加熱してやわらかくする。
② 熱いうちにつぶし、さめたらa全部を混ぜる。
③ フランスパンをくりぬいて②を詰める。

夕

A 鶏肉のくずたたき 酢みそかけ
① 鶏肉はそぎ切りにして下味を。
② 肉の水けをふいてかたくり粉をまぶし、沸騰湯でゆでて火を通す。
③ わかめは湯通してざく切りに。
④ サラダ菜、③と盛り、肉に酢みそをかけて青ねぎをのせる。

B かぼちゃのレモン煮
かぼちゃは一口大に切り、ひたひたの水、aを加えて煮る。

C トマトのクリームチーズあえ
トマトは皮をむいて一口大に切り、混ぜ合わせたaであえる。

③ 油を熱し、切り干しとしいたけをいためる。油がなじんだらだしと調味料、がんもどきを加えて水けがほぼなくなるまで煮る。

Aは肉にかたくり粉をまぶしてゆでるので口当たりなめらかで肉もしっとりとやわらか。

後期 ごはん・4回食

火 Tuesday
焼きおむすびは衛生上も安心。

朝 5.4点　たんぱく質 26.0g　塩分 3.2g
生ザケの酢じょうゆ漬け焼き
- 生ザケ 60g　1.0 ♠
- 酢・酒 5・2.5g　+ ◆
- しょうゆ 6g　0.1 ◆
- 焼きピーマン 30g　0.1 ♣

キャベツとわかめのお浸し
- キャベツ 40g　0.1 ♣
- もどしたわかめ 5g　+ ♣
- しょうゆ 4g　+ ◆
- だし 7.5g
- 削りガツオ 1g　0.1 ♥

青菜と油揚げのみそ汁
- 青菜（ほうれん草） 40g　0.1 ♣
- 油揚げ 5g　0.3 ◆
- だし 150g
- みそ 10g　0.2 ◆
- ごはん 135g　2.7 ◆
- ヨーグルト（加糖） 80g　0.7 ♠

昼 8.6点　たんぱく質 20.3g　塩分 1.9g
牛肉のチーズ焼き
- 牛肩ロース薄切り肉 60g　2.4 ♥
- しょうゆ・酒 各3g　+ ◆
- プロセスチーズ 22g　0.9 ♠
- 油 2g　0.2 ◆
- サラダ菜 10g　+ ♣

ポテトサラダ
- じゃが芋 50g　0.5 ◆
- きゅうり 20g　+ ♣
- にんじん・玉ねぎ 各5g　+ ♣
- マヨネーズ 10g　0.6 ◆
- 生クリーム（高脂肪） 10g　0.6 ♥
- 塩 0.4g

大根のゆかり漬け
- 大根（葉10gとも） 60g　0.1 ♣
- ゆかり 少量 + ◆
- 酢 15g
- ごはん 160g　3.2 ◆

間食 4.0点　たんぱく質 9.2g　塩分 1.2g
焼きおむすび
- ごはん 105g　2.1 ◆
- 牛肉そぼろ（市販品） 3g　0.1 ♥
- しょうゆ 6g　+ ◆
- ビスケット（ハード） 10g　0.5 ◆
- 牛乳 150g　1.3 ♠

夕 6.7点　たんぱく質 21.2g　塩分 3.4g
カニたま　和風甘酢あんかけ
- 卵 55g　1.0 ♠
- カニ缶（ズワイガニ） 30g　0.3 ♥
- ねぎ・生しいたけ 各5g　+ ♣
- 塩 0.3g
- 油 8g　0.9 ◆
- グリーンピース（冷凍） 2g　0.2 ♣
- 酢・砂糖・酒 各3g
- しょうゆ 6g　0.1 ◆
- だし 45g
- かたくり粉 0.1 ◆

E にらともやしのあえ物
- にら・もやし 50・10g　0.2 ♣
- a しょうゆ・みりん 各3g　0.1 ◆
- ごま油 1g　+ ◆

豆腐のすまし汁
- もめん豆腐 50g　0.5 ♥
- さやえんどう 5g　+ ♣
- だし・塩 150・0.5g
- しょうゆ 3g　+ ◆
- ごはん 135g　2.7 ◆
- すいか 100g　0.5 ♣

1日合計
熱量 24.7点　♠ 4.5　♥ 4.7　たんぱく質 76.7g　塩分 9.7g
♣ 1.6　◆ 13.9

水 Wednesday
お弁当はカレー味をとり入れて食べやすく。

朝 6.0点　たんぱく質 18.7g　塩分 2.1g
ゆで卵の野菜あんかけ
- ゆで卵 55g　1.0 ♠
- 玉ねぎ 30g　0.1 ♣
- にんじん・ピーマン 各10g　0.1 ♣
- しめじ 10g　+ ♣
- だし 50g
- カキ油 5g　0.1 ◆
- かたくり粉 1g　+ ◆

ミニトマトのごまあえ
- ミニトマト 50g　0.2 ♣
- すり白ごま 5g　0.4 ◆
- みりん 6g　0.2 ◆
- 塩 0.3g
- ロールパン 60g　2.4 ◆
- バター 4g　0.4 ◆
- ジャム 10g　0.3 ◆
- ミルクティー（牛乳） 100g　0.8 ♠

昼 8.0点　たんぱく質 28.9g　塩分 1.6g
ブリのみそ漬け焼き
- ブリ 70g　2.2 ♥
- みそ 6g　0.1 ◆
- みりん 3g　0.1 ◆
- しょうが汁 少量 + ♣
- グリーンアスパラガス 30g　+ ♣
- サラダ菜 10g　+ ♣

ゆでじゃが芋の甘辛カレー味
- じゃが芋 50g　0.5 ◆
- しょうゆ・みりん 各3g　0.1 ◆
- カレー粉 少量

枝豆のサラダ
- 枝豆 20g　0.3 ♥
- にんじん 20g　0.1 ♣
- きゅうり・セロリ 各20g　0.1 ♣
- サラダ油 2g　0.2 ◆
- 酢 5g　+ ◆
- トマトケチャップ 6g　0.1 ◆
- ごはん 160g　3.2 ◆
- ヨーグルト（加糖） 100g　0.8 ♠

間食 4.9点　たんぱく質 10.1g　塩分 0.7g
クロワッサンサンド
- クロワッサン 30g　1.7 ◆
- クリームチーズ 20g　0.9 ♠
- マーマレード 10g　0.3 ◆
- 牛乳 180g　1.5 ♠
- りんご 80g　0.5 ♣

夕 6.2点　たんぱく質 22.7g　塩分 3.5g
A 射込み凍り豆腐の煮物
- 凍り豆腐（乾・1枚） 15g　1.0 ♥
- 鶏ひき肉 35g　0.7 ♥
- a にんじん・玉ねぎ 各5g　+ ♣
- パン粉 1g　0.1 ◆
- しょうゆ 2g　+ ◆
- さやいんげん 30g　0.1 ♣
- b だし 150g
- しょうゆ・みりん 各6g　0.3 ◆

B かぶの梅肉あえ
- かぶ（葉10gとも） 50g　0.2 ♣
- 梅干しの果肉 2g　+ ◆
- みりん 3g　0.1 ◆

C 野菜のいためみそ汁
- 大根 20g　0.1 ♣
- にんじん・ねぎ 各20g　0.2 ♣
- 油 1g　0.1 ◆
- だし 150g
- みそ 10g　0.2 ◆

D ごはん 160g　3.2 ◆

1日合計
熱量 25.1点　♠ 5.0　♥ 4.2　たんぱく質 80.4g　塩分 7.9g
♣ 2.2　◆ 13.7

木 Thursday
すし飯はいたみにくいのも利点。

朝 6.6点　たんぱく質 28.5g　塩分 2.8g
鶏肉の酒蒸し
- 鶏もも肉（皮なし） 70g　1.0 ♥
- 酒 5g　0.1 ◆
- かけ汁 鶏肉の蒸し汁 5g　+ ◆
- しょうゆ・みりん 各6g　0.2 ◆
- 練りがらし 少量　0.1 ◆
- ゆでブロッコリー 50g　0.2 ♣

白菜のもみ漬け
- 白菜 60g　0.1 ♣
- 塩 0.6g
- だしこんぶ 少量 + ♣
- 牛乳 200g　1.7 ♠

トースト
- 食パン 60g　2.0 ◆
- バター 4g　0.4 ◆
- いちごジャム 10g　0.3 ◆
- りんご 80g　0.5 ♣

昼 6.7点　たんぱく質 25.3g　塩分 2.9g
カジキのなべ照り焼き
- カジキ 70g　1.3 ♥
- しょうゆ・みりん 各4g　0.1 ◆
- 油 2g　0.2 ◆
- ゆでグリーンアスパラ 20g　0.1 ♣

春菊のごまあえ
- 春菊 20g　0.1 ♣
- すり白ごま 2g　0.2 ◆
- 砂糖・しょうゆ 1・3g　+ ◆

混ぜずし
- ごはん 160g　3.2 ◆
- 酢・砂糖 10・2g　0.1 ◆
- 塩 1.2g
- 油揚げ 10g　0.5 ◆
- にんじん・しめじ 各10g　+ ♣
- だし 30g
- しょうゆ・砂糖 3・1.5g　0.1 ◆
- ヨーグルト（加糖） 100g　0.8 ♠

間食 4.5点　たんぱく質 10.8g　塩分 1.2g
ミニおむすび（2個）
- ごはん 105g　2.1 ◆
- 梅干し 3g　+ ♣
- 焼きタラコ 5g　0.1 ♥
- 焼きのり 全型½枚分　0.1 ♣
- ふかし芋（さつま芋） 35g　0.6 ♣
- ドリンクヨーグルト 200g　1.6 ♠

夕 7.2点　たんぱく質 27.7g　塩分 2.6g
中国風五目いため煮
- ゆで卵 55g　1.0 ♠
- 豚もも薄切り肉 35g　0.8 ♥
- エビ（ブラックタイガー） 30g　0.3 ♥
- キャベツ 50g　0.1 ♣
- ねぎ 30g　0.1 ♣
- にんじん 10g　0.1 ♣
- きくらげ（乾） 1g　+ ♣
- しょうがの薄切り 少量
- 油 6g　0.7 ◆
- 水50g+顆粒コンソメ少量
- 塩 1g
- しょうゆ・酒 各3g　+ ◆
- かたくり粉 2g　0.1 ◆

F ツナときゅうり、はるさめの酢の物
- ツナ缶（油漬け） 15g　0.5 ♥
- きゅうり 40g　0.1 ♣
- はるさめ（乾） 3g　0.1 ◆
- 酢・しょうゆ 各3g　+ ◆

青梗菜の中国風スープ
- 青梗菜・セロリ 30・5g　0.1 ♣
- 水150g+顆粒コンソメ1g
- ごはん 160g　3.2 ◆

1日合計
熱量 25.0点　♠ 5.1　♥ 4.5　たんぱく質 92.3g　塩分 9.5g
♣ 2.2　◆ 13.2

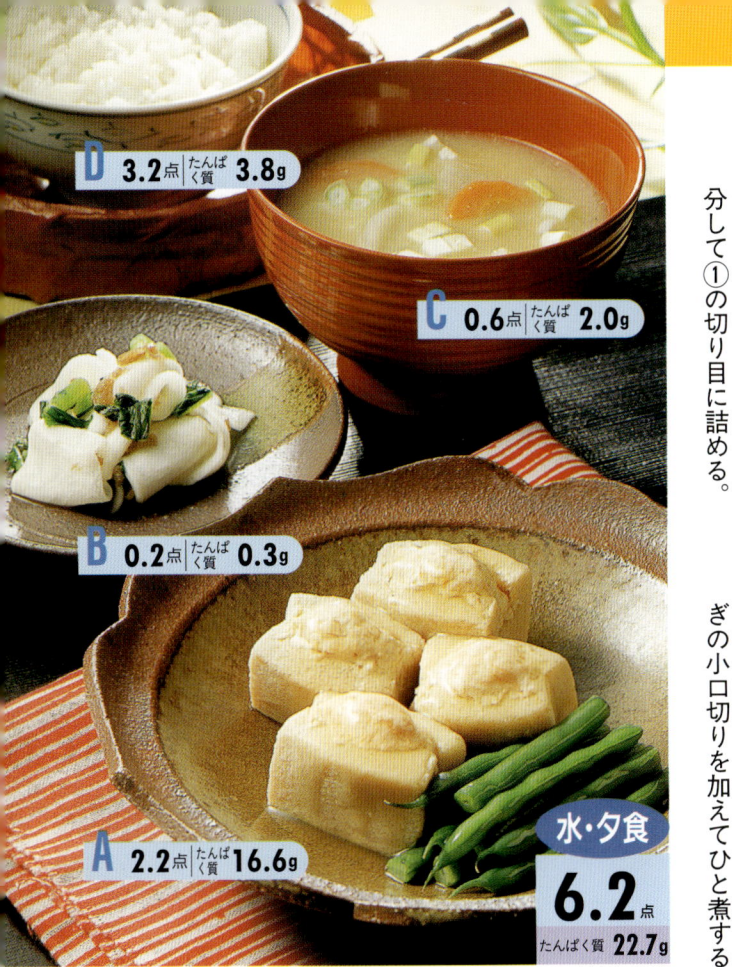

射込み凍り豆腐の煮物の献立

水・夕

淡泊な味の凍り豆腐にひき肉だねを詰めておいしさ、ボリュームをアップ。みそ汁は野菜をいためて作るとこくが出ます。

A 射込み凍り豆腐の煮物

❶凍り豆腐は湯に浸してもどす。濁った水が出なくなるまで押し洗いし、水けを押し絞る。4つに切り、それぞれの中央に下まで突き抜けるまで切り目を入れる。
❷にんじんと玉ねぎはみじん切りにし、a全部をよく混ぜる。4等分して❶の切り目に詰める。
❸いんげんはゆでて2つに切る。
❹bを煮立て、②を入れて紙ぶたをして約15分煮含め、③を加えてひと煮する。

B かぶの梅肉あえ

❶かぶは薄切り、葉は刻んでさっとゆでる。
❷梅肉はちぎり、みりんとともに①をあえる。

C 野菜のいためみそ汁

❶大根とにんじんはいちょう切りにし、油でいためる。油がなじんだらだしで煮、みそをとき入れ、ねぎの小口切りを加えてひと煮する。

水・夕食
6.2点
たんぱく質 **22.7g**

D 3.2点 たんぱく質 3.8g
C 0.6点 たんぱく質 2.0g
B 0.2点 たんぱく質 0.3g
A 2.2点 たんぱく質 16.6g

にらともやしのあえ物

火・夕

にらは年じゅう安定した価格で手に入る緑黄色野菜。油といっしょにとるとカロチンの吸収効果大。香りのよいごま油を使います。

❶湯を沸かし、もやしをさっとゆでて取り出す。あとの湯で、にらの茎元をたこ糸か輪ゴムで縛って入れて色よくゆで、3cm長さに切る。
❷①をaであえる。

E 0.4点 たんぱく質 1.3g

ツナときゅうり、はるさめの酢の物

木・夕

主菜のいため煮に合うさっぱり酢の物。食べやすさのくふうははるさめに酢を加えること。ごま油を数滴落とせば中国風味にも。

❶はるさめは熱湯でもどし、食べよい長さに切る。
❷きゅうりは小口切りにし、ツナ缶は汁けをきって粗くほぐす。
❸①②を合わせ、酢じょうゆであえる。

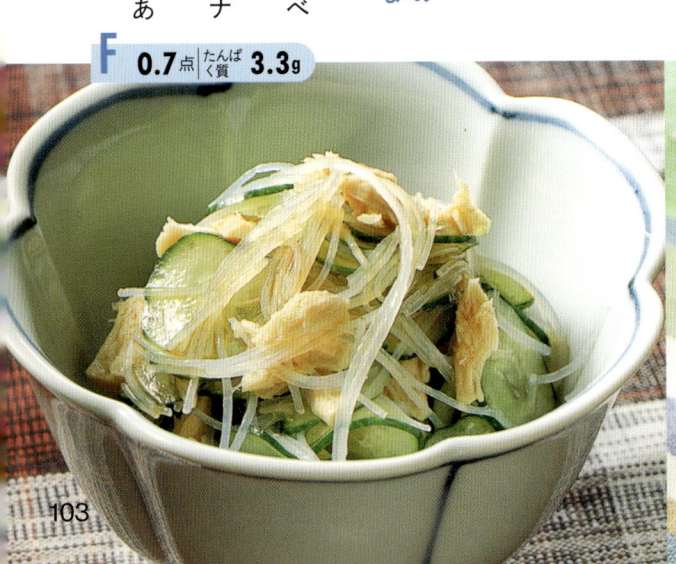

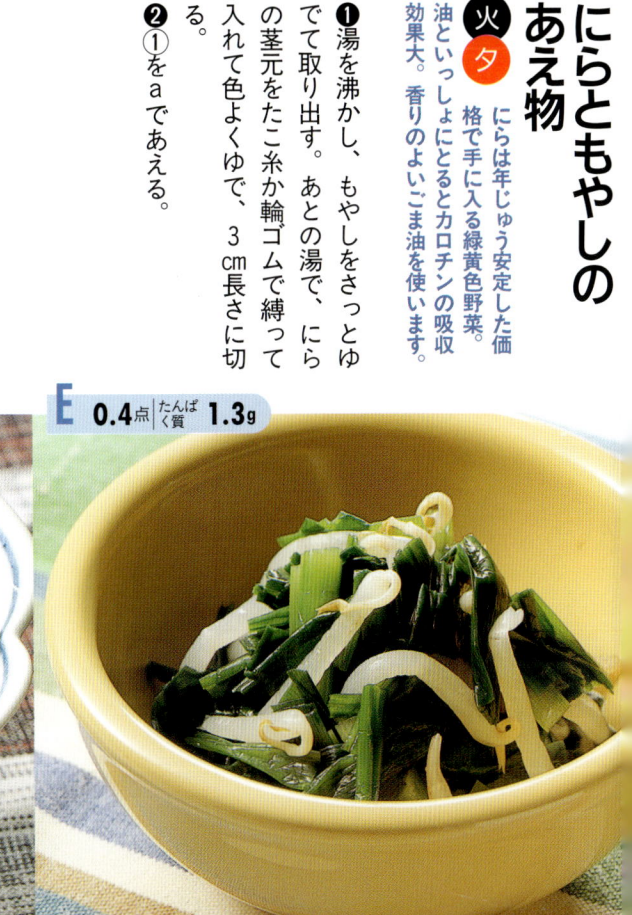

F 0.7点 たんぱく質 3.3g

後期 ごはん・4回食

Sunday 日
休日も規則正しい生活リズムを。ドレッシングは市販品で好みのものを。

朝 7.2点　たんぱく質 27.9g　塩分 2.9g

盛り合わせ
- 半熟ゆで卵 ─── 55g　1.0 ♥
- スモークサーモン ─── 30g　0.6 ♥
- レタス・ピーマン ─── 各15g　0.0 ♣
- 玉ねぎ ─── 15g　0.1 ♣
- フレンチドレッシング ─── 15g　0.8 ◆
- アイスミルクティー(牛乳) 200g　1.7 ♠

トースト
- 食パン ─── 60g　2.0 ◆
- バター ─── 4g　0.3 ◆
- りんごジャム ─── 10g　0.3 ◆
- メロン ─── 80g　0.4 ♣

昼 7.1点　たんぱく質 24.5g　塩分 2.5g

A スパゲティ イタリアン
- スパゲティ(乾) ─── 60g　2.8 ◆
- ツナ缶(油漬け) ─── 25g　0.8 ♥
- トマト ─── 50g　0.1 ♣
- 玉ねぎ ─── 50g　0.2 ♣
- にんにく ─── 少量　0.1 ♣
- 油 ─── 8g　0.9 ◆
- 塩・こしょう ─── 1g・少量
- トマトピュレ ─── 8g　0.1 ♣
- 青じそ(1枚) ─── 1g　+ ♣

B アスパラとチーズの和風サラダ
- グリーンアスパラガス ─── 20g　0.1 ♣
- きゅうり ─── 30g　0.1 ♣
- プロセスチーズ ─── 24g　1.0 ♥
- a ┌酢 ─── 2.5g
　　├しょうゆ ─── 3g　+ ◆
　　└すり白ごま ─── 1.5g　0.1 ◆

C ヨーグルト(加糖) ─── 100g　0.8 ♠

間食 2.7点　たんぱく質 5.5g　塩分 0.3g

ブランマンジェ いちごソース
- ┌牛乳 ─── 100g　0.8 ♠
- ├砂糖 ─── 4.5g　0.2 ◆
- └コーンスターチ ─── 8g　0.4 ◆
- バニラエッセンス ─── 少量
- いちご ─── 50g　0.2 ♣
- クッキー ─── 20g　1.1 ◆
- 紅茶 ─── 適量

夕 7.0点　たんぱく質 23.5g　塩分 2.6g

豚肉とじゃが芋の重ね蒸し 梅風味
- 豚肩ロース薄切り肉 ─── 60g　1.9 ♥
- じゃが芋 ─── 50g　0.5 ♣
- 梅肉 ─── 5g
- かたくり粉・酒 ─── 各3g　0.2 ◆
- パセリのみじん切り ─── 少量　+ ♣

豆腐のくず煮
- もめん豆腐 ─── 100g　0.9 ♥
- にんじん ─── 10g　0.1 ♣
- 生しいたけ ─── 5g
- だし・塩 ─── 100・0.5g
- しょうゆ ─── 3g　+ ◆
- かたくり粉 ─── 3g　0.1 ◆
- しょうが汁 ─── 少量

せりのお浸し
- せり ─── 50g　0.1 ♣
- ┌しょうゆ ─── 3g　+ ◆
- └だし ─── 5g

ごはん ─── 160g　3.2 ◆

1日合計	熱量 24.0点	♠ 5.3 ♣ 2.1	♥ 4.2 ◆ 12.4	たんぱく質 81.2g	塩分 8.3g

Saturday 土
海藻のもずくは少量に。酢の物を初めに食べると、揚げ物もすんなり食べられます。

朝 7.7点　たんぱく質 22.2g　塩分 2.2g

- ポーチドエッグ(卵) ─── 55g　1.0 ♥

スライスポテトのチーズ焼き
- じゃが芋 ─── 50g　0.5 ♣
- 玉ねぎ ─── 30g　0.1 ♣
- とろけるスライスチーズ ─── 20g　0.9 ♥
- バター ─── 4g　0.4 ◆
- 塩 ─── 0.3g

トマトとクレソンのサラダ
- トマト ─── 50g　0.1 ♣
- クレソン ─── 10g　+ ♣
- フレンチドレッシング ─── 10g　0.5 ◆

- 牛乳 ─── 200g　1.7 ♠
- クロワッサン ─── 40g　2.2 ◆
- ジャム ─── 10g　0.3 ◆

昼 8.0点　たんぱく質 32.0g　塩分 2.4g

豚肉のマスタード焼きどんぶり
- ごはん ─── 160g　3.2 ◆
- ┌豚もも肉(バター焼き用) ─── 75g　1.7 ♥
- └塩・こしょう ─── 0.5g・少量
- 玉ねぎ ─── 30g　0.1 ♣
- ピーマン(緑・赤) ─── 30g　0.1 ♣
- 油 ─── 4g　0.5 ◆
- トマトケチャップ ─── 15g　0.2 ◆
- 酒 ─── 3g　+ ◆
- 粒入りマスタード ─── 3g　0.1 ◆

冷ややっこ
- もめん豆腐 ─── 100g　0.9 ♥
- しょうゆ ─── 4g　+ ◆

塌菜とはるさめのスープ
- 塌菜 ─── 30g　0.1 ♣
- にんじん ─── 10g　0.1 ♣
- はるさめ(乾) ─── 5g　0.2 ◆
- 水150g＋顆粒コンソメ1g

ヨーグルト(加糖) ─── 100g　0.8 ♠

間食 2.2点　たんぱく質 4.3g　塩分 0.1g

杏仁豆腐
- ┌牛乳 ─── 100g　0.8 ♠
- ├粉かんてん ─── 2g　+
- └砂糖 ─── 5g　0.3 ◆
- アーモンドエッセンス ─── 少量
- パイナップル(缶詰) ─── 20g　0.2 ♣
- ガムシロップ ─── 10g　0.3 ◆
- オレンジ(ネーブル) ─── 100g　0.6 ♣

夕 7.1点　たんぱく質 19.9g　塩分 1.8g

E イワシの揚げおろし煮
- ┌イワシ(小2尾) ─── 70g　1.9 ♥
- ├酒 ─── 5g　0.1 ◆
- └かたくり粉 ─── 5g　0.2 ◆
- 揚げ油(吸収量) ─── 5g　0.6 ◆
- おろし大根 ─── 50g　0.1 ♣
- オクラ ─── 10g　+ ♣
- a ┌だし ─── 50g
　　├酒 ─── 5g　0.1 ◆
　　└しょうゆ・みりん ─── 各6g　0.2 ◆

かぼちゃの甘煮
- かぼちゃ ─── 50g　0.5 ♣
- 砂糖 ─── 2g　0.1 ◆
- 塩 ─── 0.4g

もずくときゅうりの酢の物
- もずく(塩抜きしたもの) ─── 30g　+ ♣
- きゅうり ─── 10g　0.1 ♣
- ┌酢 ─── 5g　+ ◆
- └砂糖・しょうゆ ─── 各1g　0.1 ◆

ごはん ─── 160g　3.2 ◆

1日合計	熱量 25.0点	♠ 5.2 ♣ 2.5	♥ 4.5 ◆ 12.8	たんぱく質 78.4g	塩分 6.5g

Friday 金
果物は、多繊維で酸味の強いもの(パイナップル、夏みかんなど)を避ければ選択自由。

朝 6.9点　たんぱく質 25.5g　塩分 3.0g

いり豆腐　バター風味
- 卵 ─── 50g　0.9 ♥
- もめん豆腐 ─── 100g　0.9 ♥
- 青ねぎ ─── 10g　+ ♣
- バター ─── 3g　0.3 ◆
- しょうゆ ─── 6g　0.1 ◆

冷やしトマト、レモン汁かけ
- トマト ─── 50g　0.2 ♣
- レモン汁 ─── 少量　+ ♣

コーンポタージュ
- クリームコーン(缶詰) ─── 50g　0.5 ♣
- 玉ねぎ ─── 25g　0.1 ♣
- バター・小麦粉 ─── 各3g　0.5 ◆
- 水50g＋顆粒コンソメ1g
- 牛乳 ─── 100g　0.8 ♠
- パセリのみじん切り ─── 少量　+ ♣

フランスパン ─── 75g　2.6 ◆

昼 7.1点　たんぱく質 23.0g　塩分 1.7g

揚げサバの甘酢漬け
- ┌サバ ─── 60g　1.5 ♥
- └酒・かたくり粉 ─── 5・3g　0.2 ◆
- ししとうがらし ─── 15g　0.1 ♣
- 揚げ油(吸収量) ─── 3g　0.3 ◆
- ┌酢 ─── 5g
- └しょうゆ・みりん ─── 各6g　0.3 ◆

ゆでキャベツとにんじんの香りあえ
- キャベツ ─── 40g　0.1 ♣
- にんじん ─── 10g　0.1 ♣
- 青じそ(1枚) ─── 1g　+ ♣
- ┌すり白ごま ─── 0.5g　+ ◆
- ├しょうゆ ─── 3g　+ ◆
- └だし ─── 2.5g

粉吹き芋(じゃが芋) ─── 50g　0.5 ♣

ごはん ─── 160g　3.2 ◆

ヨーグルト(加糖) ─── 100g　0.8 ♠

間食 5.3点　たんぱく質 17.8g　塩分 1.5g

ロールサンド
- 食パン(サンドイッチ用2枚) 60g　2.0 ◆
- バター ─── 2g　0.2 ◆
- コンビーフ(缶詰) ─── 20g　0.5 ♥
- ┌クリームチーズ ─── 18g　0.8 ♥
- └レーズン ─── 2g　0.1 ♣

牛乳 ─── 200g　1.7 ♠

夕 6.0点　たんぱく質 23.7g　塩分 2.0g

鶏肉と大根のしょうが煮
- 鶏もも肉(皮なし) ─── 70g　1.0 ♥
- 大根 ─── 60g　0.1 ♣
- さやえんどう ─── 5g　+ ♣
- しょうがの薄切り ─── 5g　+ ♣
- 水 ─── 100g
- 酒・砂糖 ─── 15・3g　0.4 ◆
- しょうゆ ─── 3g　+ ◆

D 糸三つ葉とエビのマヨネーズあえ
- 糸三つ葉 ─── 50g　0.1 ♣
- エビ ─── 20g　0.2 ♥
- ┌マヨネーズ ─── 5g　0.4 ◆
- └しょうゆ ─── 3g　+ ◆

ごはん ─── 160g　3.2 ◆
いちご ─── 110g　0.5 ♣

1日合計	熱量 25.3点	♠ 5.0 ♣ 2.4	♥ 4.1 ◆ 13.8	たんぱく質 90.0g	塩分 8.2g

スパゲティ イタリアンの献立

日 昼

スパゲティのゆで加減は好みでよいのですがよくかむこと。トマトは水煮の缶詰にかえても。

A スパゲティ イタリアン

① ツナは汁けをきって粗くほぐす。
② トマトは皮を除いてざく切り、玉ねぎとにんにくは薄切りにする。
③ スパゲティは好みのかたさにゆで、ざるにあげて湯をきる。
④ 油を熱し、にんにく、玉ねぎ、トマトの順にいため、スパゲティを加えていため、塩、こしょう、トマトピュレで調味する。
⑤ 器に盛り、青じそのせん切りを散らす。

B アスパラとチーズの和風サラダ

① アスパラは根元のかたい部分を切り除いて食べよい長さに切り、色よくゆでる。
② きゅうりは薄切りか細切り、チーズは棒状に切る。
③ ①②を盛り合わせ、aを混ぜてかける。

日・昼食 7.1点 たんぱく質 24.5g

A 5.0点 たんぱく質 13.4g
B 1.3点 たんぱく質 6.8g
C 0.8点 たんぱく質 4.3g

糸三つ葉とエビのマヨネーズあえ

金 夕

糸三つ葉は鉄、カルシウムも多い緑黄色野菜。香りが失せないようさっとゆでに。しょうゆ入りマヨネーズがごはんに合います。

① 糸三つ葉はさっとゆで、ざるに広げてさます。3cm長さに切る。
② エビは殻と背わたを除く。少なめの湯でゆで、2～3つに切る。
③ マヨネーズとしょうゆを混ぜ、①②をあえる。

D 0.7点 たんぱく質 4.6g

イワシの揚げおろし煮

土 夕

揚げ物の中でも吸油量が少ない"から揚げ"ならもたれの心配なし。身がやわらかいイワシとしっとり煮汁で口当たりソフト。

① イワシはうろこ、頭、はらわたを除いて水洗いする。水けをふいて酒をふる。
② オクラは色よくゆでる。
③ 魚の汁けをふいてかたくり粉をまぶし、175度の油で揚げる。
④ aを煮立て、③を入れて1～2分煮、おろし大根を加えてひと煮する。煮汁ごと盛りつけ、オクラを2つに切って添える。

E 3.2点 たんぱく質 14.9g

後期 ごはん・4回食

Monday 月

お弁当に使った生クリームは、ヨーグルトにして持って行くのも。ヨーグルトはフルーツ味など好みの味を選択。ただし、いちごや柑橘系は下痢のときは避けたほうが無難。

1日合計
- 熱量 25.5点
- ♠ 3.3　♥ 5.8　◆ 2.1　♣ 14.3
- たんぱく質 81.1g
- 塩分 8.4g

夕 6.6点　たんぱく質 28.8g　塩分 3.6g

A ウナギずし
材料	分量	
ごはん	160g	3.2◆
a 酢・砂糖	10・1g	0.1◆
塩	0.5g	
ウナギのかば焼き	50g	1.8♥
エビ	20g	0.2♥
酒	2.5g	+
にんじん	10g	0.1♣
干ししいたけ	0.5g	+♣
だし	30g	
しょうゆ・みりん	各3g	0.1◆
さやえんどう	10g	+♣
焼きのり	少量	+♣

B 春菊のお浸し
春菊	50g	0.2♣
しょうゆ	3g	+◆
だし	15g	
すり白ごま	1g	0.1♣

C タイのうしお汁
タイ(小1切れ)	30g	0.7♥
塩	0.3g	
だし	150g	
酒・しょうゆ	各3g	0.1◆
塩	0.5g	
木の芽	1枚	+♣

昼 7.8点　たんぱく質 24.7g　塩分 1.5g

A 牛肉のきのこ巻き焼き
牛もも薄切り肉(3枚)	80g	2.1♥
えのきたけ	15g	+♣
油	2g	0.2◆
a だし	30g	
しょうゆ・みりん	各4g	0.1◆

B かぼちゃのベーコン巻き南蛮漬け
かぼちゃ	40g	0.5♣
生クリーム(高脂肪)	10g	0.5♠
ベーコンの薄切り	10g	0.5♥
a 酢	5g	+
しょうゆ・みりん	各3g	0.1◆
赤とうがらし	0.1g	

C ゆでブロッコリー 30g　0.1♣

D ラディシュの塩もみ
ラディシュ	30g	0.1♣
塩	0.2g	

E ごはん 160g　3.2◆
F キウイフルーツ 70g　0.4♣

間食 4.7点　たんぱく質 11.6g　塩分 1.1g

A クロワッサンサンド
ミニクロワッサン(2個)	40g	2.3◆
プロセスチーズ	15g	0.6♠
レタスのせん切り	10g	+
バター	2g	0.2◆
いちごジャム	10g	0.3♠

B 牛乳 150g　1.3♥

朝 6.4点　たんぱく質 16.0g　塩分 2.2g

A 豆腐入りオムレツ
もめん豆腐	60g	0.5♥
卵	50g	0.9♠
しょうゆ・みりん	各5g	0.2◆
砂糖	1g	0.1◆
油	4g	0.5◆
甘酢しょうが	5g	+♣

B 粉吹き芋の梅風味
じゃが芋	50g	0.5♣
梅肉	3g	+♣
みりん	3g	0.1◆

C 野菜のいため煮
さやいんげん	20g	0.1♣
セロリ	20g	+♣
にんじん	10g	0.1♣
油	2g	0.2◆
しょうゆ・酒	各3g	+◆

D ごはん 160g　3.2◆

朝食 6.4点　たんぱく質 16.0g

- D 3.2点　たんぱく質 3.8g
- B 0.6点　たんぱく質 0.8g
- C 0.4点　たんぱく質 0.9g
- A 2.2点　たんぱく質 10.5g

朝

Aは豆腐のカルシウムも期待できます。Bは梅肉をからめて食欲を誘います。

A 豆腐入りオムレツ
① とき卵に水けをきった豆腐をつぶしながら加え、調味する。
② 油を熱したフライパンでオムレツ形に焼く。

B 粉吹き芋の梅風味
じゃが芋は一口大に切ってゆでる。湯を捨ててからいりし、梅肉とみりんをからめる。

昼

同じ塩分の味つけでもさめるとうすく感じるもの。お弁当は少し濃いめが食が進みます。

A 牛肉のきのこ巻き焼き
① 肉を広げ、えのきたけを巻く。
② 油でころがしながらいため焼き、aを加えてからめながら煮る。

B かぼちゃのベーコン巻き南蛮漬け
① かぼちゃは皮と種を除き、ゆでるかレンジで1分加熱する。熱いうちにつぶして生クリームを加え、2個の俵形にする。
② ベーコンは2つに切り、①を巻

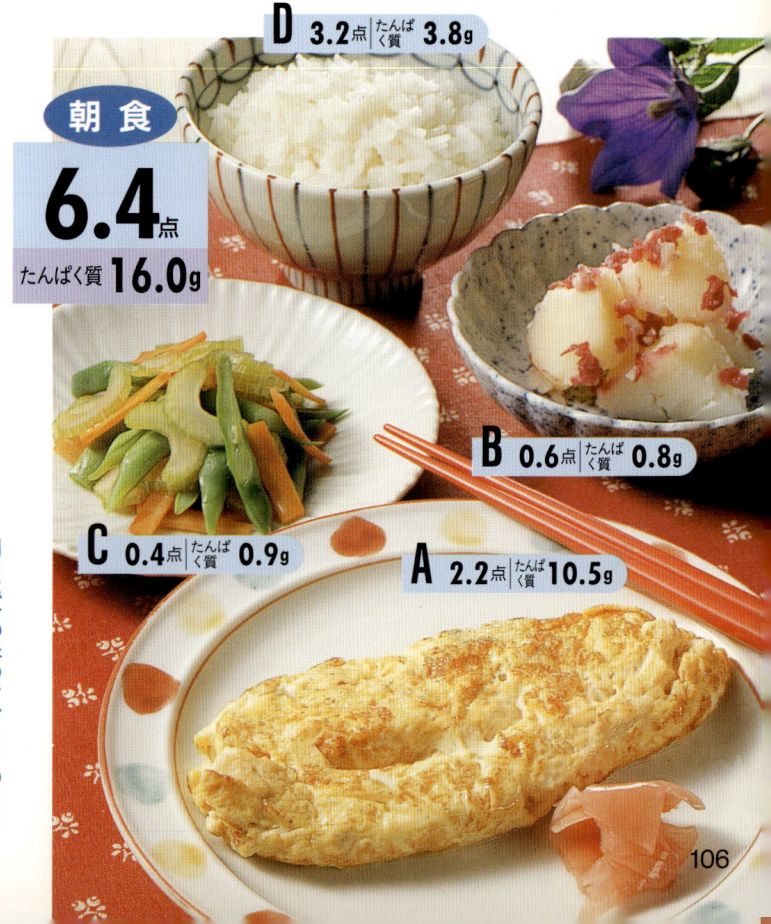

間食
4.7点 たんぱく質 11.6g

揚げ物は消化が悪いのですが、手術後1年もたてば、少しくらいは食べてもだいじょうぶです。回復の程度によっても違いますので、豚カツや天ぷらなどの揚げ物を食べたいときには、1人分を食べるのでなく、家族が揚げ物を食べるときに1～2切れ食べるのがよいでしょう。

食生活ここに注意！
揚げ物は一回に少量ずつ

昼食
7.8点 たんぱく質 24.7g

- F 0.4点 たんぱく質 0.7g
- B 1.6点 たんぱく質 2.5g
- E 3.2点 たんぱく質 3.
- A 2.4点 たんぱく質 16.4g
- D 0.1点 たんぱく質 0.2g
- C 0.1点 たんぱく質 1.1g

夕 順調な回復のお祝い膳になれば……。まだまだ一口ずつよくかむことは手ぬかりなく。

A ウナギずし
① にんじん、もどしたしいたけはせん切りにし、だしと調味料で煮る。さやえんどうはゆでて細切り。
② エビはゆでて殻を除き、酒をふる。ウナギは一口大に切る。
③ aを混ぜたすし飯に①を混ぜ、②を彩りよくのせてのりを置く。

C タイのうしお汁
① タイに塩をふり、しばらくおく。
② だしで煮てアクを除き、酒を加えて4～5分煮、調味する。

D ラディシュの塩もみ
ラディシュは薄切りにし、塩をまぶしてしんなりさせ、絞る。

間食
Aのジャムバターはおなかがすいたときに即効性があり、チーズサンドは栄養補給に。

A クロワッサンサンド
クロワッサンは縦に切り目を入れる。1個は薄く切ったチーズとレタスをはさむ。もう1個は切り目にバターを塗ってジャムをはさむ。

③ ②をaに漬ける。
く。フライパンでいため焼く。

夕食
6.6点 たんぱく質 28.8g

- B 0.3点 たんぱく質 1.6g
- C 0.8点 たんぱく質 7.2g
- A 5.5点 たんぱく質 20.0g

107

後期 ごはん・4回食

Thursday 木

デニッシュペストリーは甘みや油脂などが入った高エネルギーの菓子パン。

朝 6.9点 たんぱく質 23.0g 塩分 2.6g

コーンオムレツ
- 卵 — 50g 0.9 ♠
- クリームコーン（缶詰） 20g 0.2 ♣
- 塩・こしょう — 0.3g・少量
- バター — 2g 0.2 ◆

かぼちゃとじゃこのソテー
- かぼちゃ — 50g 0.6 ♣
- ピーマン — 15g 0.1 ♣
- ちりめんじゃこ — 5g 0.1 ♥
- 油 — 2g 0.2 ◆
- 塩 — 0.2g

トースト
- 食パン — 90g 2.9
- バター — 4g 0.4 ◆
- 牛乳 — 150g 1.3 ♠

昼 7.5点 たんぱく質 26.8g 塩分 2.0g

サバのみそ漬け焼き
- サバ — 60g 1.5 ♥
- みそ — 6g 0.1
- ゆでグリーンアスパラ — 30g 0.1 ♣

じゃが芋のおかか煮
- じゃが芋 — 50g 0.5 ♣
- だし
- 砂糖・しょうゆ — 1・3g 0.1 ◆
- 削りガツオ — 1g + ♥

青梗菜と油揚げのあえ物
- 青梗菜 — 40g 0.1 ♣
- 油揚げ — 5g 0.2 ♥
- しょうゆ・みりん — 各3g 0.1 ◆
- ごはん — 160g 3.2 ◆
- 飲むヨーグルト — 200g 1.6 ♠

間食 4.2点 たんぱく質 7.8g 塩分 0.8g

- デニッシュペストリー — 60g 3.0
- フルーツ入りミルクかん
- 粉かんてん — 1g + ♣
- 牛乳 — 100g 0.8 ♠
- 黄桃（缶詰） — 20g 0.2 ♣
- パイナップル（缶詰） — 20g 0.2 ♣

夕 7.2点 たんぱく質 27.9g 塩分 2.5g

G ドライカレー
- ごはん — 160g 3.2 ◆
- 牛赤身ひき肉 — 70g 2.0 ♥
- 玉ねぎ — 40g 0.2 ♣
- にんじん・ピーマン — 各10g 0.1 ♣
- きゅうり・ピクルス — 10g 0.1 ♣
- にんにく・しょうが — 各少量 + ♣
- 油 — 2g 0.2 ◆
- a［水100g＋顆粒コンソメ1g
- カレー粉 — 2g 0.1 ♣
- 塩・こしょう — 0.5g・少量

コンビーフと生野菜の酢じょうゆかけ
- コンビーフ（缶詰） — 20g 0.5 ♥
- きゅうり — 30g 0.1 ♣
- セロリ
- 酢・しょうゆ — 2.5・3g + ◆

豆腐とサラダ菜のスープ
- もめん豆腐 — 70g 0.6 ♥
- サラダ菜 — 20g 0.1 ♣
- 水150g＋顆粒コンソメ1g
- 塩・こしょう — 0.2g・少量

1日合計 熱量 25.8点 ♠ 4.6 / 2.6 ♥ 4.9 / 3.7 ♣ 85.5g ♦ 塩分 7.9g

Wednesday 水

魚は1日1皿を。1点重量の低い魚（B・Cグループ）を選ぶのがポイント。

朝 6.5点 たんぱく質 25.1g 塩分 2.9g

F くずし豆腐と卵のミルクスープ
- もめん豆腐 — 50g 0.5 ♥
- 卵 — 50g 0.9 ♠
- 玉ねぎ — 10g + ♣
- 牛乳 — 150g 1.3 ♠
- a［水50g＋顆粒コンソメ1g
- 塩・こしょう — 0.5g・少量

即席ピクルス
- にんじん — 20g 0.1 ♣
- かぶ・きゅうり — 各20g 0.1 ♣
- 酢 — 15g +
- 砂糖 — 2g 0.1
- 水・塩 — 15・0.5g

フルーツヨーグルト
- 白桃（缶詰） — 30g 0.3 ♣
- ヨーグルト（加糖） — 100g 0.8 ♠
- 食パン — 60g 2.0
- バター — 4g 0.4 ◆

昼 7.1点 たんぱく質 23.4g 塩分 1.5g

ブリの酒蒸し からし酢じょうゆ
- ブリ — 70g 2.2 ♥
- 酒 — 5g 0.1
- しょうが汁 — 少量 +
- 酢 — 5g +
- しょうゆ — 6g 0.1 ◆
- 練りがらし — 少量 0.1 ♣
- ゆでブロッコリー — 50g 0.2 ♣

かぼちゃのごまあえ
- かぼちゃ — 50g 0.6 ♣
- きゅうり — 10g + ♣
- すり白ごま — 1g 0.1 ♣
- 砂糖 — 2g 0.1
- しょうゆ — 3g + ◆

じゃが芋の梅酢あえ
- じゃが芋 — 50g 0.5 ♣
- 梅酢 — 少量
- ごはん — 160g 3.2 ◆

間食 4.4点 たんぱく質 15.5g 塩分 1.2g

フランスパンのツナサンド
- フランスパン — 45g 1.6 ◆
- ツナ缶（油漬け） — 25g 0.8 ♥
- マヨネーズ — 4g 0.3 ◆
- サラダ菜 — 10g + ♣
- 牛乳 — 200g 1.7 ♠

夕 7.0点 たんぱく質 19.7g 塩分 2.0g

肉野菜いため
- 豚もも薄切り肉 — 50g 1.1 ♥
- 酒 — 5g 0.1
- しょうが汁 — 少量 +
- 白菜 — 30g 0.1 ♣
- 玉ねぎ — 30g 0.1 ♣
- にんじん・ピーマン — 各10g 0.1 ♣
- 生しいたけ — 5g + ♣
- 油・酒 — 6・5g 0.8 ◆
- 塩
- かたくり粉2g＋水7.5g 0.1 ♣

中国風サラダ
- ロースハム — 20g 0.5 ♥
- さやいんげん — 30g 0.1 ♣
- はるさめ（乾） — 5g 0.2
- しょうゆ・みりん — 各3g 0.1 ◆
- ごま油 — 0.2 ◆
- ごはん — 160g 3.2 ◆
- いちご — 80g 0.3 ♣

1日合計 熱量 25.0点 ♠ 4.7 / 2.5 ♥ 5.1 / 12.7 ♣ 83.7g ♦ 塩分 7.6g

Tuesday 火

後期だから食事は順調とは限りません。食欲がないときでも、最小限は確保。

朝 5.9点 たんぱく質 18.3g 塩分 2.9g

生揚げのごま油焼き
- 生揚げ — 50g 1.0 ♥
- ごま油 — 2g 0.2 ◆
- おろし大根 — 40g 0.2 ♣
- おろししょうが — 少量 +
- しょうゆ — 3g + ◆

きゅうりとわかめの酢の物
- きゅうり — 30g 0.1 ♣
- 塩 — 0.2g
- 生わかめ — 10g + ♣
- ちりめんじゃこ — 5g 0.1 ♥
- 酢・砂糖 — 5・1g + ◆
- 塩

里芋とほうれん草のみそ汁
- 里芋 — 30g 0.2 ♣
- ほうれん草 — 30g 0.1 ♣
- だし — 150g
- みそ — 10g 0.2 ◆
- ごはん — 160g 3.2 ◆
- ヨーグルト（加糖） — 70g 0.7 ♠

昼 7.8点 たんぱく質 27.0g 塩分 1.5g

A サワラのごま焼き
- サワラ（1切れ） — 70g 1.6 ♥
- 塩 — 0.5g
- 練りごま — 4g 0.3 ◆
- さつま芋 — 30g 0.5 ♣

B にんじんのバター煮
- にんじん — 35g 0.1 ♣
- バター — 2g 0.2 ◆
- 塩 — 0.1g

C 小松菜ののりあえ
- 小松菜 — 50g 0.1 ♣
- 焼きのり — 全型⅛枚 + ♣
- しょうゆ・みりん — 各3g 0.1 ◆
- **D** ごはん — 160g 3.2 ◆
- ゆかり — 少量
- **E** 牛乳 — 200g 1.7 ♠

間食 5.2点 たんぱく質 12.0g 塩分 1.1g

焼きおむすび（2個）
- ごはん — 155g 3.1 ◆
- サケそぼろ — 10g 0.2 ♥
- しょうゆ — 6g 0.1 ◆
- 飲むヨーグルト — 150g 1.2 ♠
- みかん — 110g 0.6 ♣

夕 6.5点 たんぱく質 26.3g 塩分 2.5g

親子どんぶり
- ごはん — 160g 3.2 ◆
- 卵 — 50g 0.9 ♠
- 鶏もも肉（皮なし） — 50g 0.7 ♥
- 玉ねぎ — 40g 0.2 ♣
- しめじ — 10g + ♣
- 三つ葉 — 3g + ♣
- だし — 30g
- 砂糖・しょうゆ — 3・6g 0.2 ◆

ブロッコリーの甘酢いため
- ブロッコリー — 40g 0.2 ♣
- 油 — 2g 0.2 ◆
- 酢・砂糖 — 5・1g 0.1 ◆
- 塩 — 0.2g

雷汁
- もめん豆腐 — 50g 0.5 ♥
- ねぎ — 10g + ♣
- 油 — 2g 0.2 ◆
- だし — 150g 0.1
- 塩 — 0.5g
- しょうゆ — 3g +

1日合計 熱量 25.4点 ♠ 4.5 / 2.2 ♥ 4.1 / 14.6 ♣ 83.6g ♦ 塩分 8.0g

サワラのごま焼きのお弁当

火 昼

魚に練りごまを塗って高エネルギーに。Cのお浸しは水けが出ないようしょうゆはだしで割らず、のりが吸水の役目もします。

A サワラのごま焼き
① サワラは2つに切って塩をふる。アルミ箔にのせ、オーブントースターで九分どおり焼く。
② 魚の上面に練りごまを塗り、乾かす程度に再度焼く。
③ さつま芋は5mm厚さの輪切りにし、魚の脇に置いていっしょに焼く。

B にんじんのバター煮
① にんじんは輪切りか半月切りに。
② なべに①、ひたひたの水、バター、塩を入れ、紙ぶたをして水けがほぼなくなるまで煮る。

C 小松菜ののりあえ
① 小松菜はゆでて3cmに切り、水けを絞る。
② のりは粗くもみ、しょうゆ、みりんとともに①をあえる。

火・昼食
7.8点
たんぱく質 **27.0g**

- A 2.4点 たんぱく質 15.2g
- B 0.3点 たんぱく質 0.2g
- C 0.2点 たんぱく質 1.2g
- D 3.2点 たんぱく質 3.8g
- E 1.7点 たんぱく質 6.6g

くずし豆腐と卵のミルクスープ

水 朝

やわらかく、水分もあり、主菜と汁兼用の通過のよやかして食べるとよいでしょう一品。パンもこの味つき汁に浸してふ

① 玉ねぎは薄切りに。
② なべにくずした豆腐、①、aを入れてひと煮する。とき卵を加え混ぜ、塩、こしょうで調味する。
③ 最後に牛乳を加えてひと煮する。

F 2.7点 たんぱく質 14.6g

ドライカレー

木 夕

ごはんに具をかけた料理は充分にかまずに飲み込んでしまいがち。一口入れて泥状になるまでかみ、飲み込んでから次の一口を。

① 野菜はすべてみじん切りに。
② 油を熱し、にんにくとしょうが、玉ねぎをいため、ひき肉、にんじん、ピーマン、ピクルスを加えてさらにいためる。
③ ひき肉に火が通ったらカレー粉とaを加え、混ぜながら汁けがほぼなくなるまで煮、味を調える。
④ ごはんに③をかける。

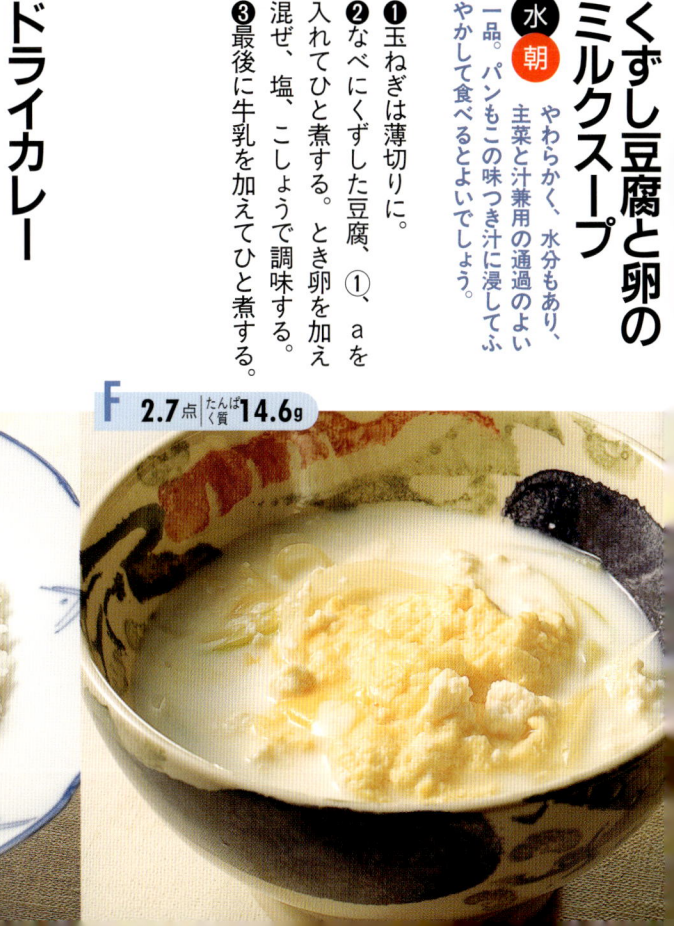

G 5.8点 たんぱく質 18.1g

109

後期 ごはん・4回食

Sunday 日

とろろ汁は単独で食べること。
ごはんにかけるとよくかまないうちに
飲み込んでしまうので要注意。

朝 6.9点 たんぱく質 23.2g 塩分 1.9g

魚の干物焼きのおろしあえ
- アジの干物(焼いてほぐす) 50g 1.1 ♥
- おろし大根 50g 0.1 ♣

にんじんと油揚げのごまいため
- にんじん 40g 0.2 ♣
- 油揚げ 5g 0.3 ♥
- 油 2g 0.2 ◆
- だし 30g
- しょうゆ・みりん 各2g 0.1 ◆
- すり白ごま 2g 0.1 ◆

とろろ汁
- 大和芋 50g 0.8 ♣
- だし 100g
- しょうゆ 3g + ◆
- 焼きのり 少量 + ♣

ごはん 160g 3.2 ◆
ヨーグルト(加糖) 100g 0.8 ♠

昼 6.6点 たんぱく質 21.1g 塩分 2.7g

F ゆで卵のトマト煮
- ゆで卵 55g 1.0 ♣
- トマトの水煮(缶詰) 50g 0.1 ♣
- 玉ねぎ 30g 0.2 ♣
- バター 2g 0.2 ◆
- a ┌ 水75g+顆粒コンソメ0.5g
     └ 塩・こしょう 0.4g・少量
- 青じそのせん切り 少量 +♣

クロワッサンのサンドイッチ
- クロワッサン(2個) 40g 2.2 ◆
- プロセスチーズ 20g 0.9 ♣
- レタス 10g + ♣
- バター 2g 0.2 ◆
- ツナ缶(油漬け) 30g 1.0 ♥
- マヨネーズ 4g 0.3 ◆

桃 100g 0.5 ♣

間食 4.6点 たんぱく質 14.6g 塩分 0.5g

- シュークリーム 95g 2.9 ◆
- ミルクティー(牛乳) 200g 1.7 ♠

夕 7.2点 たんぱく質 25.0g 塩分 2.5g

和風ロール白菜
- 白菜 80g 0.2 ♣
- ┌ 鶏ひき肉 50g 1.1 ♥
- │ にんじん・玉ねぎ 各5g +♣
- └ 卵 10g 0.2 ♠
- しょうゆ・みりん 各2g 0.1 ◆
- ベーコンの薄切り 10g 0.5 ♥
- だし 100g
- しょうゆ・みりん 各4g 0.1 ◆
- かたくり粉2g+水7.5g 0.1 ◆

豆腐のみそ煮
- もめん豆腐 75g 0.7 ♥
- 青ねぎ 5g + ♣
- だし 50g
- みそ 10g 1.3 ◆

さやいんげんとはるさめの和風サラダ
- さやいんげん 30g 0.1 ♣
- はるさめ(乾) 10g 0.5 ◆
- ┌ 酢 10g + ◆
- │ サラダ油 2g 0.2 ◆
- └ しょうゆ・みりん 各3g 0.1 ◆

ごはん 160g 3.2 ◆

1日合計 熱量 25.3点 ♠4.6 ♥4.7 ♣2.2 ◆13.8 たんぱく質 83.9g 塩分 7.6g

Saturday 土

朝のクリーム煮はかたくり粉のとろみ
づけで飲み込みやすく。ジャムは鉄が
多いプルーンもお試しを。

朝 6.2点 たんぱく質 20.0g 塩分 2.9g

青梗菜とハムのクリーム煮
- 青梗菜 50g 0.1 ♣
- ロースハム 30g 0.7 ♥
- 牛乳 100g 0.8 ♠
- 塩 0.5g
- かたくり粉2g+水7.5g 0.1 ◆

ゆでキャベツのサラダ
- キャベツ 50g 0.1 ♣
- 青じそ 1g + ♣
- ┌ しょうゆ 各2g 0.1 ◆
- └ ごま油 3g 0.3 ◆

ミルクティー(牛乳) 150g 1.3 ♠

トースト
- 食パン 60g 2.0 ◆
- バター 4g 0.4 ◆
- ジャム 10g 0.3 ◆

昼 8.4点 たんぱく質 26.5g 塩分 4.3g

E 卵と焼き豚のチャーハン
- ごはん 210g 4.2 ◆
- 卵 50g 0.9 ♠
- 焼き豚 30g 0.6 ♥
- シラス干し 5g 0.1 ♥
- ねぎ 20g 0.1 ♣
- 油 6g 0.7 ◆
- 塩・こしょう 2g・少量
- 青じそ 少量 + ♣

煮豆(うずら豆・市販品) 20g 0.7 ◆

青菜と豆腐のすまし汁
- ほうれん草 30g 0.1 ♣
- もめん豆腐 50g 0.5 ♥
- だし・塩 150・0.6g
- しょうゆ 2g + ◆

グレープフルーツ 100g 0.5 ♣

間食 3.4点 たんぱく質 7.5g 塩分 0.2g

ベークドポテト
- さつま芋 40g 0.7 ♣
- バター 2g 0.2 ◆
- はちみつ 15g 0.5 ◆

バナナジュース
- バナナ 30g 0.3 ♣
- 牛乳 200g 1.7 ♠

夕 7.2点 たんぱく質 28.1g 塩分 1.6g

イワシのけんちん焼き
- イワシ 80g 2.2 ♥
- 酒 2.5g + ◆
- ┌ もめん豆腐 25g 0.2 ♥
- │ 卵 25g 0.5 ♠
- │ にんじん・生しいたけ 各5g +♣
- └ だし 3g
- みりん・しょうゆ 各3g 0.1 ◆
- 甘酢しょうが 5g 0.1 ♣

グリーンアスパラのごまあえ
- グリーンアスパラガス 50g 0.1 ♣
- ┌ すり白ごま 2g 0.1 ◆
- │ 砂糖 2g 0.1 ◆
- └ 塩 0.3g

トマトのヨーグルトサラダ
- トマト(皮を除く) 50g 0.1 ♣
- ┌ ヨーグルト(加糖) 30g 0.3 ♠
- │ サラダ油 2g 0.2 ◆
- └ 塩・こしょう 0.3g・少量

ごはん 160g 3.2 ◆

1日合計 熱量 25.2点 ♠5.5 ♥5.0 ♣2.2 ◆12.5 たんぱく質 82.1g 塩分 9.0g

Friday 金

芋類は1日0.5点とるのが目安。
じゃが芋は下痢ぎみのときに、さつま
芋は便秘の予防や解消に有効です。

朝 5.9点 たんぱく質 20.2g 塩分 2.7g

煮やっこ
- もめん豆腐 100g 0.9 ♥
- おろししょうが 少量 + ♣
- 削りガツオ 1g + ♥
- しょうゆ 5g 0.1 ◆

一夜漬け
- なす・きゅうり 各20g 0.1 ♣
- 青じそ 1g + ♣
- 塩 0.4g

落とし卵のみそ汁
- 卵 50g 0.9 ♠
- 玉ねぎ 20g 0.1 ♣
- だし 150g
- みそ 10g 0.2 ◆

ごはん 160g 3.2 ◆
ぶどう 50g 0.4 ♣

昼 7.2点 たんぱく質 23.9g 塩分 2.5g

A 肉団子のトマト煮
- ┌ 豚赤身ひき肉 60g 1.7 ♥
- │ 玉ねぎのみじん切り 20g 0.1 ♣
- a│ 卵 10g 0.2 ♠
- │ パン粉 1g + ◆
- └ 塩・こしょう 0.5g・少量
- トマト 50g 0.1 ♣
- スープ(水100g+顆粒コンソメ1g)
- トマトケチャップ 18g 0.3 ◆
- こしょう 少量

B ブロッコリーのサラダ
- ブロッコリー 50g 0.1 ♣
- にんじん 5g + ♣
- 塩・こしょう 0.4・0.1g
- マヨネーズ 7g 0.6 ◆

C ごはん 160g 3.2 ◆
青のり 少量 + ♣

D ヨーグルト(加糖) 100g 0.8 ♠

間食 5.7点 たんぱく質 14.8g 塩分 1.3g

ロールパンサンド
- ロールパン(2個) 60g 2.4 ◆
- クリームチーズ 20g 0.9 ♠
- マーマレード 10g 0.3 ◆
- オイルサーディン 10g 0.4 ♥
- ピクルス・サラダ菜 各5g + ♣
- バター 4g 0.4 ◆

牛乳 150g 1.3 ♠

夕 7.1点 たんぱく質 25.9g 塩分 1.9g

鉄板焼き
- 牛もも肉 50g 1.3 ♥
- 生ザケ 45g 0.7 ♥
- キャベツ・ピーマン 各20g 0.1 ♣
- なす 20g 0.1 ♣
- 生しいたけ 10g + ♣
- 油 6g 0.7 ◆
- ウスターソース 16g 0.2 ◆

さつま芋のレモン煮
- さつま芋 30g 0.5 ♣
- レモンの薄切り 10g 0.1 ♣
- 砂糖 2g 0.1 ◆

小松菜の辛み漬け
- 小松菜 50g 0.1 ♣
- 塩 0.4g
- 赤とうがらし 少量

ごはん 160g 3.2 ◆

1日合計 熱量 25.9点 ♠4.1 ♥5.0 ♣1.9 ◆14.9 たんぱく質 84.8g 塩分 8.4g

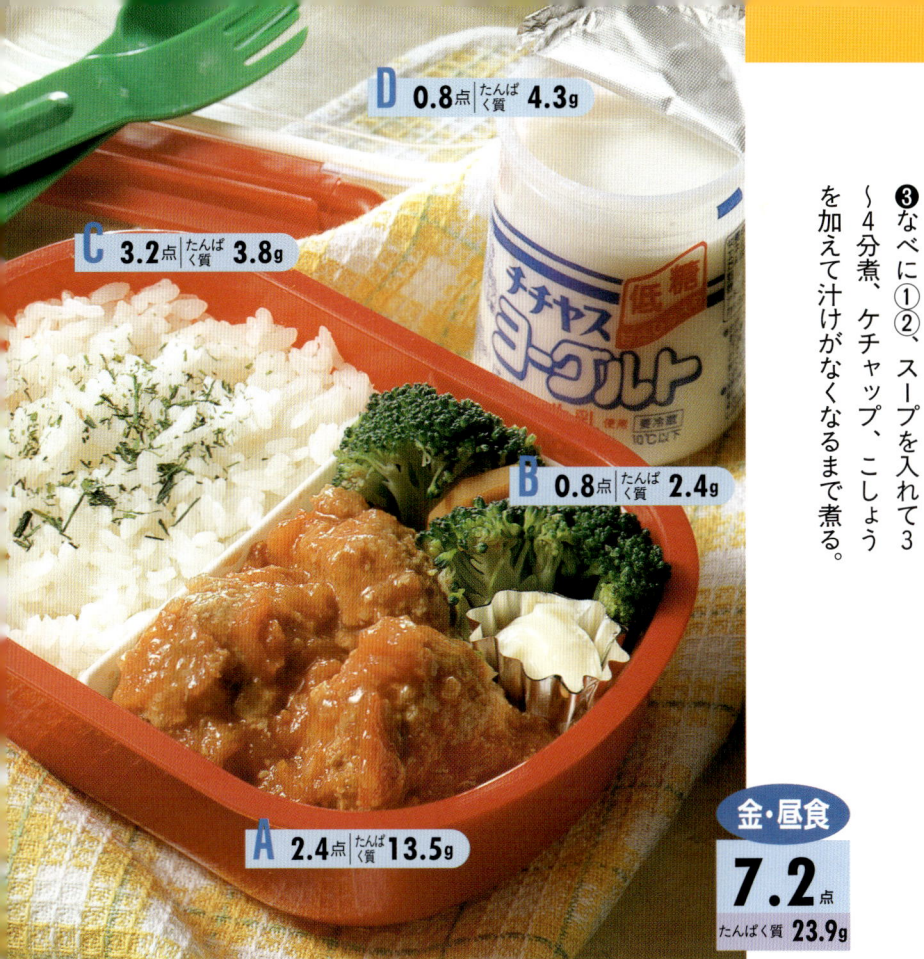

肉団子のトマト煮のお弁当

金 昼

トマト煮はパンにも合います。トマトの皮を除くのは口に残らないための調理上のこと。ひき肉にかえても。鶏もも（皮なし）のひき肉にかえても。

A 肉団子のトマト煮

① a を練り混ぜ、3個に丸める。
② トマトは皮を除いて粗く刻む。
③ なべに①②、スープを入れて3〜4分煮、ケチャップ、こしょうを加えて汁けがなくなるまで煮る。

B ブロッコリーのサラダ

① ブロッコリーは小房に分け、にんじんは輪切りにする。
② にんじんをゆで、途中でブロッコリーも入れてゆでる。湯をきり、塩、こしょうをふる。
③ マヨネーズは別添えにする。

金・昼食
7.2点
たんぱく質 23.9g

D 0.8点 たんぱく質 4.3g
C 3.2点 たんぱく質 3.8g
B 0.8点 たんぱく質 2.4g
A 2.4点 たんぱく質 13.5g

卵と焼き豚のチャーハン

土 昼

材料の制約がないので、あり合わせのたんぱく源と野菜を組み合わせて。さめても味が変わりにくいのでお弁当にも好適。

① 焼き豚とねぎは粗みじん切り、シラス干しは湯通しする。
② 卵をときほぐし、油の½量でいり卵を作り、取り出す。
③ 残りの油を足し、シラス干し、焼き豚、ごはん、ねぎの順にいため。いり卵を戻し、塩、こしょうで調味する。
④ 青じそを刻んで散らす。

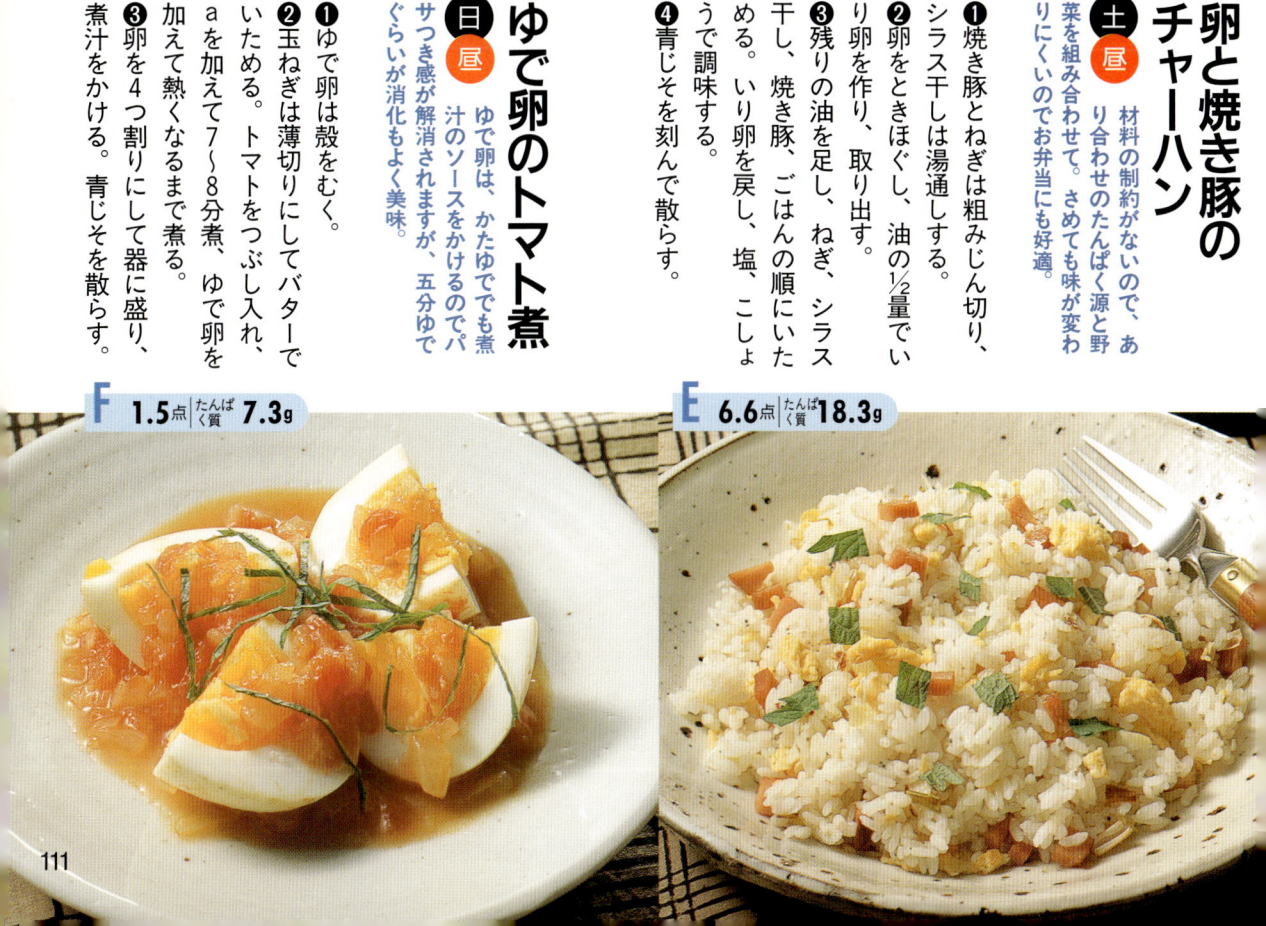

ゆで卵のトマト煮

日 昼

ゆで卵は、かたゆででも煮汁のソースをかけるのでパサつき感が解消されますが、五分ゆでぐらいが消化もよく美味。

① ゆで卵は殻をむく。
② 玉ねぎは薄切りにしてバターでいためる。トマトをつぶし入れ、a を加えて7〜8分煮、ゆで卵を加えて熱くなるまで煮る。
③ 卵を4つ割りにして器に盛り、煮汁をかける。青じそを散らす。

F 1.5点 たんぱく質 7.3g
E 6.6点 たんぱく質 18.3g

111

後期 ごはん・4回食

Monday 月

魚は少ない量でエネルギーが高いもの（イワシやサンマ、ブリなど）を。これらはたんぱく質は少ないですが、1群をしっかりとるのでだいじょうぶです。

1日合計 25.7点　熱量 5.1　♣1.9　♥3.9　♦14.8　たんぱく質 84.7g　塩分 7.1g

朝 7.0点　たんぱく質 28.1g　塩分 3.3g

A 蒸し鶏と野菜のサラダ
- 鶏もも肉（皮なし） 50g　0.7♥
- 酒 2.5g　0.1♦
- きゅうり・セロリ 各10g　+♣
- a ┌ レモン汁 5g　+♣
　　├ サラダ油 2g　0.2♦
　　└ しょうゆ 6g　0.1♦

B 青梗菜としめじのみそミルクスープ
- 青梗菜 40g　+♣
- しめじ 20g　+♣
- 牛乳 150g　1.3♠
- 白みそ 10g　0.3♦

C トースト チーズ添え
- 食パン 90g　3.0♦
- バター 4g　0.4♦
- プロセスチーズ 10g　0.4♠

D 桃 100g　0.5♣

昼 6.2点　たんぱく質 16.7g　塩分 1.3g

A ひき肉とかぼちゃ入り卵焼き
- 卵 50g　0.9♠
- 豚ひき肉 15g　0.4♥
- かぼちゃ 20g　0.2♣
- 砂糖 1g　0.1♦
- 塩 0.2g
- 油 2g　0.2♦

B 和風粉吹き芋
- じゃが芋 50g　0.5♣
- しょうゆ・みりん 各3g　0.1♦
- 削りガツオ 1g　+♥

C 小松菜と油揚げのソテー
- 小松菜 50g　0.1♣
- 油揚げ 5g　0.3♥
- 油 2g　0.2♦
- 塩・こしょう 0.5g・少量

D ごはん 160g　3.2♦
- もみのり 0.5g　+♣

間食 5.0点　たんぱく質 11.8g　塩分 0.6g

A 二色おむすび
- ごはん 160g　3.2♦
- タラコ 5g　0.1♥
- 梅干し（梅カツオ） 3g　+♣
- 焼きのり 全型1/8枚分　+♣

B 牛乳 200g　1.7♠

夕 7.5点　たんぱく質 28.1g　塩分 1.9g

A ブリと大根の中国風煮物
- ブリ 60g　1.9♥
- 大根（葉5gとも） 85g　0.3♣
- ねぎ・しょうが 各1g　+♣
- ごま油 1g　0.1♦
- だし 150g
- みそ 6g　0.2♦
- 砂糖 3g　0.1♦
- 豆板醤 1g

B 冷やし鉢 梅肉だれ
- もめん豆腐 50g　0.5♥
- かぼちゃ・オクラ 各20g　0.3♣
- a ┌ 梅肉 2g　+♣
　　└ みりん・酒 各2g　0.1♦

C ごはん 160g　3.2♦

D ヨーグルト（加糖） 100g　0.8♠

朝

Aの野菜をゆでるのはやわらかくするため。Bは意外に美味、ためらわずにお試しを。

A 蒸し鶏と野菜のサラダ
1. なべに鶏肉と酒、水少量を入れ、ふたをして蒸し焼きにする（ラップをしてレンジ加熱でも）。
2. きゅうりとセロリは小さい乱切りにし、さっとゆでる。
3. ①を薄く切り、②と盛り合わせ、aを混ぜたドレッシングをかける。

B 青梗菜としめじのみそミルクスープ
1. 青梗菜は食べよく刻み、しめじはほぐす。
2. なべに①と牛乳を入れてやわらかく煮、白みそを煮汁でといて加える。

昼

卵焼きの具は加熱してから卵と混ぜ、完全に火を通します。お弁当の衛生上の原則です。

A ひき肉とかぼちゃ入り卵焼き
1. かぼちゃは皮と種を除き、ゆでるかレンジ加熱してつぶす。
2. ひき肉もからいりする。
3. 卵をときほぐし、さめた①②、調味料を混ぜ、厚焼きにする。

B 和風粉吹き芋
じゃが芋は一口大に切ってゆでる。

朝食 7.0点　たんぱく質 28.1g

- C 3.8点　たんぱく質 10.7g
- D 0.5点　たんぱく質 0.6g
- B 1.6点　たんぱく質 6.7g
- A 1.1点　たんぱく質 10.1g

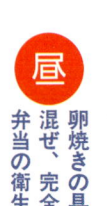

間食
5.0点 たんぱく質 11.8g

昼食
6.2点 たんぱく質 16.7g

- D 3.2点 たんぱく質 3.9g
- B 0.6点 たんぱく質 1.7g
- C 0.6点 たんぱく質 1.8g
- A 1.8点 たんぱく質 9.3g

夕食
7.5点 たんぱく質 28.1g

- C 3.2点 たんぱく質 3.8g
- D 0.8点 たんぱく質 4.3g
- B 0.9点 たんぱく質 4.1g
- A 2.6点 たんぱく質 15.9g

食生活ここに注意！
外食はゆっくり食べられる店で

外食は1人分の量が多いことや消化のよいものが選びにくいことなどから、できれば避けたいところです。外食をするなら、多すぎる料理は無理せず残すか、家族と分け合って食べること。ゆっくりと食べられて、食後もせわしく席を立たずにすむ店を選びます。

夕
Aは豆板醤の辛みとみそ味の食欲をそそる味つけ。温と冷のめりはりのある献立です。

A ブリと大根の中国風煮物
① ブリは2つ3つに切る。ねぎとしょうがはみじん切りに。
② 大根は7～8mm厚さの半月かいちょうに切る。ごま油でいため、だしを加えてやわらかく煮る。
③ ①と調味料を加えて7～8分、大根の葉を刻んで加えてひと煮する。

B 冷やし鉢 梅肉だれ
豆腐はゆでて一口大に、かぼちゃとオクラもゆでる。盛り合わせて冷やし、aを混ぜてかける。

C 小松菜と油揚げのソテー
① 小松菜はゆでて3cmに切る。油揚げは油抜きしてせん切りに。
② ①を油でいため、調味する。

湯を捨て、調味料と削りガツオを加えてからいりする。

間食
A 二色おむすび
① タラコは焼く。
② ごはんでおにぎりを2個作り、タラコ、梅干しを押しつける。のりを帯状に切り、周囲に巻く。

お弁当といっしょに持参するおむすびはいたみにくいものを。タラコは生は避けかならず加熱。

後期 ごはん・4回食

火曜日 Tuesday

そろそろこんにゃくも利用して食感の変化を。細かい切り目を入れるとかみ砕く助けになり味なじみもよくなります。

朝 6.5点 たんぱく質 18.9g 塩分 1.3g

ツナと野菜入りいり卵
- 卵 — 55g 1.0 ♠
- ツナ缶（油漬け） — 20g 0.7 ♥
- 玉ねぎ・にんじん — 各5g +
- ピーマン — 5g +
- しょうゆ・みりん — 各2g 0.1 ◆
- 油 — 3g 0.2 ◆
- サラダ菜 — 5g +

D きゅうりの変わり漬け
- きゅうり（½本） — 50g 0.1 ♣
- 玉ねぎのすりおろし — 10g 0.1 ♣
- a 酢・しょうゆ — 各3g +
- ごま油 — 3g 0.3 ◆

- ごはん — 160g 3.2 ♣
- ヨーグルト（加糖） — 100g 0.8 ♠

昼 7.0点 たんぱく質 19.0g 塩分 1.8g

生揚げ、豚肉、野菜のみそ煮
- 生揚げ — 50g 0.9 ♥
- 豚もも薄切り肉 — 25g 0.6 ♥
- 小松菜 — 40g 0.1 ♣
- はるさめ（乾） — 5g 0.2 ♣
- だし — 100g
- みそ — 8g 0.2 ◆
- みりん — 6g 0.2 ◆

じゃが芋の白煮
- じゃが芋 — 50g 0.5 ♣
- だし・塩 — 50・0.2g
- みりん・砂糖 — 各1g 0.1 ◆

ミニトマトのごまじょうゆあえ
- ミニトマト — 50g 0.2 ♣
- しょうゆ・ごま油 — 各3g 0.3 ◆

菜飯
- ごはん — 160g 3.2 ♣
- 大根の葉 — 5g +

- オレンジ（バレンシア） — 100g 0.5 ♣

間食 5.7点 たんぱく質 15.1g 塩分 0.8g

チーズ入りおむすび（のり味・ごま味）
- ごはん — 160g 3.2 ♣
- プロセスチーズ — 20g 0.8 ♠
- 青のり — 少量 +
- すり白ごま — 1g +
- 牛乳 — 200g 1.7 ♠

夕 6.7点 たんぱく質 23.5g 塩分 2.3g

サケずし
- ごはん — 160g 3.2 ♣
- 酢 — 7.5g +
- 甘塩ザケ — 40g 1.0 ♥
- しょうがのみじん切り — 5g +
- 青じそのせん切り — 1g +

豚肩ロース肉と野菜のいため煮
- 豚肩ロース肉 — 45g 1.4 ♥
- れんこん — 20g 0.2 ♣
- にんじん — 20g 0.1 ♣
- こんにゃく — 20g +
- 油 — 3g 0.3 ◆
- だし — 100g
- みりん・しょうゆ — 各6g 0.1 ◆

青菜とえのきたけのすまし汁
- 青菜 — 40g 0.1 ♣
- えのきたけ — 10g +
- だし・塩 — 150・0.6g 0.1 ◆
- しょうゆ — 1g +

1日合計
熱量 25.9点 ♣4.3 ♠1.9 ♥4.6 ◆15.1 たんぱく質 76.5g 塩分 6.2g

水曜日 Wednesday

こしょうや七味などの香辛料も徐々に取り入れて食欲増進の一助に。刺し身魚は鮮度第一、作ってすぐ食べれば安心して取り入れられます。

朝 7.6点 たんぱく質 23.8g 塩分 2.0g

卵と野菜のスープ煮
- 卵 — 50g 0.9 ♠
- キャベツ — 30g 0.1 ♣
- 玉ねぎ — 10g 0.1 ♣
- トマト・にんじん — 20・10g 0.1 ♣
- 水100g＋顆粒コンソメ1g
- こしょう — 少量

- 牛乳 — 200g 1.7 ♠
- ロールパン — 90g 3.5 ♣
- バター — 4g 0.4 ◆
- ジャム — 10g 0.3 ◆
- メロン — 90g 0.5 ♣

昼 6.6点 たんぱく質 22.0g 塩分 1.6g

鶏肉と野菜の七味煮
- 鶏もも肉（皮なし） — 60g 0.9 ♥
- しょうゆ・みりん — 各2g 0.1 ◆
- にんじん — 20g 0.1 ♣
- さやえんどう — 20g 0.1 ♣
- 生しいたけ — 10g +
- 油 — 3g 0.4 ◆
- だし — 100g
- みりん・しょうゆ — 各4g 0.1 ◆
- 七味とうがらし — 少量

ふかし芋のはちみつがらめ
- さつま芋 — 35g 0.6 ♣
- はちみつ — 7g 0.2 ◆

かぶの即席漬け
- かぶ（葉5gとも） — 45g 0.1 ♣
- 塩 — 0.3g

- ごはん — 160g 3.2 ♣
- ヨーグルト（加糖） — 100g 0.8 ♠

間食 5.1点 たんぱく質 17.7g 塩分 1.9g

ハムと野菜のサンドイッチ
- 食パン（サンドイッチ用） — 90g 3.0 ◆
- ロースハム — 20g 0.5 ♥
- サラダ菜 — 5g +
- トマト・きゅうり — 各10g +

- 飲むヨーグルト — 200g 1.6 ♠

夕 5.9点 たんぱく質 29.4g 塩分 2.1g

E アジのみそたたき
- 生食用アジ（大1尾） — 70g 1.1 ♥
- みそ — 4g 0.1 ◆
- 酒 — 4g +
- しょうが汁 — 3g +
- 青ねぎかあさつき — 3g +
- 青じそ — 2g +

豚肉とさやいんげんのいため煮
- 豚もも薄切り肉 — 25g 0.6 ♥
- さやいんげん — 40g 0.1 ♣
- にんじん — 10g 0.1 ♣
- 搾菜（塩抜きしたもの） — 3g +
- ごま油 — 3g 0.1 ◆
- だし — 100g
- 砂糖・しょうゆ — 各2g 0.1 ◆

豆腐とオクラのすまし汁
- もめん豆腐 — 50g 0.5 ♥
- オクラ — 5g +
- だし・塩 — 150・0.6g
- しょうゆ — 1g +

- ごはん — 160g 3.2 ♣

1日合計
熱量 25.2点 ♣5.0 ♠1.9 ♥3.6 ◆14.7 たんぱく質 92.9g 塩分 7.6g

木曜日 Thursday

前期、後期とも芋、果物はそれぞれ0.5点が基本。水分が少ない芋類はよくかんで唾液とよく混ぜることが肝心。果物は生で食べてビタミンの補給に。

朝 6.3点 たんぱく質 24.0g 塩分 3.0g

カマスの塩焼き
- カマス — 70g 1.3 ♥
- 塩 — 0.5g
- 甘酢しょうが — 5g +

青梗菜のいため煮
- 青梗菜 — 40g 0.1 ♣
- にんじん — 10g 0.1 ♣
- 油 — 3g 0.3 ◆
- だし — 50g
- しょうゆ・酒・みりん — 各3g 0.1 ◆

大根のみそ汁
- 大根（葉5gとも） — 55g 0.1 ♣
- だし — 150g
- みそ — 10g 0.3 ◆

- ごはん — 160g 3.2 ♣
- ヨーグルト（加糖） — 100g 0.8 ♠

昼 7.0点 たんぱく質 24.8g 塩分 1.9g

豚肉のしそチーズ焼き
- 豚もも薄切り肉 — 60g 1.4 ♥
- 塩・こしょう 0.3g・少量
- プロセスチーズ — 20g 0.8 ♠
- 青じそ（3枚） — 3g +
- 油 — 4g 0.5 ◆
- サラダ菜 — 5g +

里芋のごま煮
- 里芋 — 50g 0.4 ♣
- だし — 50g
- 砂糖・しょうゆ — 各3g 0.1 ◆
- すりごまいり — 3g 0.3 ◆

グリーンアスパラのおかかあえ
- グリーンアスパラガス — 40g 0.1 ♣
- 削りガツオ — 1g 0.1 ♥
- しょうゆ・みりん — 各3g 0.1 ◆
- だし — 5g

- ごはん — 160g 3.2 ♣

間食 4.6点 たんぱく質 11.5g 塩分 0.6g

おむすび（2個）
- ごはん — 105g 2.1 ◆
- 牛肉そぼろ — 15g 0.5 ♥
- 焼きのり — 全型½枚分
- 飲むヨーグルト — 180g 1.5 ♠
- バナナ — 50g 0.5 ♣

夕 7.5点 たんぱく質 25.9g 塩分 1.6g

A 生揚げ入り卵焼き
- 卵 — 50g 0.9 ♠
- 生揚げ — 55g 1.0 ♥
- だし — 30g
- みりん・しょうゆ — 各2g 0.1 ◆
- 油 — 4g 0.5 ◆
- おろし大根 — 30g 0.1 ♣

B トマトとハムのサラダ
- トマト — 50g 0.1 ♣
- ロースハム — 20g 0.5 ♥
- a おろししょうが — 2g +
- しょうゆ — 2g +
- サラダ油 — 4g 0.5 ◆

C サケとかぶの混ぜごはん
- ごはん — 160g 3.2 ♣
- 甘塩ザケ — 25g 0.6 ♥
- かぶ（葉5gとも） — 20g +
- 塩 — 0.1g
- もどしたわかめ — 5g +

1日合計
熱量 25.4点 ♣4.0 ♠1.5 ♥5.4 ◆14.5 たんぱく質 86.2g 塩分 7.1g

生揚げ入り卵焼きの献立

木・夕

卵焼きはアルミケースに入れて焼くと表情が一変。香ばしい焼き色と風味も食欲増進に。サラダはしょうが風味のかけ汁です。

A 生揚げ入り卵焼き
① 生揚げは熱湯をかけて油抜きし、小さい角切りにする。だし調味料で汁がなくなるまで煮る。
② 卵はときほぐす。
③ ハードタイプのアルミケースに油を塗り、①を入れ、②の卵液を注ぐ。オーブントースターで5〜6分焼く。

B トマトとハムのサラダ
① トマトは皮を湯むきにし、薄切りに、ハムはせん切りにする。
② aを混ぜ、①をあえる。
③ ケースをはずし、おろし大根を。

C サケとかぶの混ぜごはん
① サケは両面焼き、皮と骨を除いて身をほぐす。
② かぶは薄切り、葉は細かく刻み、塩をまぶす。しんなりしたら水けを絞る。
③ わかめは湯通しして細かく刻む。
④ 熱いごはんに①〜③を混ぜる。

木・夕食 7.5点 たんぱく質 25.9g

A 2.6点 たんぱく質 12.4g
B 1.1点 たんぱく質 3.8g
C 3.8点 たんぱく質 9.7g

きゅうりの変わり漬け

火・朝

蛇腹切りするのですぐに味がなじみます。漬け汁のおろし玉ねぎの辛みと甘みが調味料とのブレンドで中国風サラダの味わい。

① きゅうりは蛇腹切り（端から斜めに細かい切り目を入れ、次は切り目を真下にして、同様に斜めの切り目を入れる）にし、小さい一口大に切る。
② aを混ぜ、①を漬ける。

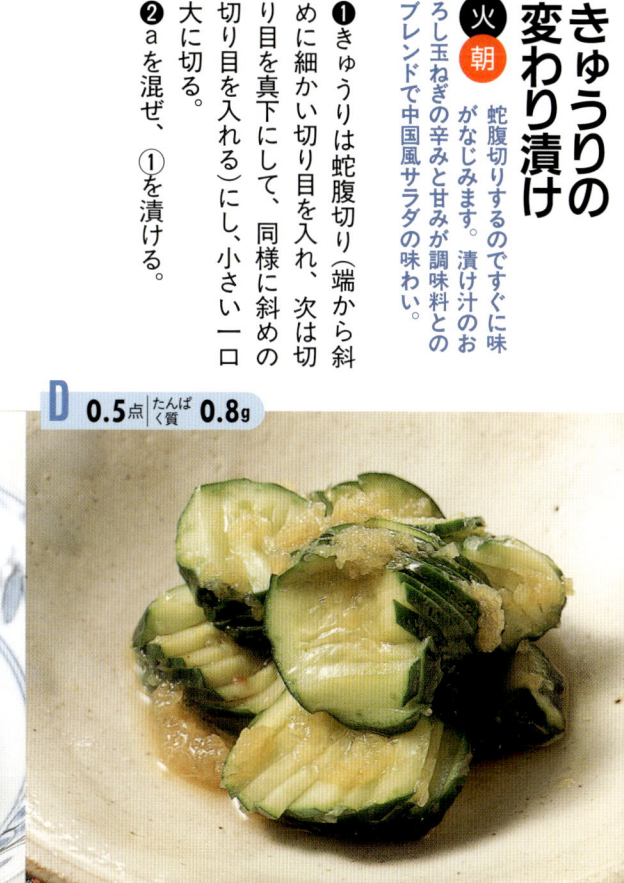

D 0.5点 たんぱく質 0.8g

アジのみそたたき

水・夕

生食用のアジを求め、作ったらすぐに食べましょう。市販品も手に入りますが、作ってすぐに食べられる手作りが安心です。

① アジは三枚におろして腹骨をそぎ落とす。皮を頭側から尾に向けてむきはがし、身を粗く刻む。
② ①にみそ、酒、しょうが汁を加え、包丁でたたき混ぜる。
③ 青じそを敷いて②を盛り、ねぎかあさつきの小口切りをのせる。

E 1.2点 たんぱく質 15.2g

後期 ごはん・4回食

Sunday 日

うどんはのど越しにまかせてよくかまなければ
失敗食に、よくかんで食べれば消化のよさで安定
食にも。同じめんでもラーメンは消化吸収に難。

朝 7.5点 たんぱく質 26.8g 塩分 2.3g

ゆで卵と大豆のヨーグルトサラダ
- ゆで卵 ———— 55g 1.0 ♠
- ゆで大豆 ——— 15g 0.4 ♥
- トマト ———— 50g 0.1 ♣
- ヨーグルト(加糖) — 50g 0.4 ♠
- マスタード・塩 — 3・0.3g 0.1 ♦
- サラダ菜 ——— 10g + ♣
- ミルクティー(牛乳) — 200g 1.7 ♠

トースト
- 食パン ———— 90g 2.9 ♦
- バター・ジャム — 4・15g 0.9 ♦

昼 6.1点 たんぱく質 22.9g 塩分 3.4g

A 牛肉と野菜のホイル焼き
- 牛もも薄切り肉 — 70g 1.8 ♥
- 塩・こしょう — 0.5g・少量
- カリフラワー — 30g 0.1 ♣
- ミニトマト ——— 30g 0.1 ♣
- 玉ねぎ ———— 20g 0.1 ♣
- マッシュルーム(生) — 10g + ♣
- 塩 ————— 0.7g
- 白ワイン ——— 7.5g 0.1 ♦
- レモンのくし形切り — 10g 0.1 ♣

B ざるうどん 中国風みそだれ
- ゆでうどん ——— 200g 2.6 ♦
- 甘みそ ———— 6g 0.2 ♦
- a しょうゆ・みりん — 各6g 0.3 ♦
- ごま油 ———— 2g 0.2 ♦
- だし ————— 150g
- しょうが汁 ——— 2g + ♣
- さらしねぎ ——— 5g + ♣
- おろししょうが — 5g + ♣

C すいか ———— 100g 0.5 ♣

間食 5.2点 たんぱく質 11.1g 塩分 0.4g

じゃが芋のパンケーキ
- じゃが芋のすりおろし — 50g 0.5 ♣
- 小麦粉 ———— 30g 1.4 ♦
- 卵 ————— 10g 0.2 ♠
- 水 ————— 15g
- バター ———— 8g 0.7 ♦
- はちみつ ——— 21g 1.7 ♦
- ミルクティー(牛乳) — 200g 1.7 ♠

夕 7.4点 たんぱく質 25.9g 塩分 2.5g

サンマのロール焼き(網焼き)
- サンマ(三枚おろし) — 60g 2.3 ♥
- 塩 ————— 0.6g
- 青じそ(1枚) —— 1g + ♣

福袋煮
- 油揚げ ———— 10g 0.5 ♥
- 鶏ひき肉 ——— 30g 0.6 ♥
- しらたき ——— 4g + ♣
- ひじき もどして — 15g + ♣
- かんぴょう(乾) — 1g + ♣
- だし ————— 100g
- みりん・しょうゆ — 各6g 0.3 ♦
- ゆでオクラ ——— 10g + ♣

ナムル
- ほうれん草 ——— 40g 0.1 ♣
- 大根・にんじん — 各10g 0.1 ♣
- すりごま ——— 1g
- しょうゆ・みりん — 各4g 0.1 ♦
- 砂糖 ————— 1.5g 0.1 ♦
- ねぎのみじん切り — 3g + ♣

ごはん ————— 160g 3.2 ♦

1日合計	熱量 26.2点	♠ 5.0 ♣ 1.7	♥ 5.6 ♦ 13.9	たんぱく質 86.7g	塩分 8.6g

Saturday 土

納豆のぬめりはつかえの防止にも効果あり。
大豆を蒸して発酵させたものなので
消化がよく、のどの通りがよいからでしょう。

朝 6.8点 たんぱく質 23.0g 塩分 1.5g

卵の千草焼き
- 卵 ————— 50g 0.9 ♠
- 鶏ひき肉 ——— 20g 0.2 ♥
- にんじん・生しいたけ — 各10g 0.1 ♣
- さやえんどう — 5g + ♣
- だし ————— 15g
- しょうゆ・砂糖 — 1・0.5g + ♦
- 油 ————— 4g 0.5 ♦

納豆
- 納豆 ————— 40g 1.0 ♥
- ねぎ ————— 5g + ♣
- しょうゆ ——— 3g + ♦

ブロッコリーの酢みそかけ
- ブロッコリー —— 50g 0.2 ♣
- みそ ————— 6g 0.1 ♦
- 酢・砂糖 ——— 5・1g 0.1 ♦

ごはん ————— 160g 3.2 ♦
桃 ————— 100g 0.5 ♣

昼 8.4点 たんぱく質 27.6g 塩分 3.4g

イワシとトマトのグラタン
- イワシ(三枚おろし) — 60g 1.6 ♥
- 塩・こしょう — 0.3g・少量
- 酒 ————— 5g 0.1 ♦
- 油 ————— 4g 0.5 ♦
- トマト ———— 40g 0.1 ♣
- 白ソース
  - 玉ねぎ ——— 20g 0.1 ♣
  - バター ——— 4g 0.4 ♦
  - 小麦粉 ——— 6g 0.3 ♦
  - 牛乳 ——— 145g 1.2 ♠
  - 塩 ———— 0.5g
- 粉チーズ ——— 2g 0.1 ♠

にんじんとセロリのサワー漬け
- にんじん ——— 15g 0.1 ♣
- セロリ ———— 15g + ♣
- レモンの薄切り — 10g 0.1 ♣
- 酢 ————— 7.5g
- 水・塩 ———— 15・0.5g

フランスパン ——— 90g 3.1 ♦
バター・ジャム — 4・10g 0.7 ♦

間食 3.8点 たんぱく質 9.7g 塩分 0.2g

かぼちゃの茶きん絞り
- かぼちゃ ——— 40g 0.4 ♣
- ゆであずき(加糖・缶詰) — 10g 0.3 ♦
- かりんとう ——— 25g 1.4 ♦
- 抹茶ミルク(牛乳) — 200g 1.7 ♠

夕 6.9点 たんぱく質 28.9g 塩分 3.0g

E 豚肉とキャベツの重ね煮
- 豚赤身薄切り肉 — 75g 1.4 ♥
- キャベツ ——— 70g 0.2 ♣
- a [水150g+顆粒コンソメ2g] 0.1
- 塩・こしょう — 0.4・0.1g
- トマトケチャップ — 18g 0.2 ♦

ポテトのチーズ焼き
- じゃが芋 ——— 50g 0.5 ♣
- とけるスライスチーズ — 10g 0.5 ♠

けんちん汁
- もめん豆腐 ——— 50g 0.5 ♥
- にんじん・ねぎ — 各10g 0.1 ♣
- さやえんどう — 5g + ♣
- 油 ————— 2g 0.2 ♦
- だし・塩 ——— 150・0.6g
- しょうゆ ——— 2g + ♦
- しょうが汁 ——— 少々 + ♣

ごはん ————— 160g 3.2 ♦

1日合計	熱量 25.9点	♠ 4.4 ♣ 2.4	♥ 5.0 ♦ 14.1	たんぱく質 89.2g	塩分 8.1g

Friday 金

朝のいり煮と香り漬け、お弁当の刻み漬けは
前夕に作って冷蔵し、いり煮は当朝
再度火を通すなど、こうして忙しい朝の省力を。

朝 6.2点 たんぱく質 19.9g 塩分 2.8g

がんもどきと鶏肉のいり煮
- がんもどき ——— 35g 1.0 ♥
- 鶏もも肉(皮なし) — 35g 0.5 ♥
- にんじん ——— 15g 0.1 ♣
- 大根・さやいんげん — 各15g 0.1 ♣
- 油 ————— 3g 0.3 ♦
- みりん・しょうゆ — 各4g 0.1 ♦

キャベツの香り漬け
- キャベツ ——— 35g 0.1 ♣
- 小松菜 ———— 25g 0.1 ♣
- みょうが・しょうが — 7・2g + ♣
- 塩 ————— 0.6g

じゃが芋のみそ汁
- じゃが芋 ——— 50g 0.5 ♣
- もどしたわかめ — 5g + ♣
- だし ————— 150g
- みそ ————— 10g 0.2 ♦

ごはん ————— 160g 3.2 ♦

昼 7.7点 たんぱく質 29.9g 塩分 1.8g

牛どん
- ごはん ———— 160g 3.2 ♦
- 牛もも薄切り肉 — 70g 1.8 ♥
- 卵 ————— 50g 0.9 ♠
- 玉ねぎ ———— 20g 0.1 ♣
- 三つ葉 ———— 5g + ♣
- だし ————— 15g
- みりん・しょうゆ — 各6g 0.3 ♦

きゅうりと甘酢しょうがの刻み漬け
- きゅうり ——— 40g 0.1 ♣
- 甘酢しょうが — 5g + ♣
- 塩 ————— 0.2g

ヨーグルト(加糖) — 100g 0.8 ♠
グレープフルーツ — 100g 0.5 ♣

間食 5.0点 たんぱく質 14.4g 塩分 1.3g

クロワッサンサンド
- クロワッサン(2個) — 40g 2.2 ♦
- バター ———— 4g 0.2 ♦
- プロセスチーズ — 22g 0.9 ♠
- きゅうり・サラダ菜 — 各5g + ♣
- ミルクティー(牛乳) — 200g 1.7 ♠

夕 6.8点 たんぱく質 25.2g 塩分 1.9g

キンメダイのかぶら蒸し
- キンメダイ ——— 70g 1.4 ♥
- 酒 ————— 5g 0.1 ♦
- かぶのすりおろし — 20g 0.1 ♣
- 長芋のすりおろし — 20g 0.2 ♣
- 卵白 ————— 5g 0.1 ♠
- 三つ葉 ———— 5g + ♣
- あん
  - だし ——— 50g
  - しょうゆ・みりん — 各3g 0.1 ♦
  - かたくり粉 — 1g + ♦
- おろししょうが — 2g + ♣

青菜とウナギの煮浸し
- 青菜(春菊) ——— 40g 0.1 ♣
- ウナギのかば焼き — 25g 0.9 ♥
- だし ————— 15g
- しょうゆ ——— 4g + ♦

D ミニトマトの中国風ドレッシング漬け
- ミニトマト ——— 40g 0.1 ♣
- a 酢 ———— 5g + ♦
- ごま油 ——— 4g 0.5 ♦
- 塩 ———— 0.3g
- 砂糖 ——— 1.5g 0.1 ♦

ごはん ————— 160g 3.2 ♦

1日合計	熱量 25.7点	♠ 4.3 ♣ 2.1	♥ 5.6 ♦ 13.7	たんぱく質 89.4g	塩分 7.8g

牛肉と野菜のホイル焼きの献立

日 昼

暑い日はガス火使いは最小限にしたいから主菜はオーブントースターまかせに。めん中心では糖質に偏るので充実の主菜を。

A 牛肉と野菜のホイル焼き

❶ 牛肉は一口大に切り、塩、こしょうをふる。
❷ カリフラワーは小房に分けてゆでる。ミニトマトは皮を湯むきにし、玉ねぎとマッシュルームは薄切りにする。以上を合わせ、塩をふる。
❸ 20cm角のアルミ箔に①②を入れて白ワインをふりかけ、ぴっちり包む。オーブントースターで約10分焼く。レモンを添える。

B ざるうどん 中国風みそだれ

❶ aを混ぜ合わせ、冷やしておく。
❷ ゆでうどんは沸騰湯に入れ、ひと煮立ちしたら水で冷やし、水けをきる。さらしねぎとおろししょうが、①を添える。
・干しうどんの場合は70gが3点分に相当。

A 2.3点 たんぱく質 15.5g
B 3.3点 たんぱく質 6.8g
C 0.5点 たんぱく質 0.6g

日・昼食 6.1点 たんぱく質 22.9g

ミニトマトの中国風ドレッシング漬け

金 夕

ミニトマトの皮はよくかんでも口に残るので湯むきにします。また、皮を除くのでドレッシングの味がよくなじみます。

❶ ミニトマトは皮を湯むきにする（トマトを沸騰湯に入れ、皮がめくれてきたら水にとって冷やし、めくれたところから全部の皮をむきはがす）。
❷ aを混ぜ、①を漬ける。

D 0.7点 たんぱく質 0.4g

豚肉とキャベツの重ね煮

土 夕

4〜5人分作るほうがキャベツと肉が多層になって美味。新キャベツと冬キャベツでは水の量を加減してやわらかく煮ます。

❶ キャベツは芯を除き、しんなりする程度にゆで、ざるに広げてさます。
❷ なべにキャベツと豚肉を交互に重ね入れ、a、塩、こしょうを加える。紙ぶたをし、10分ほど煮る。
❸ 食べよく切り、トマトケチャップをかける。

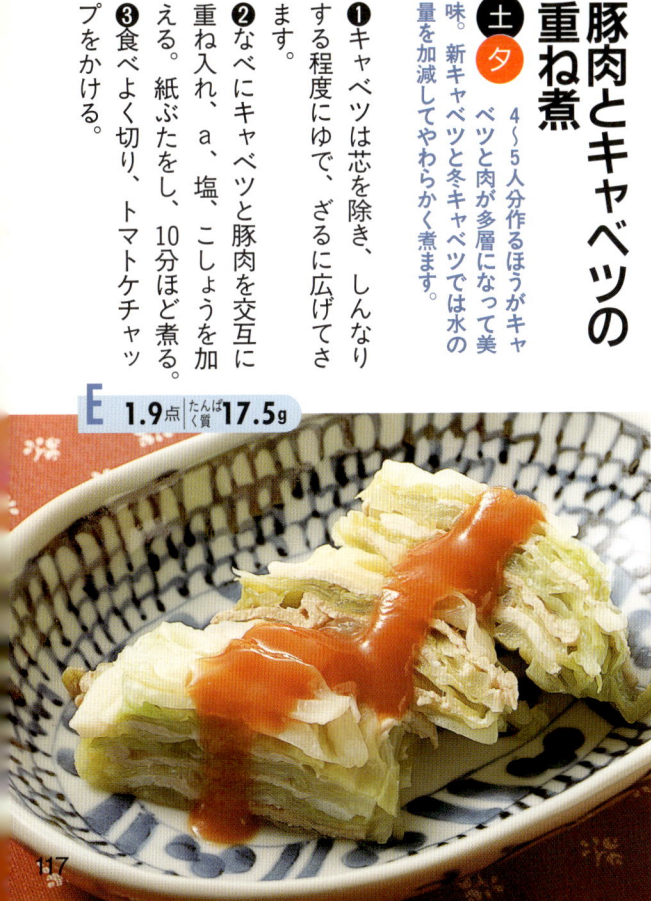

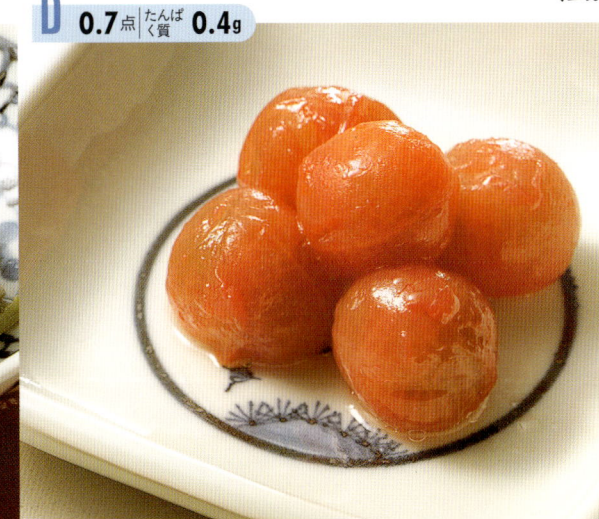

E 1.9点 たんぱく質 17.5g

前期向き 手作りの間食

前期は1日5回食が基本です。3回の食事のほかに2回の間食を組み合わせるパターンです。間食といっても嗜好的なおやつではなく、大事な栄養補給のために食べるものです。週末などで時間に余裕のあるときには手作りの味を楽しんではいかがでしょう。
糖質だけの間食はダンピングなどの原因になりやすいので、たんぱく質や脂質もとれるよう食品を組み合わせましょう。食事ではとりにくい牛乳やヨーグルトを使うのがおすすめです。

バナナヨーグルト ウエハース添え

2.3点　たんぱく質 6.1g

糖質が多いバナナは消化が早く、カリウムが多いので高血圧の人や下痢にも有効。ウエハースと交互に食べましょう。

バナナ（½本）	50g	0.6 ♣
ヨーグルト（加糖）	100g	0.8 ♠
ウエハース（4枚）	16g	0.9 ♦

❶バナナは輪切りにし、ヨーグルトをかける。
❷ウエハースを添える。

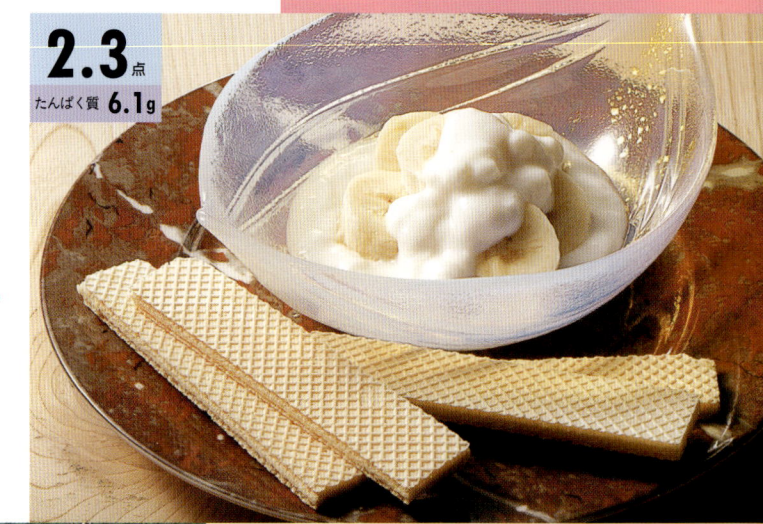

ヨーグルトゼリー

1.7点　たんぱく質 7.1g

エネルギーの高い生クリームを加えてかさは増やさずに熱量アップ。味も深くなります。果物は旬の消化のよいもので応用可。

粉ゼラチン（小さじ1弱）	2.5g	0.1 ♥
ヨーグルト（加糖）	100g	0.8 ♠
生クリーム（高脂肪）	10g	0.6 ♠
メロン	40g	0.2 ♣

❶粉ゼラチンは水大さじ1でふやかす。ラップをかけ、約30秒レンジ加熱。
❷①、ヨーグルト、生クリームを混ぜ、型に流して冷やし固める。
❸メロンは粗く刻んで軽くつぶし、型から出した②の周囲にかける。

カステラグラタン

2.4点　たんぱく質 6.6g

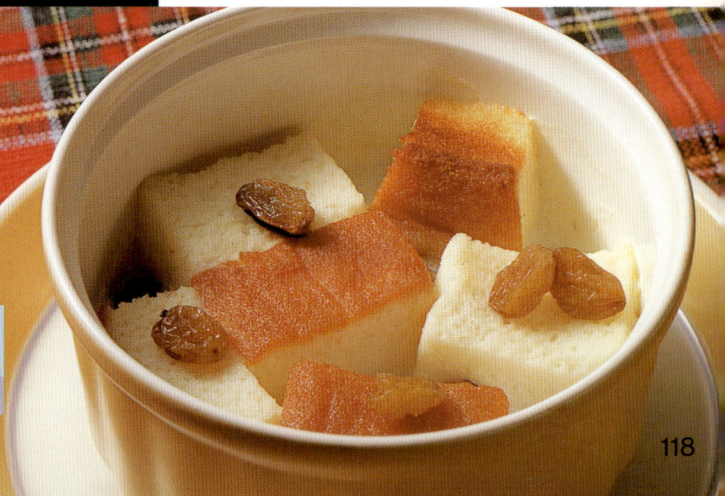

カステラに牛乳をかけて焼くだけ。別々に食べるより牛乳が均等に吸収されるのでのど越しがよく、腸への通過も穏やか。

カステラ	25g	1.0 ♦
牛乳（¾カップ）	150g	1.2 ♠
レーズン（約小さじ1）	5g	0.2 ♣

❶カステラは一口大に切って耐熱容器に入れ、牛乳をかけてレーズンをふる。
❷熱くしておいたオーブントースターで7～8分焼く。

市販の高栄養デザート

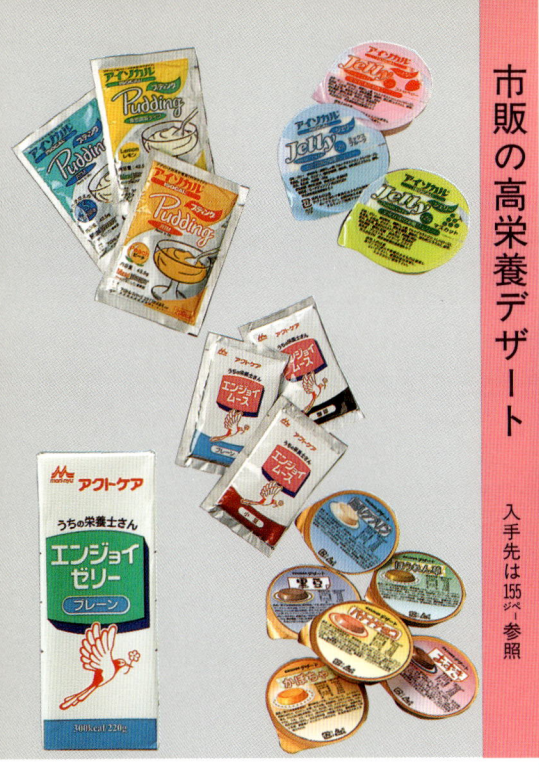

入手先は155ペ、参照

食事が充分にとれないときなどはコンパクトで高栄養の市販デザート類を利用するのもおすすめ。術後の患者さん向けのものには栄養バランスが考えられたものもあります。

パンプディング

フレンチトーストの型焼き版。少しかたくなったパンでもOK。たんぱく質、カルシウムもしっかりとれる間食です。

2.2点 たんぱく質 7.9g

材料	分量	点数
食パン(耳なし)	15g	0.5 ◆
卵(1/2個)	25g	0.5 ♠
牛乳(1/2カップ)	100g	0.8 ♠
砂糖(小さじ1 2/3)	5g	0.2 ◆
レーズン(約小さじ1)	5g	0.2 ♣

❶卵、牛乳、砂糖を混ぜる。
❷耐熱皿に食パンをちぎり入れ、①をかけてレーズンを散らす。オーブントースターで7～8分焼く。

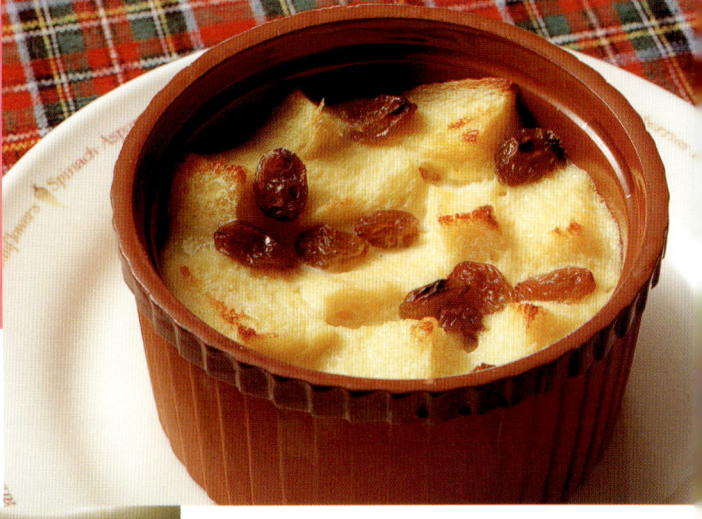

スイートパンプキン+牛乳

カロチンがしっかりとれる野菜のお菓子。牛乳と組み合わせると食べやすく栄養バランスもよくなります。

スイートパンプキン

材料	分量	点数
かぼちゃ(皮と種を除く)	60g	0.7 ♣
生クリーム(高脂肪)	19g	1.0 ♠
砂糖(小さじ1)	3g	0.1 ◆
シナモン	少量	
牛乳(3/4カップ)	160g	1.3 ♠

3.1点 たんぱく質 6.5g

❶かぼちゃは薄く切り、ラップで包んで約1分レンジ加熱。すぐにつぶし、生クリーム、砂糖、シナモンと混ぜる。
❷アルミケースに入れ、オーブントースターで焼き色がつくまで焼く。

パンケーキ

チーズとジャムをサンドにしても。ナイフで小さく切りながら食べると早食いが防げます。

材料	分量	点数
a ┌ 小麦粉(大さじ2 1/2弱)	22g	1.0 ◆
├ 卵(1/6個)	10g	0.2 ♠
└ 牛乳(大さじ2)	30g	0.3 ♠
油(小さじ3/4)	3g	0.4 ◆
クリームチーズ	23g	1.0 ♠
ジャム(小さじ1 1/2)	10g	0.2 ◆

3.1点 たんぱく質 6.0g

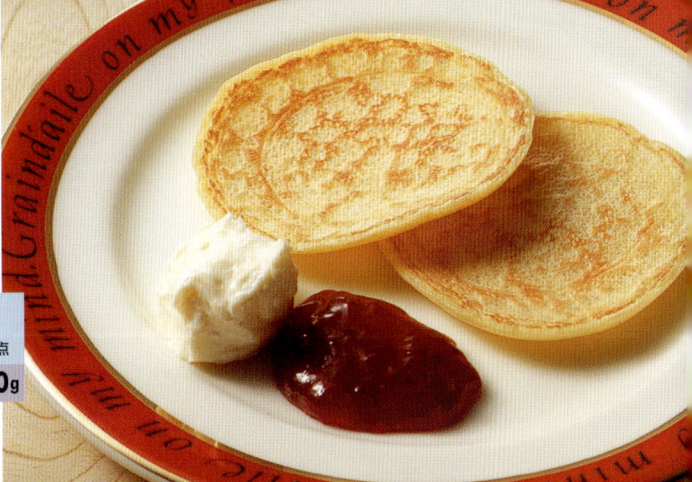

❶aをよく混ぜる。
❷油を塗ったフライパンで①を2枚焼く。チーズとジャムを添える。

119

後期向き 手作りの間食

1日に必要な栄養量も多くなってくるので、3回の食事だけではとりきれません。間食は軽い1回の食事くらいに考えましょう。
仕事を持っている人は平日は職場に持っていきやすく、職場で食べやすいことを考えた間食が必要です。サンドイッチやおにぎりなどがおすすめ。休日はゆったりとティータイムを楽しめるようなメニューはいかがでしょう。糖質だけに偏らず、各栄養素やエネルギーも確保できるものという考え方は前期と同じです。

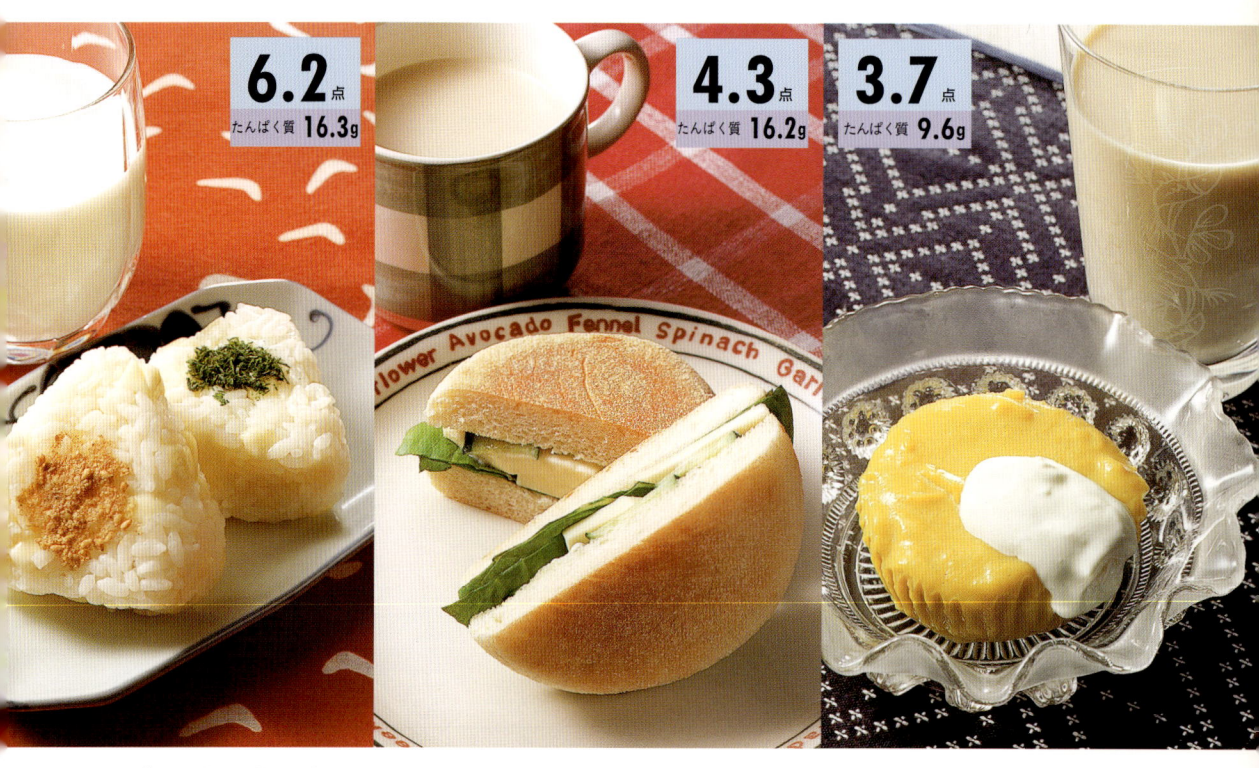

6.2点 たんぱく質 16.3g

4.3点 たんぱく質 16.2g

3.7点 たんぱく質 9.6g

チーズおむすび＋牛乳

いつでも食べられるよう小さくにぎり、トッピングで2色味に。

チーズおむすび

ごはん	175g	3.5 ♦
プロセスチーズ	24g	1.0 ♠
すりごま	少量	+ ♦
青のり	少量	+ ♣
牛乳	200g	1.7 ♠

チーズは小さい角切りにしてごはんと混ぜ、2個ににぎる。1個はごま、残りは青のりをつける。

マフィンサンド＋ミルクティー

パンの種類をかえて目先を変えるのも単調さからの脱出。

マフィンサンド

マフィン（1個）	50g	1.4 ♦
バター（小さじ½）	2g	0.2 ♦
プロセスチーズ	24g	1.0 ♠
きゅうり・サラダ菜	各5g	+ ♣
ミルクティー（牛乳）	200g	1.7 ♠

❶マフィンは横2つに切り、切り口の面にバターを塗る。
❷チーズときゅうりは薄切りにし、サラダ菜とともに①にはさむ。

かぼちゃかん＋アイスミルクティー

両方とも、少しずつ、口の中の体温でぬるめてから飲み込みを。

かぼちゃかん

かぼちゃ（皮と種を除く）	50g	0.6 ♣
粉かんてん（小さじ⅓）	1g	+ ♣
水（¼ｶｯﾌﾟ）	50g	
牛乳（¼ｶｯﾌﾟ）	50g	0.4 ♠
生クリーム（高脂肪）	19g	1.0 ♠
アイスミルクティー（牛乳）	200g	1.7 ♠

❶かぼちゃは薄く切り、ラップで包んで約1分レンジ加熱し、すぐにつぶす。
❷粉かんてんと水を合わせて1～2分煮とかし、①、牛乳を混ぜる。
❸型に流して冷やし固める。型から出し、生クリームを少し泡立ててかける。

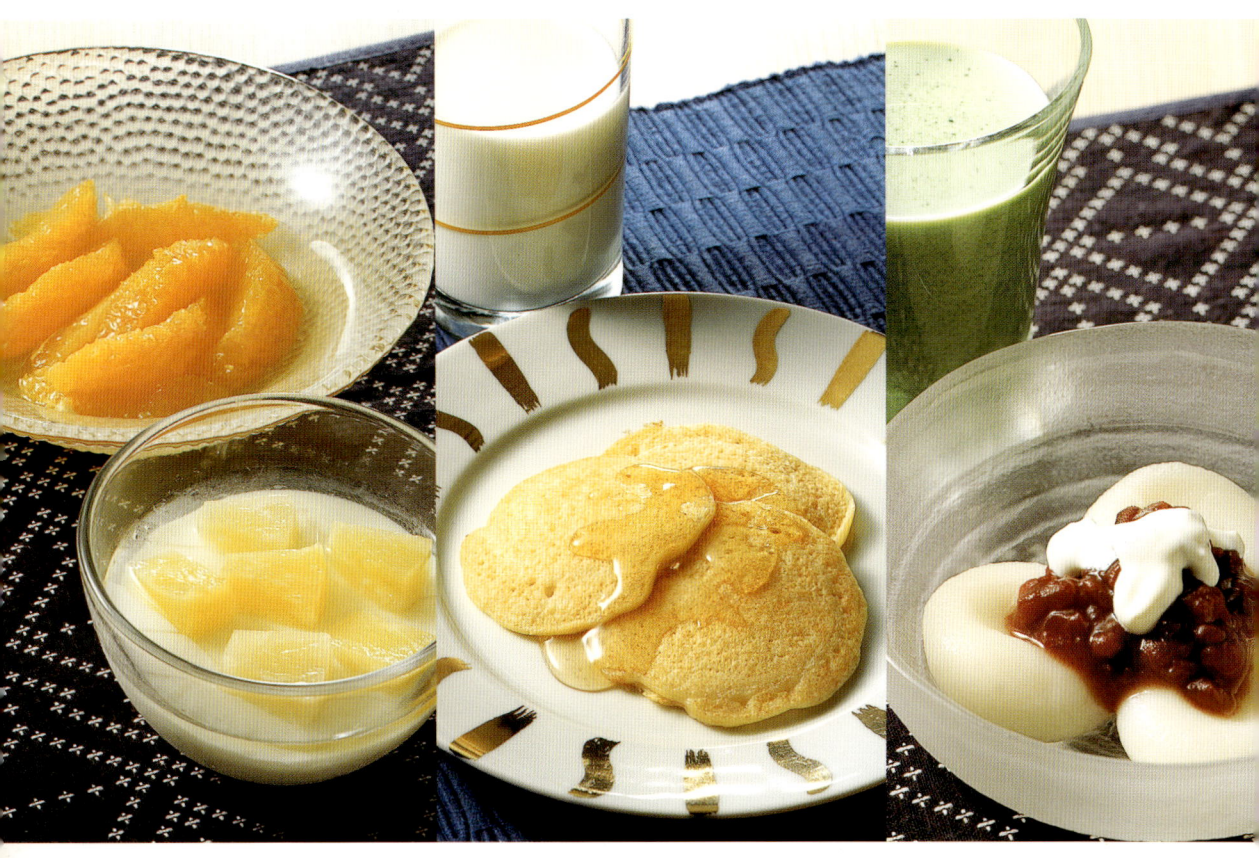

杏仁豆腐
＋オレンジ

ガムシロップは缶詰汁で代用可。
口の中でとかして飲み込みを。

杏仁豆腐

| 粉かんてん（小さじ⅓） 1g ＋ ♣
| 水（¼カップ） 50g
牛乳（½カップ） 100g 0.8 ♠
砂糖（小さじ1⅔） 5g 0.3 ◆
アーモンドエッセンス少量
パイナップル（缶詰） 20g 0.2 ♣
ガムシロップ（大さじ1） 15g 0.5 ♣
オレンジ（バレンシア） 110g 0.5 ♣

❶かんてんに水を加えて1～2分煮とかし、牛乳と砂糖を加えてひと煮する。さましてからエッセンスを加えて器に流し、冷やし固める。
❷刻んだパインとシロップをかける。

2.3点
たんぱく質 **4.5**g

じゃが芋の
パンケーキ
＋牛乳

小麦粉の一部をおろしじゃが芋にかえてしっとりやわらかく。

じゃが芋のパンケーキ

| じゃが芋（½個） 50g 0.5 ♣
| 小麦粉（大さじ3½弱） 30g 1.4 ◆
| 卵 10g 0.2 ♠
| 水（大さじ1） 15g
油（小さじ¾） 3g 0.3 ◆
はちみつ（大さじ1） 22g 0.8 ◆
牛乳 200g 1.7 ♠

❶じゃが芋はすりおろし、とき卵、水、小麦粉の順に加え混ぜる。
❷油を塗ったフライパンにスプーンですくい落として丸く広げ、両面焼く。3枚焼く。
❸はちみつをかける。

4.9点
たんぱく質 **11.1**g

白玉団子
＋抹茶ミルク

抹茶は少量でもカロチン豊富。
抗菌作用があるカテキンも含有。

白玉団子　あずきクリームかけ

| 白玉粉（大さじ2強） 20g 0.9 ◆
| 水（大さじ2） 30g
ゆであずき（加糖・缶詰） 10g 0.3 ♥
生クリーム（高脂肪） 19g 1.0 ♠

抹茶ミルク

抹茶（小さじ1） 2g 0.1 ◆
牛乳（1カップ） 200g 1.7 ♠

❶白玉粉は分量の水を加えて練り混ぜる。3個に丸め、中央を指で押してくぼませる。
❷沸騰湯でゆで、水につける。
❸水けをきり、あずきと生クリームをのせる。
❹抹茶は熱湯少量でとき、牛乳を注ぐ。

4.0点
たんぱく質 **9.3**g

手軽に栄養補給を

間食に市販品をうまく利用して、食事作りの手を休めることも必要です。
市販品の利用は手抜きだけでなく、仕事を持っていて
職場で仕事の合間に間食を食べている人にもよい方法です。
職場近くの売店やコンビニなどで簡単に手に入るもの、
栄養的にも満足できる食品、仕事の合間にも補食しやすいものを選びます。

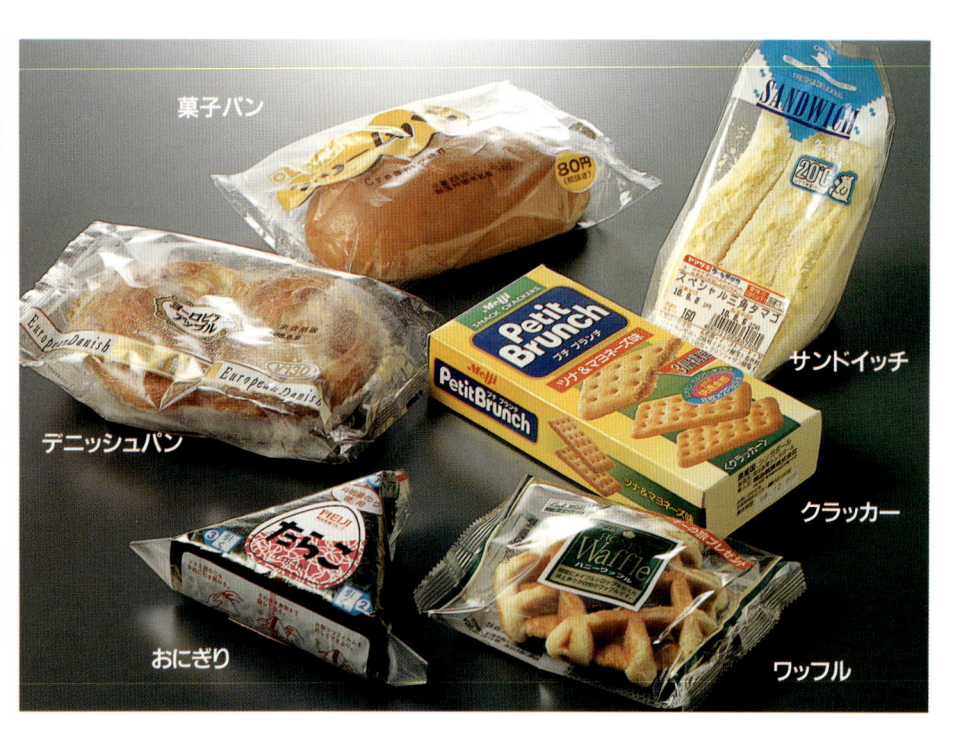

コンビニスナックタイプ

軽い食事のかわりにも。どこでも簡単に手に入れられるので、外出時には便利。たんぱく質不足にならないように牛乳やヨーグルト、経腸栄養などと組み合わせます。

- 菓子パン
- デニッシュパン
- サンドイッチ
- クラッカー
- おにぎり
- ワッフル

「栄養バランス」タイプ

エネルギーだけでなく、各種のビタミン、ミネラルなどをバランスよく含んでいることをうたっているスナック。職場で仕事中に食べるにも食べやすいでしょう。机の引き出しやバッグの中に買いおくと便利。

- 44g 232kcal
- 74g 350kcal
- 200ml 200kcal
- 40g 180kcal
- 160g 129kcal
- 79g 400kcal
- 70g 330kcal
- 24g 120kcal

間食に市販品を利用して

飲むゼリータイプ

食欲がないときにものど越しがよいので食べやすいでしょう。エネルギーだけでなくたんぱく質、ビタミン、ミネラルなどもとれます。栄養価の表示してあるものが多いので、自分に合ったものを選べます。

200g **200kcal**
200g **100kcal**
180g **160kcal**
180g **83kcal**
180g **75kcal**
180g **80kcal**

栄養強化タイプ

鉄やカルシウムなど、胃手術後は健康時以上に不足しやすい栄養素が、通常の食品より多く含まれるものです。少しずつでもこまめにとることも栄養不足の予防には効果的です。

60g **301kcal**
100g **85kcal**
200g **150kcal**
60g **311kcal**
11.4g **51kcal**

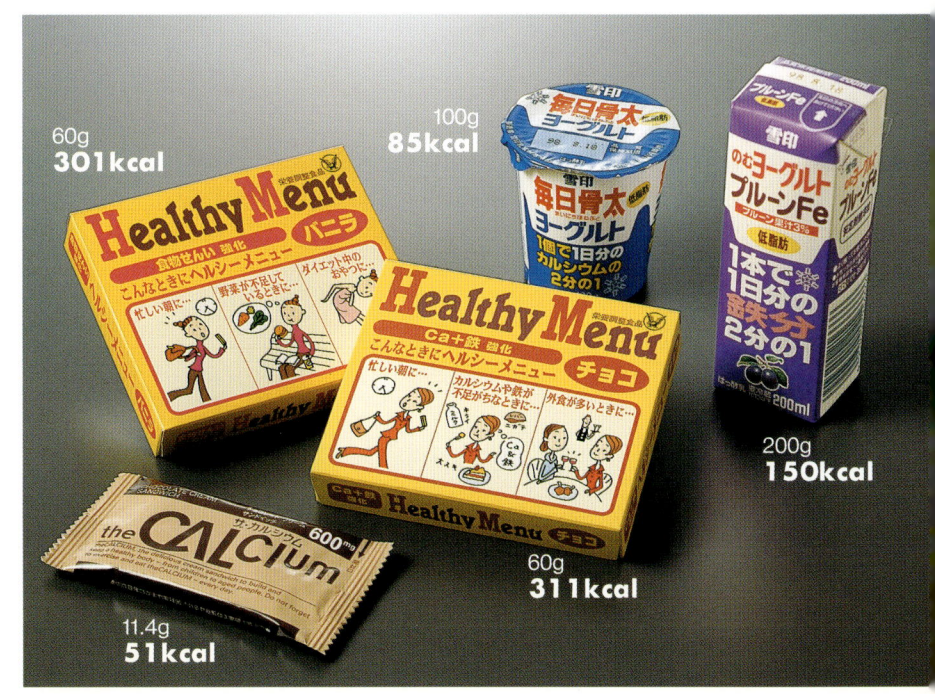

いときこそたいせつな栄養確保

かぜをひいた、下痢をしている、食欲がないなど体のぐあいが悪いときに、「おかゆと梅干し」風の食事をしていると、栄養不足からさらに状態を悪化させることになりかねません。こんなときに体力を回復させるためには、栄養をしっかりとることがたいせつです。
たとえば、かぜをひいたときには、エネルギーを確保できるもの、下痢のときには水分とカリウムを充分とれるもの、食欲不振のときにはビタミンB群の豊富なもの、塩分も効果があります。
栄養があって、のど越しのよい、食べやすいものをくふうします。材料はすべて1人分。

カスタードクリーム

2.5点 たんぱく質 6.9g

食欲が出ないときはいつもと違うメニューで興味を引くのも。少ない量で栄養がとれ、焼いた香りが食欲を誘います。

```
┌ 小麦粉(小さじ2/3) ――2g      0.1 ◆
a│ コーンスターチ ――2g         0.1 ◆
├ 卵黄 ――――――20g             1.0 ♠
  牛乳(1/2ｶｯﾌﾟ) ―――100g        0.8 ♠
└ 砂糖(小さじ1/2) ――1.5g       0.1 ◆
  レーズン(約小さじ1) ―5g       0.2 ♣
  グラニュー糖(小さじ1強) ―5g   0.2 ◆
```

❶aは合わせて茶こしでふるう。
❷小なべに卵黄と砂糖を混ぜ、①も混ぜる。牛乳を少しずつ加えて均一に混ぜる。弱火にかけ、とろりとなるまで混ぜながら煮る。
❸耐熱皿に②を入れ、レーズンを散らしてグラニュー糖をふる。オーブントースターで焼き色をつける。

パンがゆ卵黄ソース

4.2点 たんぱく質 13.8g

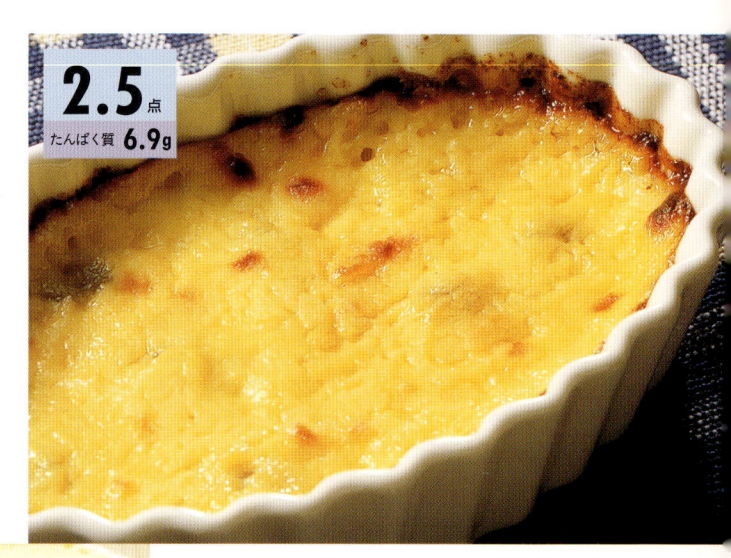

ごはんのかゆと違ってすぐにできるのが利点。卵黄は半熟まで熱を通して安全に。水分が多く舌でつぶせるのでかむのも楽。

```
食パン(耳なし) ――60g    2.0 ◆
牛乳(3/5ｶｯﾌﾟ) ―――120g    1.2 ♠
卵黄 ―――――20g          1.0 ♠
```

❶小さめにちぎったパンに牛乳を加えてひと煮する。
❷すぐに器に盛り、卵黄を落としてかき混ぜる。好みで塩少量を。

卵黄入り野菜おじや

2.9点 たんぱく質 5.9g

食品バランスがよいのでどのケースにも対応できます。だしとみそ味の和風仕立てもおすすめです。

```
ごはん ―――――85g          1.7 ◆
卵黄 ――――――20g           1.0 ♠
にんじん・玉ねぎ ――各15g    0.2 ♣
かぶ・セロリ ――――各15g    +   ♣
スープ(水250g+顆粒コンソメ1g)
塩 ―――――――少量
おろししょうが ―――少量    +   ♣
```

❶野菜は粗いみじん切りにし、スープで煮る。ごはんと塩を入れてひと煮し、卵黄を加え混ぜる。
❷おろししょうがを添える。

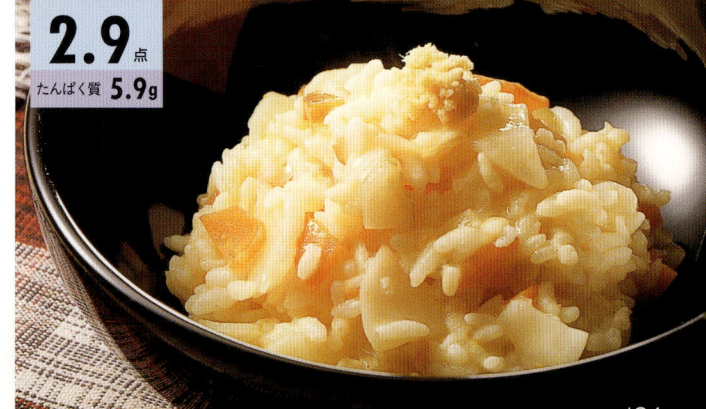

ぐあいが悪

バナナミルクセーキ

下痢の水分不足の補い、便秘のときの水分補給に好適。バナナは消化吸収が早いので短時間でエネルギー源になります。

| バナナ（1/2本） | 48g | 0.5 ♣ |
| 牛乳（3/4カップ） | 150g | 1.3 ♠ |

バナナはぶつ切りにし、牛乳とともにミキサーにかける。

1.8点　たんぱく質 5.5g

かぼちゃのポタージュ

食欲がないときの一点集中に好適。バターや生クリームの脂肪が便をやわらかくするので便秘の改善にも効果的。

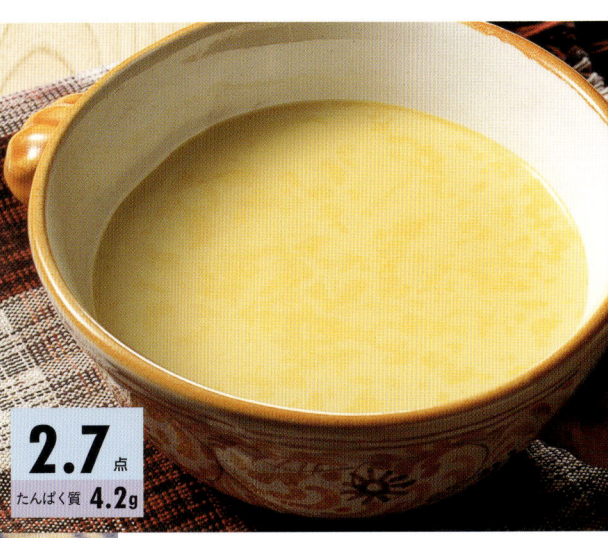

かぼちゃ（皮と種を除く）	50g	0.6 ♣
牛乳（2/5カップ）	80g	0.7 ♠
a ┌ 小麦粉（小さじ1）	3g	0.1 ♦
└ バター（小さじ3/4）	3g	0.3 ♦
生クリーム（高脂肪）	19g	1.0 ♠
塩・こしょう	0.5g・少量	

❶かぼちゃは薄く切る。ラップで包んで約1分レンジ加熱し、つぶす。
❷①に牛乳を混ぜて火にかける。aを練り混ぜて加えてひと煮し、調味して生クリームを加える。

2.7点　たんぱく質 4.2g

卵黄入りオートミール

ごはんやパンに比べ、たんぱく質、ビタミンB_1、鉄、カリウムが数段多く含まれるオートミールを元気回復の主食に。

オートミール（1/2カップ弱）	30g	1.4 ♦
熱湯（1/2カップ）	100g	
卵黄	20g	1.0 ♠
牛乳（1/2カップ）	100g	0.8 ♠
砂糖（大さじ1強）	10g	0.5 ♦
レーズン（約小さじ1）	5g	0.2 ♣

❶オートミールに熱湯を少しずつ加え混ぜ、火にかけて2〜3分煮る。
❷牛乳、砂糖、レーズンを加えてひと煮し、卵黄を加え混ぜる。

3.9点　たんぱく質 10.8g

ささ身がゆ

下痢やかぜなどで水分を補う必要があり、腸が弱っているときに。良質のたんぱく質が回復を早めてくれます。

米（1/4カップ）	40g	1.8 ♦
鶏ささ身（2本）	80g	1.1 ♥
塩	少量	
ごま油（小さじ1/4）	1g	0.1 ♦
ゆでオクラの小口切り	5g	＋ ♣

❶ささ身はすじを除き、1・1/2カップの熱湯でゆでる。ささ身は細く裂き、ゆで汁は1/4カップをとり残してさます。
❷米と①のゆで汁でかゆを炊き、塩とごま油で調味する。
❸①のささ身とオクラをのせる。

3.0点　たんぱく質 20.9g

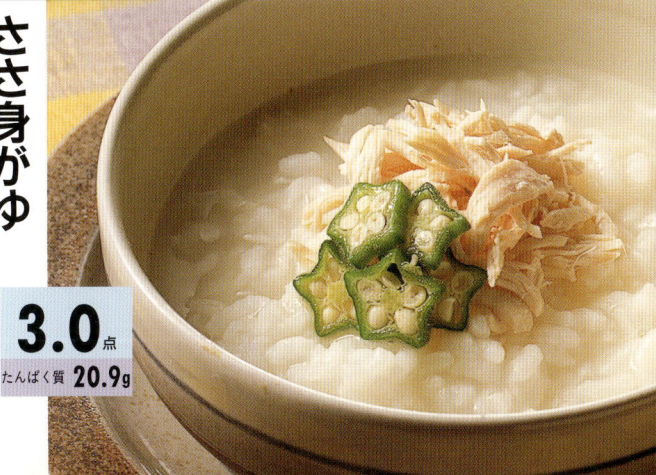

外食するなら、ここに注意を

外食は、1人分の量が多いことや、使われている材料がわからないなどでなるべくなら控えたほうがよいでしょう。とはいっても、仕事やおつき合いで避けられないこともありますし、気分を変えてたまには外で食べたいこともあるでしょう。そんなときに気をつけたいことを覚えておきましょう。

外食はこんなトラブルに注意

1人分の量が多すぎる
健康な人にとっても量が多すぎる傾向があるくらいですから、胃手術後の人にとっては、1人分を食べることは無理です。最初から全部食べず少量食べる。

刺し身定食
生ものは鮮度が心配。信頼できる店を選ぶこと。
7.6点 / 608kcal / たんぱく質 34.0g

ロースカツ定食
揚げ物は外食では避ける。衣をはずして肉のみ少量食べる。
12.7点 / 1016kcal / たんぱく質 32.0g

焼き魚定食（塩焼き）
魚は良質のたんぱく質源。調理に油を使っていないのも安心。
6.3点 / 504kcal / たんぱく質 23.9g

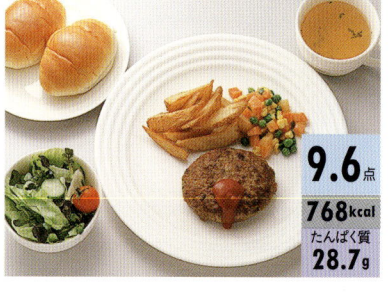

ハンバーグ定食
ひき肉はやわらかくて食べやすいが、使われている材料がはっきりしないので注意。
9.6点 / 768kcal / たんぱく質 28.7g

ウナ重
量を控えめに。ごはんをよくかんで食べること。
12.0点 / 960kcal / たんぱく質 40.5g

麻婆豆腐定食
豆腐は消化がよいが、味つけが刺激的なので気をつけて。
9.2点 / 736kcal / たんぱく質 26.4g

天ぷら定食
外食で食べるのは避けたほうがよい。食べても天ぷら1〜2つまで。
9.0点 / 720kcal / たんぱく質 28.4g

きつねうどん
よくかんで食べれば比較的安心だが、たんぱく質を補うことを忘れずに。
4.5点 / 360kcal / たんぱく質 10.8g

部は食べられないことを承知して、たんぱく質源になるものを優先して食べ、多すぎる分は残します。周囲の雰囲気につられてつい無理して食べすぎるのは危険です。

材料がはっきりしないものは頼まない

ハンバーグなどのように使われている原材料がはっきりわからないものは、避けたほうが安心です。刺し身のような生ものも、できれば鮮度がはっきり確認できる自宅で食べるようにしましょう。

調理に使われている油に注意

外食では油物は避けたほうが無難。鮮度の悪い油を使っていたりすると胸やけや下痢などの原因になります。焼き物、煮物などなるべく調理に油を使っていないメニューを選ぶのが安心。

早食いに注意

外食では、店が混み合っていたりするとつい無理して食べるペースを早めてしまいがち。体調をくずす原因になります。ゆっくりくつろいでマイペースで食べられる店を選びましょう。

なべ焼きうどん
具に消化の悪いものも多く使われているので気をつけて残すこと。

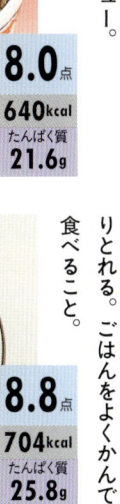

7.6点
608kcal
たんぱく質 24.4g

ラーメン
避けたほうがよいメニュー。めんも消化が悪いうえ、かんで食べるのが難しい。

5.7点
456kcal
たんぱく質 20.3g

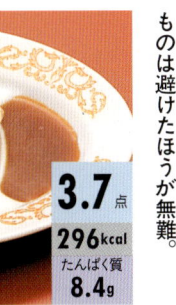

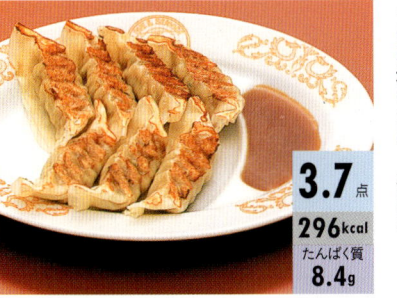

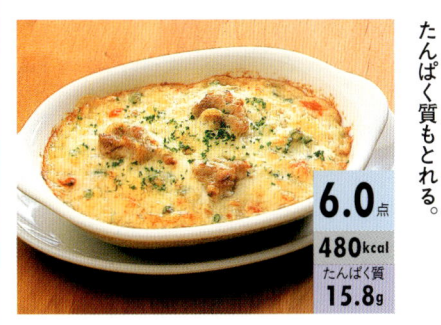

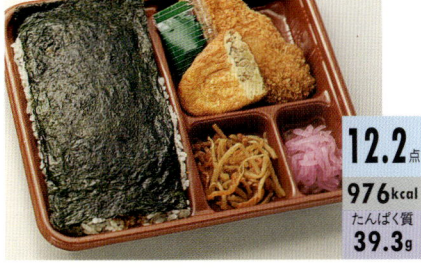

牛どん（並）
ゆっくりよくかんで食べるのが難しいメニュー。

8.0点
640kcal
たんぱく質 21.6g

ギョーザ
家で手作りのものならよいが、外食では材料のはっきりしないものは避けたほうが無難。

3.7点
296kcal
たんぱく質 8.4g

親子どん
鶏肉、卵とたんぱく質がしっかりとれる。ごはんをよくかんで食べること。

8.8点
704kcal
たんぱく質 25.8g

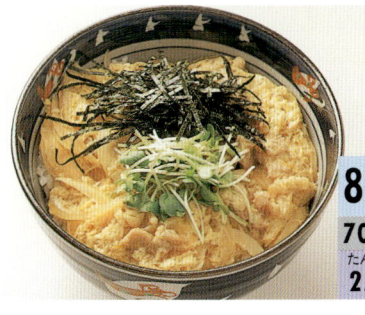

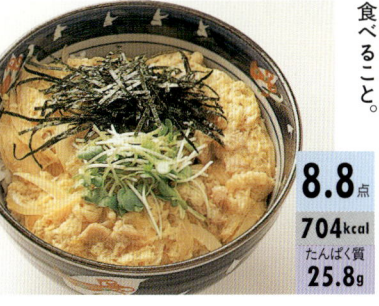

チキンドリア
少量をよくかんで食べるならだいじょうぶ。チーズや牛乳などたんぱく質もとれる。

6.0点
480kcal
たんぱく質 15.8g

和風きのこ雑炊
消化がよいように思えても、具にきのこ類など難消化のものが使われていたり、よくかんで食べるのが難しいので安心は禁物。

4.6点
368kcal
たんぱく質 7.1g

のり弁当
テイクアウト弁当の揚げ物は避けたほうが安心。

12.2点
976kcal
たんぱく質 39.3g

すし

かんぴょうやしいたけも少量ならよくかんで食べればだいじょうぶ。

6.6点
528kcal
たんぱく質 **19.0**g

ハンバーグ弁当

原材料のよくわからないものや使われている油のわからないものは避けたほうがよい。

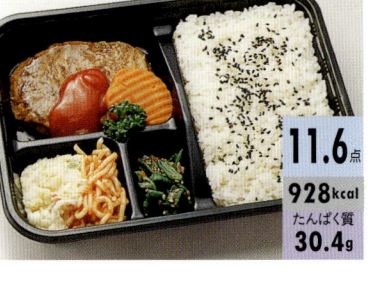

11.6点
928kcal
たんぱく質 **30.4**g

チャーハン

外食は使われている油の状態がわからないので心配。糖質中心になりやすいので注意。

7.2点
576kcal
たんぱく質 **13.0**g

ミックスサンドイッチ

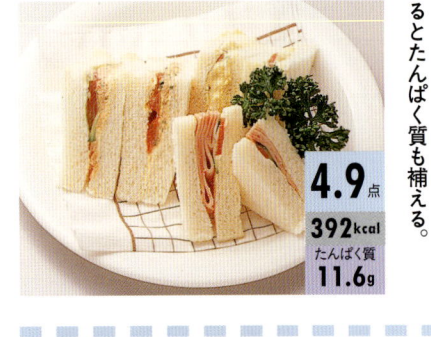

少量ずつゆっくり食べやすいメニュー。ミルクをいっしょにとるとたんぱく質も補える。

4.9点
392kcal
たんぱく質 **11.6**g

カレーライス

ソースにからめて食べるごはんはよくかむのが難しいので、消化不良の原因になる。外食では早食いしやすいので避ける。

7.2点
576kcal
たんぱく質 **14.6**g

お酒のアルコール量
100ml中のアルコール量

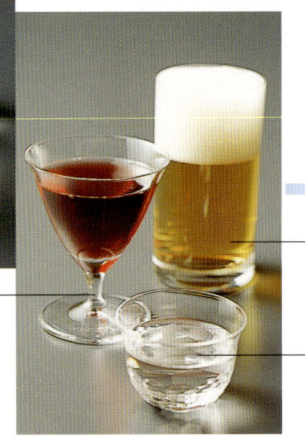

- 焼酎（25度） **24.3**g
- ウイスキー **40.7**g
- ワイン **12.0**g
- ビール **4.5**g
- 日本酒 **16.0**g

アルコール飲料 飲めるといって安心は禁物

手術前にお酒が好きだった人も、手術後1年ほどは飲酒を控えているようです。けれども1年も過ぎるとまた飲み始める人が増えます。少量なら食欲増進効果もあるので、医師の許可さえ出ていればだいじょうぶ。

ただし、食事で栄養をとることが最優先なので飲むことで食事量がとれないときにはアルコールを控えます。

手術後、アルコールを飲んでも酔いにくくなった、お酒に強くなったという人がいますが、これは錯覚。アルコールは普通胃で血管に吸収されるので胃がない人は吸収がゆっくりになり、酔いを自覚するのが遅くなるために、飲めるようになったと感じるのです。本当の酔いと一致していないだけです。体調がよいからと安心して飲みすぎると肝臓病や痛風、がんなどの原因になるので要注意。飲めても食事量に響かない程度にとどめましょう。

胃 手術後に起こりやすい体の悩みトラブル
――術後の後遺症はこうして軽くする

東京慈恵会医科大学客員教授
益子病院消化器外科
アルファクラブ名誉会長

青木 照明

胃をたとえ一部でも失うということで、手術後にはさまざまな障害が「臓器欠損症状」として現われます。どんな症状が起こるかを理解して、対応することが悩みの軽減につながります。前向きに考えて、自分なりのつき合い方を見つけましょう。

胃の働きを失うということ

胃には運動と胃液の分泌という2つの働きがあります。

この2つの働きで3つの大きな作用をこなしているのです。3つの作用とは1つは胃が胃袋ともいわれるように、食べたものをためておくこと（貯留）、2つ目は送り込まれてきた食べ物を細かくすること（粉砕）、3つ目は胃液と混ぜ合わせて化学反応を起こさせること（消化）です。

胃の手術を受けてたとえ一部分でも臓器を失うということは、これらの働きを失うということですからさまざまな障害に悩まされるかたが少なくありません。手術後数年たって自覚症状が軽くなったころ、無理をして体調をくずすかたもいます。手術後の後遺症とは一生のつき合いと考えて、自分に合ったマイペースの食生活を身につけることが重要です。

切除部位によって起きやすいトラブルも違う

口から食べた食物は、食道を通って胃に送り込まれてきます。胃は入り口（噴門）と出口（幽門）を閉めてたまった食物を撹拌、粉砕し、消化液と混ぜ合わせて少しずつ腸へと送り出します。

手術後に起こりやすいトラブルは、胃のどの部位を失ったかによって違います。

胃の上部（噴門側）を手術した場合には、入り口を閉じる作用がなくなるので食べたものが逆流しやすくなり、胃の下部（幽門側）を手術した場合には出口を閉じる作用がなくなるので、食べたものが胃に止まれずにいきなり腸に送られてダンピング症状を起こしたり、未消化のまま腸に送られて下痢を起こしたりしやすくなります。

胃切除の部位

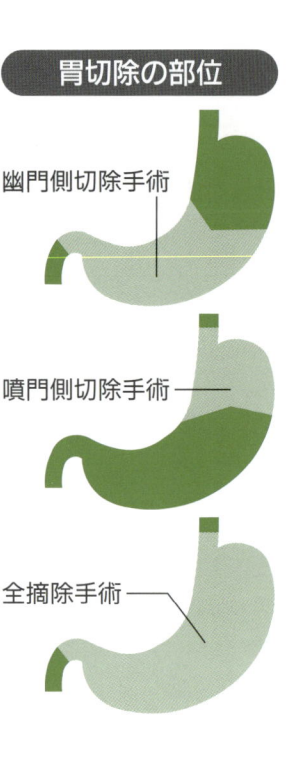

- 幽門側切除手術
- 噴門側切除手術
- 全摘除手術

また、全摘した人では、長い年月の間には腸が少しずつ胃の食物をためる働きを代償するようにはなりますが、噴門側手術の場合と幽門側手術の場合の両方の後遺症が出やすくなります。さらに、十二指腸、膵臓、胆のうなども含めて広く手術した場合には、消化液やインスリンなどのホルモンの分泌が障害されるので、消化薬やインスリンなどを補いながら、慎重な食事管理が必要になります。

ダンピング症候群

食べ物が腸に急激に落下することによって起こる症状です。食事中や食後に冷や汗、動悸、めまい、熱感、脱力感などの症状が現われます。食事中や食後すぐに現われるものを早期ダンピング症候群、食後数時間後に現われるものを後期ダンピング症候群として区別されます。どちらも食物中の糖質が一度に腸に送られて吸収されることによって起こります。

早期ダンピング症候群では冷や汗、動悸、めまい、熱感などがおもな症状で、甘いものや炭水化物をとりすぎたときに症状が出やすいようです。

後期ダンピング症候群では全身の脱力感や冷や汗、疲労感がおもな症状で早期ダンピング症候群とは関連ないように思えますが、互いに密接な関係があるのです。ダンピング症候群が起こるメカニズムは、131ページ下の図に示したとおりです。

早期ダンピング症候群はふだんから血圧が低めの人や体内の水分量が少なめ（脱水ぎみ）の人で起こりやすく、後期ダンピング症候群では低血糖になったときに体内に貯蔵されている糖（肝臓や筋肉中のグリコーゲンなど）を補うことが難しい筋肉の少ないやせた人に起こりやすいようです。

ダンピング症候群を頻繁に起こしているとさまざまなほかの胃手術後障害につながる原因となります。たとえば食事のたびに高血糖になることは糖尿病と同じように目や腎臓、神経に悪い影響をもたらします。一度に多量のものを食べるのは未消化のままで腸に送られるものが増えることにつながり、下痢を起こしたり吸収が悪くなり栄養障害につながります。ダンピング症状をうまく予防することはたいせつなことです。

予防の方法としては、食事の中で糖質を控え、たんぱく質、脂質の割合を多くすること。特にほとんど糖質だけの食事というのは控えます。一度に多量に食べずに食事回数を分けて少量ずつ頻回に食べることも大事です。後期ダンピング症候群は、間食に果物やクッキーをとったり、糖尿病の低血糖と同じようにキャンディーや砂糖をなめると治まりますが、これは当面の症状を抑える

胃 手術後に起こりやすい体の悩みトラブル 術後の後遺症はこうして軽くする

130

食事摂取後の血糖値変動模式図

- 早期ダンピング：食後高血糖
- 過剰なインスリン分泌
- 空腹時正常範囲
- 胃のない人
- 胃のある健常者
- 胃のある糖尿病（軽度）患者
- 後期ダンピング：過剰に分泌されたインスリンによる低血糖
- 肝臓・筋肉などの貯蔵糖原による糖新生

縦軸：血糖値（mg/dℓ）　横軸：時間（30分・60分・90分・120分・150分・180分）

だけのこと。体の筋肉量を増やし、体内に蓄える糖の量を増やすことで血糖値の変動を少なくすることがとてもたいせつです。

● ダンピング症候群の起こり方

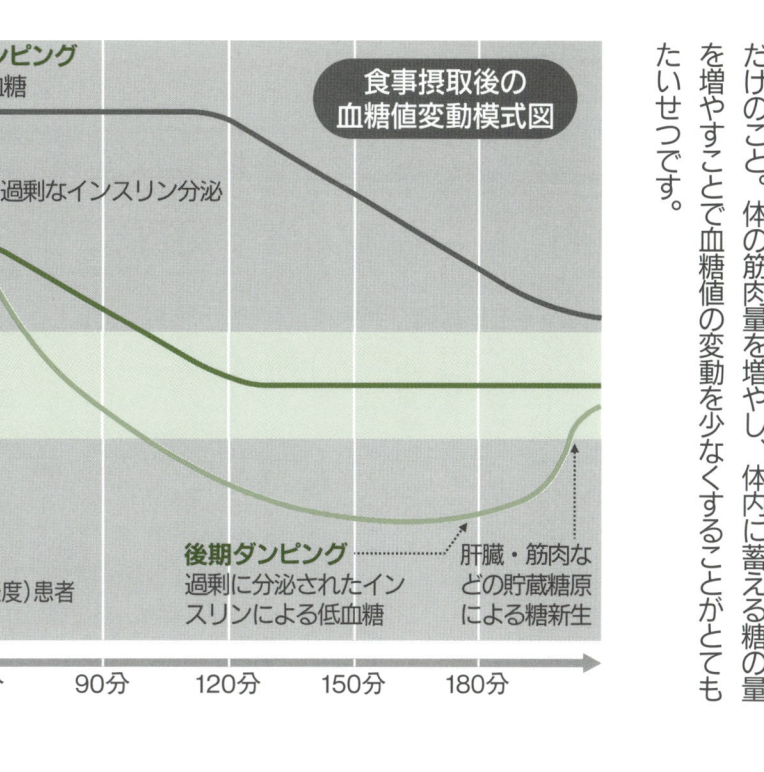

食べたもの（糖質の多い食べ物）が腸へ急激に送られる
　↓
腸から多量の糖質が吸収される
　↓
全身の毛細血管が拡張し、血流量が相対的に不足する
　↓
血圧の低下、脳貧血状態を起こす
　↓
早期ダンピング症候群

高血糖になり、血糖値を下げるためにインスリンが多量に分泌される
　↓
血糖値が下がりすぎて低血糖症状になる
　↓
後期ダンピング症候群

逆流・胸やけ・つかえ

　食べ物は胃の中で胃液と混ざってどろどろになります。そして少量ずつ腸に送られます。混ぜ合わせるときには入り口と出口は閉まっていて、腸に送られるときには出口が開いて少しずつ出て行きます。胃の上部を手術した人では入り口を閉める作用が失われるので、食べたものが食道に逆流しやすく、下部を手術した人は腸から胃に逆流しやすくなります。

　胃液と混ざっている食べ物は強い酸性を示します。腸で胆汁や膵液などの消化液と混ざった食べ物はアルカリ性を示します。

このように強い酸性、アルカリ性の内容物がたびたび逆流することは、化学的なやけどとなり「胸やけ」「逆流性食道炎」や、潰瘍となって食べ物の通過障害、つかえの原因になります。また、「誤えん性肺炎」などの原因にもなりやすいので予防がたいせつになります。

逆流は夜寝ているときに起こることが多いので、これを防ぐには、ふとんや枕を重ねたりして上体を30～40度起こして寝ます。食べすぎ飲みすぎを控えること、刺激物やアルコール、濃いお茶やコーヒーを控えること、寝る直前に食事をとらないこともたいせつです。そしてもっとも重要なことは、出口をつまらせない、つまり便秘をしないことです。

つかえを予防するにはよくかんで少量ずつ食べること。食べる前にお茶や汁物を少量とるのもよいでしょう。ただし、とりすぎるとおなかがいっぱいになって食事が食べられなくなるので気をつけます。食物繊維の多い食品やおもち、水に溶けたりふやけにくいものはつかえの原因になりやすいのですが、少量ずつよくかんで食べればほとんどの食品は食べられます。あれもだめ、これもだめとあまり神経質にならないほうがよいようです。

下痢・便秘・おなら そして腸閉塞

胃の手術をしたあとは、食べたものが腸に送られてくるスピードが速くなること、それも未消化の状態で送り込まれてくるので、下痢をしやすくなるのです。数か月してこの状態に慣れてくると落ち着いてくることが多いようですが、下痢の回数が多く、ひどいときには放置していると栄養の吸収が悪くなるので気をつけます。下痢を防ぐには、術後の食事の基本である少量ずつゆっくりよくかんで食べることです。下痢をしているときには、脂肪や食物繊維を控えめにして腸に負担をかけないようにします。下痢をして体重が減ると焦って高エネルギー食をとり、さらに下痢がひどくなるという悪循環にならないように気をつけます。

下痢を心配される人は多いのですが、胃の手術後の人には便秘のほうが大敵です。便秘は逆流などの原因にもつながりますし、便秘が続くことで体の反応としてたまった便を出すために下痢をすることがあり、便秘と下痢を頻繁にくり返す悪循環になりやすいからです。手術後には腸につながる神経が切られていることがあり、便秘を起こしやすいのです。便秘には食物繊維が効果的と思われるでしょうが、野菜などでとりすぎるのは、腸内で発酵してガスの出る原因になったり、腸閉塞の危険もあります。飲む食物繊維やオリゴ糖、ビフィズス菌などをじょうずに取り入れましょう。

貧血・骨粗鬆症・骨軟化症

胃がないことで吸収できず、不足してしまうものにビタミンやミネラルがあります。
食品中の鉄は胃酸で酸化されて初めて体内に吸収されます。胃がなくなることでビタミンB₁₂や葉酸の吸収を助

胃 手術後に起こりやすい体の悩みトラブル 術後の後遺症はこうして軽くする

ける内因子の働きも期待できなくなります。鉄やビタミンB$_{12}$、葉酸などの不足は貧血の原因となります。体の中(肝臓)に蓄えられているビタミンB$_{12}$は約5年ほどでなくなるので、もちろん食事で鉄やビタミンB$_{12}$などの多い食品をしっかりとることは大事ですが、ビタミン剤などで補う必要もあります。

カルシウムも吸収利用の効率が悪くなります。手術後体を動かさない(骨に負担がかからない)でいると骨の中のカルシウムが血中に出てきてしまい、こうなるとカルシウムの多いものをとっても血液中にはたくさんあるので吸収されなくなります。カルシウムがどんどん骨から抜け出てしまうと骨塩量が低下し、骨粗鬆症や骨軟化症となります。

カルシウムの吸収利用率を上げるには運動をし、骨に負担をかけることです。そのうえでカルシウムを乳製品などの吸収しやすい形でとることです。

体重減少・脱力感

ほとんどの人は手術後に体重が減ります。それまで太っていた人にはちょうどよいことですが、やせで悩むかたも多いでしょう。

食べているのにやせるという人もいますが、胃を失うことで食べたもののエネルギーへの利用効率が下がるので、栄養計算上は2000kcalでも実際はもっと少なくしか利用されていないということです。

体重を増やすためだけなら、高エネルギーの輸液や経腸栄養剤などでできますが、これでは体脂肪分を増やすだけです。体重減少で問題なのは、体重が減ることイコール体脂肪だけでなく筋肉や骨塩量が減ることなのです。

このことが、ダンピング症候群や逆流、貧血などさまざまな後遺症とつながってしまうからです。

手術後の後遺症を軽くするには、運動をして筋肉を鍛えることが効果的なのです。

失った機能を補うために薬とのじょうずなつき合いを

失った胃の機能を補うために消化酵素薬やビタミン剤が出されるでしょうが、これらの薬をきちんと飲み続けることもとても重要です。失ったものをきちんと補うことで、結果的に健康な状態を維持することができるのです。

もちろん手術後体調がよいからと、定期検診を受けずにいることはとても危険です。

また、手術で悪いところは取ってしまったし、定期検診も受けているのだから人間ドックや健康診断は受ける必要がないと考える人がいますが、これも誤りです。定期検診では胃なら胃とそれに関連したことしかチェックしません。ほかの病気を発見するためにも、健康診断を受け、健康管理をしましょう。

体を動かすことが、手術後の後遺症を軽減させる

朝夕のストレッチ

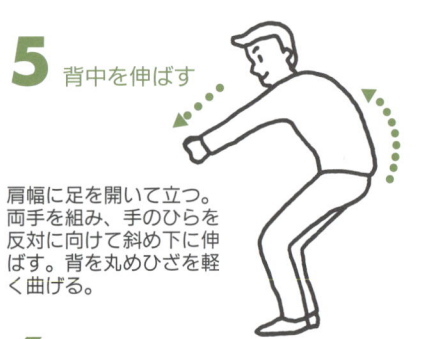

筋肉の緊張をゆるめて効果的に行うポイントは、息を吐きながらゆっくりと反動をつけずに動き、静止している時は自然な呼吸を。●●●▶は伸ばすポイント。

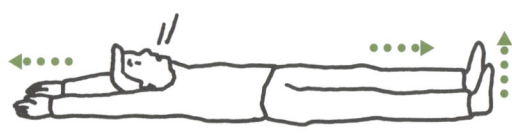

1 背伸びとリラックス
ゆっくりと手足を十分に伸ばす。力を入れたり抜いたりを数回くり返す。

2 股関節・内股の筋肉を伸ばす
足の裏を合わせるようにして内側をむりしない範囲で開脚する。15秒位静止させる。

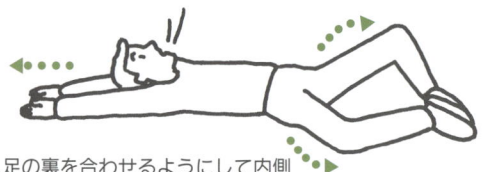

3 腰・臀部（ヒップ）の筋肉を伸ばす
片方のひざを胸に抱え込む。ゆっくりと引き寄せて15秒位静止させる。もう片方も同様に。

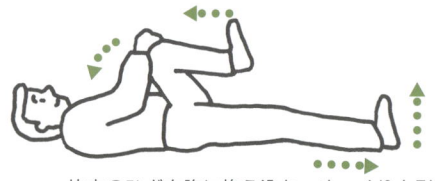

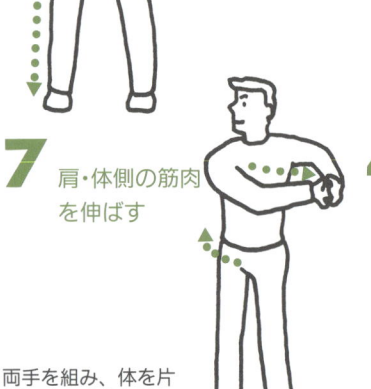

4 体側・わき腹を伸ばす
両手を横に広げて寝る。片方の足をゆっくり持ち上げ、腰をひねって反対側の床に倒して15秒位静止する。もう片方も同様に。

5 背中を伸ばす
肩幅に足を開いて立つ。両手を組み、手のひらを反対に向けて斜め下に伸ばす。背を丸めひざを軽く曲げる。

6 肩の筋肉を伸ばす
頭のうしろで一方のひじを曲げて、もう一方の手で下に引き15秒位静止する。もう片方も同様に。

7 肩・体側の筋肉を伸ばす
両手を組み、体を片側にゆっくりとひねる。もう片方も同様に。

運動量は医師と相談して、無理のない範囲で体を動かす

厚生労働省で提示している運動によるエネルギーの消費量は健康な成人の場合、男性が300kcal、女性が200kcalです。

手術後にはどのくらいの運動量がふさわしいかは、病状など個人差が大きいので一概にはいえません。主治医と相談して、指示に従うことがたいせつです。ただし、養生しすぎていつまでも体を動かさずにいることは、傷の回復の面からも、体調の回復の面からもよいことではありません。無理のない範囲で運動量を増やしていきましょう。

第1レベルはストレッチ体操や散歩からスタート

まずはゆっくりとストレッチ体操で筋肉を引き伸ばし、体の歪みを正しい位置に戻すように行います。そうすると内臓の働きもよくなり、

手術後は大事をとらなければとか、体力が戻るまではゆっくり休養をなどと、体をいたわりすぎるのは禁物。積極的に体を動かし、筋肉を鍛えることで手術後の後遺症は軽くなるのです。

134

歩く前のストレッチ

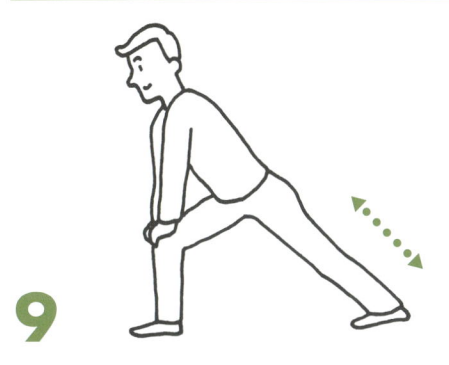

9
アキレス腱を伸ばす…足首とひざのうしろを引き伸ばす。左足をうしろに引いて左足伸ばす。もう片方も同様に。

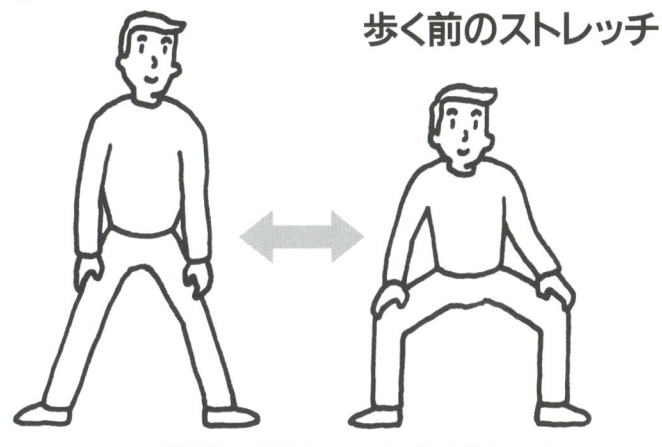

8
股関節を伸ばす…両足を肩幅より広めにして太ももに手を置き、ゆっくりひざを曲げる。床からかかとを離さないようにして、数回くり返す。

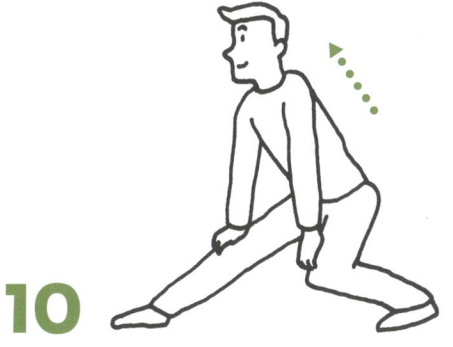

10
背中と臀部を伸ばす…右足のひざが曲がらないようにして背中、臀部、太ももを伸ばす。もう片方も同様に。

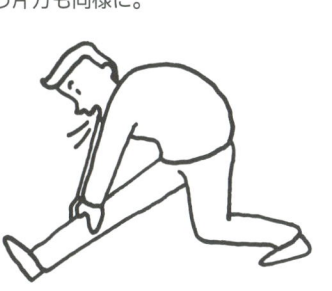

次に、体全体を丸くかがめる。右足のつま先を上げて、ひざがゆるまないようにして息を吐きながら前屈する。もう片方も同様に。

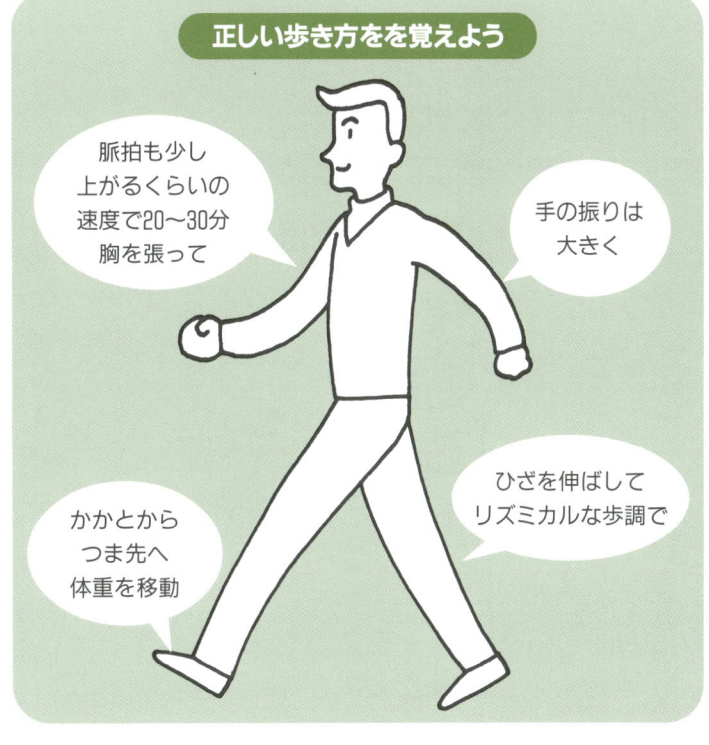

正しい歩き方をを覚えよう

- 脈拍も少し上がるくらいの速度で20〜30分胸を張って
- 手の振りは大きく
- かかとからつま先へ体重を移動
- ひざを伸ばしてリズミカルな歩調で

手術後の後遺症を軽減させる効果が期待できます。また、けがの防止にもなり、運動後の筋肉痛もやわらげます。朝夕1回ずつ行ってください。気分のよい時は、散歩レベルのウォーキングをはじめましょう。疲れない程度のスピードで15分から20分を目安にしましょう。

第2レベルは、体が慣れてきたらウォーキングのレベルをアップ

体調が戻ってきて、体を動かすことに慣れてきたらウォーキングのレベルを散歩程度ののんびり歩きから自分なりの速歩に上げます。また は歩く時間を少しのばしてもよいでしょう。1回に3000〜4000歩を一つの目標にします。ウォーキングの前には、5〜10のストレッチ体操を忘れずに。近くにトレーニングジムなどがあれば、トレーナーに相談したうえで軽い筋力トレーニングを始めるのもよいでしょう。

ここまでは運動しなくてはという焦りは禁物。マイペースでその日の体調に合わせて、体を動かしましょう。

INDEX さくいん

献立作成にすぐ役立つ 栄養価一覧

- この本に登場する献立と写真&作り方のページの料理の栄養成分値です。栄養計算のうち熱量点数は『食品80キロカロリー成分表』に、そのほかは『四群点数法による・栄大コードを使った栄養計算プログラム(BASIC-4)』(女子栄養大学出版部刊)によるものです。
- 成分表に記載のない食品は、それに近い食品の数値で代用。
- 単品料理は四群別に、さらに調理法別にしてあります。献立を立てる参考にしてください。

献立名	ページ	成分値 熱量点数 点	エネルギー kcal	たんぱく質 g	脂質 g	炭水化物 g	ミネラル(無機質) カルシウム mg	リン mg	鉄 mg	ナトリウム mg	カリウム mg	ビタミン レチノール当量 μg	B₁ mg	B₂ mg	C mg	E mg	コレステロール mg	食物繊維 g	食塩相当量 g
月朝	32	5.5	443	20.9	16.1	51.2	234	327	2.1	590	483	10	0.15	0.48	30	2.9	241	1.8	1.4
月間1	32	3.1	248	12.6	12.5	20.6	321	247	0.3	128	34	0.08	0.30	34	0.6	34	0.7	1.2	
月昼	32	5.0	400	19.1	12.0	53.4	324	195	1.5	1015	1106	47	0.28	0.15	42	1.5	80	3.1	2.6
月間2	34	3.5	278	9.7	11.4	33.3	119	146	2.2	328	192	30	0.32	0.43	6.4	3.1	0.1		
月夕	34	4.3	344	15.4	14.4	37.7	84	151	1.4	560	529	40	0.15	0.28	47	1.5	80	3.1	2.6
火朝	36	4.5	358	12.9	10.2	51.7	231	82	2.4	1175	945	135	0.16	0.28	23	1.1	71	4.3	3.0
火間1	36	2.9	229	5.4	13.6	21.4	164	1246	0.3	335	430	0.17	0.23	33	2.5	210	1.4	0.1	
火昼	36	4.8	387	27.8	2.0	61.5	187	434	1.2	623	924	126	0.26	0.34	17	1.1	38	2.9	1.7
火間2	36	4.3	340	12.8	14.4	38.5	273	150	0.3	60	175	0.37	0.43	30	2.6	18	3.2	0.8	
火夕	36	5.1	411	17.8	13.2	51.3	173	272	2.4	457	559	148	0.19	0.31	63	6.4	2.8	1.2	
水朝	36	5.4	435	22.1	12.1	57.0	151	327	1.6	574	707	37	0.24	0.38	18	2.1	56	2.3	1.2
水間1	36	2.1	170	5.9	6.1	22.7	151	146	0.2	67	216	63	0.06	0.30	1	0.3	57	0.2	0.1
水昼	36	4.2	332	15.2	10.0	43.5	105	254	2.1	886	408	297	0.14	0.34	62	2.6	210	3.1	2.5
水間2	36	3.9	312	9.4	14.6	34.4	131	244	1.9	324	556	0.32	0.41	30	6.4	21	3.2	0.2	
水夕	36	6.0	483	19.2	18.7	53.7	118	276	2.0	613	655	274	0.11	0.35	63	1.2	68	2.9	1.5
木朝	38	5.6	446	20.2	23.9	36.5	347	404	1.7	940	499	200	0.15	0.49	28	2.4	238	2.1	2.5
木間1	38	3.1	246	5.2	13.6	26.2	159	144	0.2	59	382	128	0.08	0.24	8	0.6	38	0.9	0.1

（前頁のおかゆ・5回食）

前期おかず・5回食

週	曜日・食事																		
1週目	木昼2	38	5.0	397	19.3	9.7	55.4	101	268	1.4	805	847	467	0.23	0.28	38	1.1	45	2.9	2.1
	木間2	38	3.4	268	8.0	7.0	42.2	108	113	2.1	183	303	0	0.30	0.34	30	6.0	0	3.9	0
	木夕	38	4.4	355	23.4	6.3	49.1	136	317	2.5	951	786	500	0.73	0.30	51	1.7	38	3.1	2.4
	金朝	38	4.7	372	16.2	9.3	54.2	252	271	2.8	465	634	341	0.16	0.47	23	1.6	222	2.6	1.2
	金間1	38	1.9	152	5.4	6.4	17.9	113	135	0.1	101	216	54	0.07	0.30	1	0.3	17	0.3	0.2
	金昼1	38	5.6	448	18.9	16.8	52.6	100	274	1.5	894	827	438	0.21	0.34	30	1.6	78	2.4	2.2
	金間2	38	4.0	317	9.4	11.7	42.7	169	163	1.9	248	388	528	0.33	0.44	30	3.6	25	3.1	0.2
	金夕	38	5.2	419	30.3	18.6	42.5	208	417	1.7	908	885	586	0.19	0.22	69	6.2	224	3.1	2.4
	土朝	40	5.3	423	9.9	12.5	54.8	85	338	2.7	758	850	159	0.20	0.67	21	1.4	179	2.7	1.8
	土間1	40	4.5	357	15.2	6.9	55.7	122	201	1.4	67	1058	63	0.06	0.51	1	1.8	57	0.8	0.1
	土昼1	40	5.1	406	19.1	11.2	55.0	248	272	1.6	779	1176	88	0.65	0.31	62	2.7	47	5.0	2.0
	土間2	40	2.1	170	5.9	6.1	22.7	151	146	0.2	197	420	535	0.30	0.46	32	0.6	10	3.4	0.1
	土夕	40	5.9	470	21.8	13.2	65.2	231	351	1.7	71	1288	461	0.08	0.25	71	6.1	42	5.0	3.4
	日朝	40	6.0	481	26.8	13.2	63.5	189	405	2.3	1288	241	105	0.30	0.51	2	2.4	35	0.2	0.1
	日間1	40	3.1	248	8.7	12.9	23.9	163	163	0.2	256	533	122	0.32	0.36	41	1.4	259	2.7	1.3
	日昼1	42	4.5	357	15.2	6.9	55.7	122	272	1.4	740	743	341	0.15	0.23	31	3.4	31	2.8	0.6
	日間2	42	5.2	414	22.0	12.7	58.0	85	201	1.6	625	1176	159	0.30	0.35	22	3.2	49	2.7	2.4
	日夕	42	3.3	268	11.5	8.6	26.5	270	179	1.2	380	308	210	0.42	0.19	30	1.5	16	0.6	2.0
2週目	月朝	42	5.2	419	17.3	12.9	64.1	43	146	0.2	786	529	121	0.16	0.32	18	0.4	51	3.2	2.0
	月間1	42	2.9	235	6.2	12.9	23.1	160	153	1.7	71	228	556	0.06	0.24	1	0.4	75	0.2	0.1
	月昼1	44	2.0	156	5.9	11.5	6.7	157	138	0.2	105	209	105	0.23	0.32	59	2.4	222	2.8	2.7
	月間2	44	4.5	423	16.7	9.0	67.3	99	295	3.4	1629	1244	575	0.27	0.43	1	0.4	35	0.2	1.3
	月夕	44	5.2	394	16.4	12.7	51.2	182	300	1.6	512	641	160	0.18	0.47	30	2.4	212	4.9	2.7
	火朝	44	4.9	394	16.4	12.7	51.2	182	300	1.6	811	1111	515	0.38	0.47	38	2.6	43	3.0	2.1
	火間1	44	3.3	268	11.5	8.6	26.5	270	250	2.7	380	308	556	0.31	0.42	31	1.4	6	3.3	0.3
	火昼2	44	4.9	390	18.3	8.4	58.8	417	218	1.1	865	992	503	0.17	0.52	34	3.8	75	2.9	2.2
	火間2	44	4.1	332	12.4	8.7	49.8	274	446	2.0	268	467	493	0.35	0.37	30	6.2	35	3.4	0.3
	火夕	44	6.6	526	28.6	20.1	54.7	264	157	2.2	802	815	105	0.23	0.24	18	1.5	51	3.2	2.0
	水朝	44	2.0	156	5.9	11.5	6.7	157	138	0	105	209	121	0.06	0.19	18	0.4	75	0.2	0.1
	水間1	46	5.3	426	23.1	12.7	45.0	138	269	2.0	428	329	559	0.29	0.47	30	3.4	55	4.1	0.7
	水昼2	46	4.2	333	12.7	13.7	38.1	320	264	1.9	993	852	241	0.33	0.45	39	6.4	17	3.0	2.5
	水間2	46	5.2	417	14.8	17.2	36.4	191	255	2.4	547	765	529	0.07	0.51	25	0.2	240	1.4	3.1
	水夕	46	1.9	153	6.8	6.7	16.3	193	163	0	75	261	68	0.17	0.26	2	0.2	21	0.2	0.2
	木朝	46	5.2	418	22.3	9.5	59.3	331	372	2.4	682	996	419	0.28	0.33	26	2.4	37	3.4	1.6
	木間1	46	3.5	276	9.6	9.7	36.6	117	134	2.1	248	326	512	0.32	0.39	30	6.2	33	3.3	0.2

献立名		成分値ページ	熱量点数 点	エネルギー kcal	たんぱく質 g	脂質 g	炭水化物 g	カルシウム mg	リン mg	鉄 mg	ナトリウム mg	カリウム mg	レチノール当量 μg	B₁ mg	B₂ mg	C mg	E mg	コレステロール mg	食物繊維 g	食塩相当量 g
前期おかゆ・5回食	木夕	46	5.2	418	17.5	14.0	54.5	102	234	1.9	996	617	236	0.12	0.27	67	1.4	48	3.2	2.6
2週目	金朝	46	3.4	274	14.1	4.5	44.1	191	263	1.5	571	672	129	0.14	0.33	16	1.3	10	4.2	1.5
	金間1	46	1.9	151	5.5	5.9	18.9	149	140	0.2	64	211	60	0.06	0.28	1	0.3	48	0.1	0.1
	金昼	46	6.0	481	28.0	19.4	47.1	72	334	2.5	1013	717	363	0.75	0.45	31	2.7	261	3.0	2.6
	金間2	46	3.9	316	7.6	13.8	39.0	115	349	1.9	166	356	559	0.31	0.37	31	6.8	18	3.8	0
	金夕	46	5.6	451	23.7	13.5	58.4	156	222	1.3	1048	770	461	0.27	0.41	50	2.0	65	3.7	2.7
	土朝	46	3.7	298	13.1	6.4	45.6	129	159	0.2	330	585	53	0.08	0.29	31	0.6	42	0.4	0.9
	土間1	46	3.1	251	13.1	15.0	20.8	220	176	0.3	176	238	122	0.16	0.41	1	0.6	213	0.3	0.4
	土昼	48	4.7	380	23.4	9.5	46.0	197	324	2.7	586	861	289	0.23	0.27	58	1.9	46	3.9	1.5
	土間2	48	4.8	386	14.5	16.0	44.2	181	221	2.4	396	434	578	0.36	0.54	31	6.6	119	3.7	0.7
	土夕	48	4.9	390	18.0	9.8	45.3	214	226	1.9	1413	791	96	0.22	0.22	58	1.0	46	3.0	3.6
	日朝	48	4.0	322	9.8	9.8	42.4	132	171	2.8	712	721	635	0.53	0.37	26	2.6	210	1.7	0.2
	日間1	48	1.8	147	7.6	5.0	17.2	59	182	0.3	67	395	62	0.09	0.25	64	0.6	18	1.4	0.2
	日昼	48	6.3	505	25.5	13.2	68.4	363	294	2.0	993	1008	368	0.17	0.44	26	3.4	78	2.5	2.5
	日間2	48	4.5	359	13.8	15.0	40.5	234	296	0.3	482	336	571	0.33	0.47	35	2.6	21	3.4	0.8
	日夕	48	4.6	365	17.9	9.0	48.1	50	363	1.3	1055	467	346	0.15	0.30	18	1.1	141	1.8	2.7
前期ごはん・5回食 1週目	月朝	50	4.7	375	18.4	7.1	56.7	211	333	1.5	561	614	355	0.15	0.43	13	1.2	236	0.8	1.5
	月間1	50	2.1	167	5.3	5.0	25.1	147	130	0.3	54	201	51	0.05	0.20	1	0.3	16	0.8	0.1
	月昼	50	6.0	476	20.6	13.4	67.0	131	285	3.3	1200	1202	363	0.28	0.26	70	1.7	42	4.2	3.0
	月間2	52	4.3	347	11.0	14.0	46.7	293	204	2.2	260	239	273	0.33	0.48	32	6.4	22	3.2	0.2
	月夕	52	6.1	484	19.1	16.0	61.8	55	187	2.5	690	952	815	0.27	0.41	46	5.4	56	4.3	1.8
	火朝	52	4.6	369	20.8	3.2	61.5	278	385	3.0	997	714	197	0.10	0.30	26	0.3	55	3.2	3.2
	火間1	54	2.1	170	5.9	6.1	22.7	151	146	0.2	67	216	63	0.06	0.16	1	0.2	57	0.2	0.1
	火昼	54	4.8	382	15.1	9.6	56.6	229	276	2.2	569	612	507	0.16	0.46	17	2.7	223	0.8	1.5
	火間2	54	4.5	362	12.8	14.8	46.8	246	215	2.6	362	246	281	0.33	0.46	32	6.5	24	3.5	0.6
	火夕	54	6.9	551	24.2	25.4	56.9	138	309	2.6	1028	947	615	0.27	0.32	62	3.9	66	6.0	2.5
	水朝	54	4.7	379	13.9	9.8	57.8	254	833	2.4	1072	223	188	0.20	0.37	67	2.5	216	4.2	2.7
	水間1	54	2.2	178	5.5	6.5	24.2	89	137	0.2	102	652	54	0.07	0.23	2	0.3	17	0.5	0.2
	水昼	54	5.3	422	19.2	12.4	55.3	71	241	1.4	422	305	305	0.69	0.30	33	2.3	61	3.1	1.0
	水間2	54	3.4	272	9.6	8.8	41.5	276	218	2.0	194	240	240	0.32	0.48	32	6.1	21	2.8	0.1
	水夕	54	7.2	573	35.3	18.6	62.5	697	650	2.7	752	926	338	0.29	0.48	25	1.9	80	2.8	1.9

138

前期ごはん・5回食

1週目																		
木朝	56	4.7	375	16.2	12.7	47.6	146	2.4	1021	537	288	0.17	0.34	44	1.8	219	3.8	2.6
木間1	56	2.5	198	9.4	10.2	17.8	312	0.2	273	387	111	0.08	0.29	9	0.6	31	0.6	0.7
木昼	56	6.5	521	21.5	14.2	73.5	211	1.7	542	799	399	0.18	0.45	42	3.7	48	3.4	1.5
木間2	56	4.3	348	9.9	13.5	49.1	237	2.2	168	233	287	0.31	0.52	32	6.3	60	3.0	0
木夕	56	5.0	401	17.2	12.4	52.6	102	1.9	718	666	118	0.13	0.28	23	0.9	43	2.3	1.8
金朝	56	5.4	436	24.6	14.5	47.9	106	1.9	891	804	75	0.21	0.42	66	2.6	48	3.4	2.4
金間1	56	2.9	236	8.7	12.9	20.7	166	0.2	255	238	105	0.08	0.25	1	0.6	35	0.7	0.6
金昼	56	4.1	330	12.9	8.3	49.2	87	1.8	965	609	128	0.14	0.32	1	1.6	217	3.2	2.4
金間2	56	4.0	316	9.3	8.3	41.3	229	1.5	736	1081	293	0.33	0.44	37	6.6	76	4.5	1.9
金夕	56	6.2	498	24.1	10.1	76.2	248	0.2	1094	974	398	0.27	0.54	94	6.6	214	4.1	2.8
土朝	58	2.4	192	15.3	6.3	26.6	147	2.3	204	202	241	0.14	0.20	52	1.1	16	0.9	0.5
土間1	58	5.0	399	20.0	8.5	59.2	153	1.5	1094	667	293	0.19	0.48	32	1.6	214	2.6	0.5
土昼	58	5.9	473	20.7	8.9	74.9	259	2.4	983	535	128	0.17	0.43	18	1.1	26	0.8	2.8
土間2	58	3.3	265	9.1	7.1	43.9	172	2.5	198	219	51	0.05	0.20	30	0.3	2	0.1	2.6
土夕	58	7.6	604	31.9	28.9	53.3	454	2.1	1197	787	223	0.21	0.45	79	0.2	16	1.7	0.1
日朝	58	1.9	156	5.3	5.0	22.2	147	1.6	76	202	51	0.05	0.20	1	1.0	216	3.0	1.3
日間1	58	4.2	338	15.3	5.8	54.1	230	0.3	510	602	241	0.14	0.45	23	1.1	76	0.9	1.5
日昼	58	6.2	498	24.1	10.1	76.2	276	2.3	736	1081	398	0.18	0.54	94	6.6	216	4.5	2.4
日間2	58	4.0	316	12.9	8.3	41.3	248	1.5	965	609	293	0.33	0.44	37	6.6	76	3.2	1.9
日夕	58	5.0	401	17.2	12.4	47.9	166	1.9	891	666	105	0.13	0.42	32	0.9	86	5.1	3.0
2週目																		
月朝	60	6.0	481	27.9	15.5	54.1	175	1.7	937	820	172	0.22	0.33	59	4.3	81	4.2	2.4
月間1	60	5.8	468	21.7	21.1	48.0	227	2.0	621	623	303	0.22	0.59	24	3.8	248	3.2	1.6
月昼	60	2.3	186	6.0	9.4	19.0	179	0.2	175	217	51	0.07	0.20	18	0.4	16	0.4	2.8
月間2	60	4.7	375	19.5	2.8	64.9	163	1.9	707	231	225	0.20	0.43	30	3.2	214	3.0	1.8
月夕	60	3.5	284	9.5	5.8	19.0	65	0.2	251	226	51	0.07	0.20	1	2.6	16	0.4	0.3
火朝	62	6.1	491	20.0	19.1	51.2	222	2.2	765	761	249	0.29	0.41	44	1.2	55	2.9	1.9
火間1	62	2.1	168	4.9	8.3	19.5	147	0.2	1149	226	216	0.32	0.25	32	2.0	0	3.5	1.9
火昼	62	4.6	369	14.5	8.3	57.2	286	2.6	83	843	508	0.13	0.59	30	2.8	241	4.2	3.1
火間2	62	6.0	477	22.0	18.4	53.3	71	2.0	488	376	76	0.34	0.24	9	0.4	24	0.6	1.2
火夕	62	3.8	306	9.2	7.2	54.1	265	2.4	1201	947	182	0.36	0.33	47	6.8	54	4.0	3.0
水朝	62	4.7	375	19.5	2.8	64.9	163	1.9	167	464	230	0.20	0.44	40	3.2	52	3.3	1.8
水間1	62	6.2	500	20.5	17.4	77.8	244	2.5	693	543	301	0.15	0.48	1	0.6	96	0.1	0.2
水昼	62	5.8	460	20.2	5.8	52.9	209	1.3	765	761	249	0.29	0.25	44	1.2	214	3.5	1.9
水間2	62	2.1	284	9.5	10.1	19.5	147	0.4	85	227	80	0.07	0.28	1	0.6	55	0.1	0.2
水夕	64	6.4	508	19.1	23.7	38.5	272	1.6	1176	635	166	0.23	0.35	56	2.7	63	4.3	3.0
水朝	64	5.2	420	26.1	14.3	51.5	116	2.3	160	407	300	0.36	0.44	48	6.3	23	2.8	2.7
木朝	64	4.5	357	9.0	9.2	55.7	239	1.7	1037	1038	238	0.45	0.50	30	1.2	250	4.1	1.8
木間1	64	6.4	508	19.1	23.6	55.1	226	1.6	724	572	340	0.17	0.28	40	2.5	117	2.8	2.7
木昼	64	5.9	472	25.1	23.7	38.5	272	2.0	693	543	301	0.15	0.48	56	2.7	0	4.3	3.0
木間2	64	2.1	166	7.0	9.3	13.4	158	0.4	85	227	80	0.07	0.28	1	0.6	96	0.1	0.2
木夕	64	2.6	204	7.9	7.1	27.2	131	0.7	152	241	77	0.07	0.27	2	0.5	117	0.7	0.4

献立名		ページ	熱量点数	エネルギー (kcal)	たんぱく質 (g)	脂質 (g)	炭水化物 (g)	カルシウム (mg)	リン (mg)	鉄 (mg)	ナトリウム (mg)	カリウム (mg)	レチノール当量 (μg)	B₁ (mg)	B₂ (mg)	C (mg)	E (mg)	コレステロール (mg)	食物繊維 (g)	食塩相当量 (g)
前週2日目	木昼	64	5.6	450	24.3	7.4	69.6	162	285	2.2	511	746	72	0.22	0.45	23	0.5	112	3.3	1.4
	木間2	64	3.3	265	9.1	7.1	43.9	270	184	2.1	198	221	219	0.32	0.43	32	6.2	2	3.1	0.1
	木夕	64	4.7	379	19.7	6.9	56.9	120	324	1.6	977	867	37	0.14	0.19	43	5.4	43	3.4	2.5
3日目	金朝	64	4.5	361	17.9	9.5	50.1	158	301	2.8	889	641	75	0.22	0.43	75	3.1	212	2.3	2.3
	金間1	64	2.8	227	8.2	7.6	31.3	159	158	0.5	193	234	51	0.08	0.22	1	0.3	16	1.4	0.5
	金昼	64	5.0	391	23.1	5.9	58.2	232	367	1.0	753	638	261	0.14	0.39	1	5.4	76	1.6	1.9
	金間2	64	3.4	274	9.0	7.6	40.2	238	199	2.3	154	395	258	0.34	0.43	74	6.4	12	3.8	0
	金夕	64	6.8	543	24.8	10.2	59.2	249	419	1.9	1230	963	138	0.14	0.56	61	1.7	83	4.2	3.2
	土朝	64	5.2	419	19.1	17.1	47.3	218	331	2.0	804	629	265	0.23	0.45	70	3.1	226	4.7	2.1
	土間1	66	2.8	222	5.6	10.8	24.2	58	79	0.3	94	104	91	0.05	0.14	1	0.7	70	0.7	0.1
	土昼	66	5.4	431	18.9	13.7	54.6	59	199	2.0	940	800	568	0.24	0.33	25	3.6	43	3.7	2.4
	土間2	66	3.3	267	12.3	5.8	44.1	340	270	2.1	210	350	216	0.33	0.55	32	6.0	65	2.8	0.2
	土夕	66	6.2	494	18.5	22.3	54.1	50	207	1.9	1036	794	985	0.20	0.21	32	2.2	4	4.7	2.8
2週目ぱん・5回食	日朝	66	4.7	378	16.4	6.3	62.7	95	233	2.6	1102	1014	297	0.18	0.36	13	0.9	11	6.2	2.8
	日間1	66	1.3	104	3.3	3.8	14.1	110	94	0	41	150	39	0.04	0.15	1	0.1	12	0.7	0.1
	日昼	66	6.2	495	29.5	12.0	62.5	452	430	2.9	1201	1029	316	0.24	0.64	32	6.4	277	6.2	3.1
	日間2	66	4.4	354	14.1	12.8	48.0	202	335	2.2	434	240	276	0.33	0.52	42	0.1	18	0.8	0.8
	日夕	66	5.8	467	24.9	18.3	49.5	173	342	1.3	835	904	157	0.28	0.38	21	2.4	54	3.5	2.1
	月朝	68	6.4	514	21.6	21.7	57.6	419	412	1.5	1163	779	293	0.21	0.40	31	2.7	45	4.3	3.0
	月間1	68	2.5	199	7.5	7.1	26.3	155	151	0.4	165	226	51	0.08	0.22	1	0.3	16	1.1	0.4
	月昼	68	5.1	407	24.9	5.8	61.0	243	347	3.1	1222	846	379	0.20	0.51	25	1.7	162	3.3	3.1
	月間2	68	3.6	291	10.5	6.0	50.8	223	207	0.3	54	230	217	0.35	0.43	34	3.0	18	3.0	0.2
	月夕	68	5.0	404	17.4	11.8	53.7	59	233	1.4	316	739	338	0.16	0.32	20	2.8	50	3.8	0.8
	火朝	70	5.6	450	21.9	22.0	39.0	506	468	0.9	970	596	421	0.17	0.43	20	2.0	62	2.4	2.7
	火間1	70	2.1	167	5.3	5.0	25.1	147	130	0.3	54	201	51	0.05	0.20	1	0.2	16	0.8	0.1
	火昼	70	5.2	414	28.4	6.9	57.2	222	406	2.6	1478	993	292	0.22	0.53	34	6.4	176	3.6	3.8
	火間2	70	3.8	307	10.2	7.2	54.2	278	205	2.4	205	1048	224	0.38	0.45	50	1.0	2	4.6	0.1
	火夕	70	5.7	453	18.5	11.2	66.4	238	318	3.2	725	561	431	0.39	0.21	21	2.4	23	3.8	1.6
	水朝	70	5.4	431	19.9	10.3	61.6	100	281	1.7	1044	825	72	0.61	0.22	29	1.0	34	3.1	2.7
	水間1	70	3.6	286	8.2	10.3	41.4	185	191	0.4	122	451	78	0.12	0.29	10	1.0	56	1.0	0.4
	水昼	70	6.6	535	37.4	15.7	60.1	356	532	3.0	988	812	230	0.76	0.69	35	2.1	272	4.8	2.6

140

3週目																			
水 間2	70	3.4	269	11.0	8.4	40.3	265	231	2.3	187	277	259	0.33	0.54	32	6.2	77	2.8	0.1
水 夕	70	5.1	406	24.4	6.3	61.2	82	1205	2.2	806	842	1205	0.27	0.37	42	4.9	44	5.1	2.1
水 間1	72	5.6	451	18.4	20.2	47.0	325	299	1.9	896	702	384	0.18	0.50	37	2.1	234	2.9	2.2
水 昼	72	2.6	208	5.9	11.2	20.6	208	143	0.2	114	228	93	0.08	0.24	1	0.4	29	0.2	0.2
水 朝	72	4.6	366	17.5	10.6	46.8	100	424	2.2	991	842	388	0.14	0.20	25	2.4	36	3.3	2.5
木 間2	72	3.7	293	10.7	6.0	50.8	222	203	2.2	155	237	217	0.32	0.42	47	6.1	4	3.9	0
木 夕	72	6.2	494	21.7	18.4	57.9	321	644	2.1	929	727	86	0.56	0.61	30	3.0	38	2.5	2.7
木 間1	72	6.4	512	23.7	21.6	54.8	414	492	2.1	1013	753	424	0.23	0.27	47	2.4	254	3.2	2.7
木 昼	74	1.1	91	4.9	0.3	17.9	132	122	0.3	60	269	2	0.05	0.16	4	0.3	4	1.0	0.2
木 朝	74	5.0	399	20.9	9.7	54.9	91	263	1.6	463	443	127	0.70	0.26	16	1.1	40	2.3	1.3
金 間2	74	3.1	248	5.2	14.2	24.4	172	152	0.4	82	900	519	0.11	0.22	28	2.6	286	2.8	0.2
金 夕	74	6.8	543	33.8	26.6	39.2	573	1097	3.1	1097	900	519	0.29	0.68	37	1.6	47	3.4	2.9
金 間1	74	4.9	395	18.3	12.1	51.3	66	212	3.1	852	766	374	0.18	0.34	34	6.4	0	4.4	1.0
金 昼	74	5.1	410	13.7	8.3	72.9	239	451	2.4	488	606	242	0.34	0.43	24	2.9	80	3.8	0.8
金 朝	74	4.9	395	24.7	12.9	44.1	129	222	2.2	1034	895	448	0.21	0.29	25	1.5	58	2.9	1.3
土 間2	74	4.4	349	10.7	1.2	58.5	137	360	1.8	1595	873	245	0.32	0.56	32	2.1	39	0.1	1.2
土 夕	74	3.5	278	20.9	10.0	39.3	235	212	2.4	182	232	75	0.09	0.23	24	6.4	80	3.8	0.8
土 間1	74	5.0	399	9.7	1.2	54.9	91	263	1.6	463	621	127	0.70	0.26	16	0.8	215	0.6	0.2
土 昼	72	3.1	248	14.2	10.0	24.4	172	152	0.4	82	248	81	0.09	0.47	24	1.5	215	4.2	1.0
土 朝	72	6.8	543	26.6	9.4	39.2	573	644	0.5	427	670	341	0.14	0.44	24	6.6	100	3.4	2.1
日 間2	72	4.9	395	15.5	8.6	44.8	66	226	3.6	1034	895	448	0.34	0.29	42	1.4	4	3.6	0
日 夕	72	4.1	326	8.5	8.6	28.0	158	226	1.8	82	248	81	0.27	0.41	32	3.2	105	2.8	2.6
日 間1	72	2.9	236	15.5	9.4	47.2	160	360	0.5	427	670	228	0.34	0.56	61	5.2	85	3.6	4.1
日 昼	72	6.4	516	23.9	8.0	82.9	209	361	2.3	1682	1121	273	0.66	0.23	2	1.2	38	3.6	0
日 朝	72	3.3	265	9.1	7.1	43.9	270	184	2.1	198	221	219	0.32	0.43	32	6.2	2	4.1	0.1
月 間2	74	6.3	497	35.3	21.2	40.4	507	607	1.8	1158	1122	495	0.30	0.58	41	2.7	104	3.4	3.0
月 夕	74	4.2	333	13.7	6.3	53.7	120	253	2.8	1030	1017	456	0.19	0.39	15	2.0	210	4.6	2.6
月 間1	76	3.5	284	8.8	13.7	30.9	166	166	0.3	283	254	109	0.09	0.23	2	0.5	34	0.7	1.2
月 昼	76	7.5	599	31.1	24.1	65.0	395	467	1.7	1595	873	389	0.27	0.56	61	1.6	85	5.2	4.1
月 朝	76	6.5	518	25.2	18.9	64.5	199	321	2.1	745	854	71	0.30	0.45	28	2.2	47	1.7	2.0
火 間2	76	2.1	165	6.1	7.2	18.9	215	154	0.1	110	246	61	0.08	0.26	2	0.3	20	0.3	1.1
火 夕	76	4.8	384	16.6	24.0	25.5	235	309	0.1	745	522	208	0.20	0.52	41	3.2	236	3.2	1.3
火 間1	78	4.2	333	18.8	6.2	47.2	109	273	1.7	594	596	87	0.18	0.22	20	1.4	105	2.8	0
火 昼	78	3.3	261	8.4	7.3	43.2	234	186	2.2	166	365	228	0.34	0.41	42	3.6	4	3.6	0
火 朝	76	3.6	286	9.3	5.8	35.6	395	467	1.7	611	540	439	0.14	0.21	39	1.5	73	3.5	1.5
4週目																			
水 間2	76	4.6	368	15.6	18.2	35.6	540	188	1.0	1214	865	612	0.44	0.67	41	2.2	253	4.5	1.5
水 夕	78	6.2	499	27.9	21.5	48.7	473	509	3.8	586	237	217	0.31	0.41	32	6.0	47	3.1	1.1
水 間1	78	2.3	183	6.1	2.5	35.2	126	124	0.3	137	342	7	0.06	0.18	8	0.4	7	0.9	0.4
水 昼	78	5.1	405	22.3	13.9	43.1	143	283	2.2	623	483	38	0.15	0.41	45	1.7	45	3.7	1.6
水 朝	78	3.5	278	9.4	5.8	50.0	225	184	2.3	169	214	216	0.31	0.41	32	6.0	0	3.8	0.1
水 夕	78	5.9	474	22.1	10.2	69.2	111	287	1.4	590	981	258	0.17	0.41	33	3.1	82	3.8	1.4

141

献立名		ページ	熱量点数	エネルギー kcal	たんぱく質 g	脂質 g	炭水化物 g	カルシウム mg	リン mg	鉄 mg	ナトリウム mg	カリウム mg	レチノール当量 μg	ビタミン B₁ mg	B₂ mg	C mg	E mg	コレステロール mg	食物繊維 g	食塩相当量 g
4週目	木朝	80	5.1	411	21.6	18.1	40.3	289	350	2.4	932	592	193	0.21	0.50	11	2.1	226	3.1	2.4
	木間1	80	2.1	167	6.4	5.8	22.3	170	125	1.0	153	175	68	0.18	0.30	13	0.5	4	0.5	0.4
	木昼	80	5.0	398	16.4	11.0	56.2	63	158	1.7	830	266	82	0.15	0.24	82	1.8	38	4.7	2.1
	木夕	80	3.6	284	10.4	7.2	47.3	229	192	2.3	234	223	216	0.32	0.42	24	3.6	0	3.6	0.2
	金朝	80	7.0	557	24.3	22.5	60.0	261	386	3.2	1212	1268	581	0.26	0.57	50	6.1	72	3.5	3.0
	金間1	80	5.3	427	21.5	17.6	44.7	297	355	2.2	757	534	178	0.20	0.52	5	1.9	233	3.1	1.9
	金昼	80	3.9	315	14.5	12.8	34.8	329	320	0.5	573	285	112	0.10	0.30	31	1.6	53	3.8	1.5
	金間2	80	5.5	443	21.4	9.7	64.4	87	184	1.3	649	726	298	0.32	0.31	46	1.3	2	1.7	0.1
	金夕	80	3.3	265	9.1	7.1	43.9	270	281	2.1	198	221	112	0.16	0.43	32	0.7	214	2.9	0.1
	土朝	80	4.9	394	15.6	14.2	48.5	215	265	2.3	1158	927	1081	0.16	0.55	3	2.9	27	3.7	2.9
	土間1	80	4.5	359	14.2	7.8	55.8	126	261	1.4	671	559	245	0.32	0.41	92	3.2	31	3.1	1.5
	土昼	80	2.2	179	6.0	6.1	25.1	107	149	0.3	68	238	63	0.06	1.94	18	0.7	152	1.7	0.1
	土間2	80	4.6	368	21.0	8.6	49.0	152	371	3.9	833	706	851	0.26	0.31	61	1.6	57	1.9	0.1
	土夕	82	3.5	282	9.7	5.8	50.0	192	192	0.2	319	192	40	0.04	0.16	1	2.0	0	3.0	0.4
	日朝	82	7.9	630	28.9	28.7	63.6	244	458	2.2	1482	1194	342	0.25	0.37	33	6.0	255	5.4	3.8
	日間1	82	7.1	570	22.9	25.7	61.9	292	399	1.9	793	1024	367	0.25	0.55	92	3.2	81	3.1	2.1
	日昼	82	1.6	126	6.9	4.7	13.9	130	111	0.2	69	192	40	0.04	0.16	1	2.0	0	3.0	0.4
	日間2	82	4.5	360	21.4	13.9	49.6	180	293	2.4	820	866	225	0.20	0.41	15	2.0	27	4.0	2.0
	日夕	82	4.6	369	11.5	7.6	45.1	303	210	2.2	276	245	285	0.33	0.50	32	3.3	26	3.3	0.4
	月朝	82	5.6	446	20.5	15.5	55.2	114	277	2.0	712	877	596	0.25	0.18	49	5.5	55	3.0	1.8
	月間1	84	6.3	507	19.0	23.0	56.7	219	320	2.0	818	763	290	0.25	0.49	44	2.7	246	2.9	2.0
	月昼	84	1.2	97	4.6	5.0	8.8	148	130	0.1	53	246	52	0.06	0.20	20	0.3	16	0.4	0.1
	月間2	84	6.5	517	27.8	13.2	68.6	321	474	2.0	856	880	400	0.73	0.50	24	2.9	58	2.3	2.3
	月夕	84	3.1	245	15.5	12.9	55.8	365	406	2.3	886	652	230	0.16	0.37	45	1.9	35	3.3	2.4
5週目	火朝	84	5.7	457	22.8	16.4	43.9	221	184	2.1	198	221	219	0.32	0.43	32	6.2	52	3.3	0.1
	火昼	86	3.3	265	9.1	7.1	43.9	49	284	1.6	819	696	879	0.28	0.31	24	3.1	80	3.0	2.2
	火夕	86	5.9	473	21.1	13.5	63.1	229	451	3.6	169	786	212	0.29	0.57	68	7.5	237	7.5	0.5
	水朝	86	5.3	424	20.0	16.1	51.4	229	451	3.6	169	786	212	0.29	0.57	68	7.5	237	7.5	0.5

前期ごはん・5回食

5週目

曜日・食事	値1	値2	値3	値4	値5	値6	値7	値8	値9	値10	値11	値12	値13	値14	値15	値16	値17	値18
水 間1	86	2.7	219	22.1	11.9	162	154	0.3	58	478	505	0.10	0.26	27	3.3	34	2.1	0.1
水 昼	86	6.0	479	18.7	14.2	293	138	2.5	1257	963	321	0.19	0.19	19	1.6	32	4.0	3.3
水 間2	86	3.4	269	9.6	12.2	234	187	2.0	202	214	270	0.31	0.44	32	6.2	20	2.8	0.1
水 夕	86	5.2	419	19.8	6.7	327	71	1.1	771	589	123	0.15	0.19	16	2.0	55	3.2	2.0
水 朝	86	6.0	479	18.6	15.3	65.4	214	2.4	317	812	105	0.17	0.54	22	1.8	131	4.9	0.8
木 間1	88	2.6	209	6.9	6.2	32.3	71	0.5	74	555	67	0.12	0.32	19	0.5	56	0.7	0.1
木 昼	88	4.8	382	13.7	12.0	50.2	158	1.3	1172	623	479	0.10	0.15	32	2.2	23	2.3	2.9
木 間2	88	4.2	333	11.2	13.7	43.8	166	0.5	184	235	864	0.38	0.45	32	6.5	20	3.1	0.4
木 夕	88	5.1	407	18.4	13.9	50.8	200	2.6	753	839	191	0.31	0.57	27	3.3	172	3.0	2.8
木 朝	88	6.3	501	26.2	22.3	48.7	433	2.0	1092	656	864	0.22	0.44	33	1.8	75	3.2	1.8
金 間1	88	1.9	156	4.9	5.2	20.1	12	0.7	46	198	87	0.07	0.20	9	0.4	20	0.6	0.1
金 昼	88	6.0	478	21.9	16.0	59.2	300	2.0	1204	798	447	0.30	0.35	32	1.5	216	3.2	2.0
金 間2	88	3.5	280	8.8	5.8	51.1	221	1.3	170	205	216	0.08	0.22	16	6.0	0	2.9	4.4
金 夕	88	4.5	361	16.2	4.9	58.1	83	1.2	815	845	611	0.16	0.21	1	1.0	38	3.7	0.1
金 朝	88	6.3	504	21.0	21.9	54.4	237	1.8	688	1216	271	0.18	0.44	18	2.4	145	3.2	1.9
土 間1	88	2.8	226	8.5	6.8	31.4	180	0.7	213	328	77	0.09	0.27	1	0.5	117	0.8	0.5
土 昼	88	6.3	504	21.0	21.9	54.4	237	1.6	688	1088	421	0.18	0.44	20	6.3	38	3.0	2.9
土 間2	88	3.4	275	9.6	3.7	65.2	215	4.6	1714	874	77	0.22	0.33	52	1.8	81	3.5	2.3
土 夕	88	5.6	448	20.9	9.8	48.8	223	2.2	304	314	100	0.20	0.36	12	0.8	36	1.6	2.1
土 朝	88	1.9	156	4.9	5.8	65.6	156	0.2	69	380	66	0.08	0.56	70	5.3	35	4.2	3.8
日 間1	88	6.3	501	26.2	6.7	20.1	300	2.0	1092	798	191	0.22	0.44	32	1.8	215	3.5	2.0
日 昼	88	5.1	407	18.4	7.2	59.2	362	2.6	1092	656	447	0.30	0.35	27	0.3	57	1.6	1.3
日 間2	88	4.2	333	11.2	27.1	47.9	456	0.2	1092	656	216	0.38	0.44	11	0.4	258	0.3	0.1
日 夕	88	5.3	426	31.4	3.7	65.2	430	4.6	1118	329	216	0.30	0.57	39	3.5	50	4.5	2.8
日 朝	90	5.9	473	24.1	5.8	69.3	190	2.2	304	216	255	0.21	0.41	32	6.0	0	3.0	4.4
月 間1	90	2.8	226	8.5	6.8	31.4	180	0.7	213	328	77	0.09	0.27	1	1.5	28	2.9	0.1
月 昼	90	6.0	478	21.9	16.0	59.2	300	2.0	1204	798	447	0.22	0.35	16	6.0	0	3.0	4.4
月 間2	90	2.1	166	5.2	7.2	20.1	12	0.7	46	198	87	0.07	0.20	1	6.0	28	0.3	0.5
月 夕	90	6.5	530	22.5	27.1	47.9	374	1.9	724	551	251	0.61	0.31	39	2.1	258	3.5	1.9
月 朝	90	5.2	414	17.3	9.1	38.9	228	2.3	157	926	221	0.36	0.48	50	3.4	73	3.6	2.6

1週目 / 後期ごはん・4回食

曜日・食事	値1	値2	値3	値4	値5	値6	値7	値8	値9	値10	値11	値12	値13	値14	値15	値16	値17	値18
月 朝	92	5.8	465	18.1	20.9	50.6	237	1.6	777	540	305	0.21	0.51	32	2.1	236	3.4	2.1
月 昼	92	7.0	559	27.7	10.4	85.1	252	3.4	923	1025	657	0.34	0.36	70	5.3	35	5.3	2.3
月 夕	94	4.6	364	17.9	14.1	40.9	311	0.8	810	314	100	0.20	0.28	12	0.8	36	1.6	2.0
火 朝	94	7.4	596	24.0	21.6	73.1	45	2.6	928	874	444	0.24	0.33	52	1.8	81	4.2	1.5
火 昼	96	6.6	529	23.5	26.8	48.0	214	2.0	558	760	500	0.22	0.54	42	6.3	244	4.2	2.3
火 夕	96	6.6	524	22.9	9.1	84.9	225	2.3	507	879	355	0.70	0.39	38	1.7	344	3.1	1.3
火 間	96	5.8	467	14.9	26.1	42.6	216	0.6	556	354	143	0.17	0.33	7	0.9	46	1.6	1.4
水 朝	96	6.3	506	18.9	7.8	89.0	273	2.9	1492	968	226	0.17	0.14	34	1.4	57	4.2	3.8
水 昼	96	6.7	538	21.1	13.0	80.4	159	3.3	819	933	583	0.24	0.56	27	3.0	215	4.2	2.0
水 夕	96	6.2	497	19.1	10.7	77.8	91	1.7	557	709	196	0.18	0.35	23	1.3	164	3.5	1.4
水 間	96	4.1	332	13.6	13.2	40.1	219	0.4	367	416	62	0.14	0.28	5	1.6	34	2.2	1.0
木 朝	96	7.9	630	27.5	23.5	72.2	203	1.7	957	1040	247	0.30	0.33	21	3.9	83	3.1	2.4
木 夕	96	7.9	635	23.3	28.2	71.9	282	2.2	930	809	423	0.28	0.59	63	2.0	274	5.7	2.5

献立名	ページ	熱量点数(点)	エネルギー(kcal)	たんぱく質(g)	脂質(g)	炭水化物(g)	カルシウム(mg)	リン(mg)	鉄(mg)	ナトリウム(mg)	カリウム(mg)	レチノール当量(μg)	ビタミンB₁(mg)	ビタミンB₂(mg)	ビタミンC(mg)	ビタミンE(mg)	コレステロール(mg)	食物繊維(g)	食塩相当量(g)
1週目																			
木昼	96	6.7	534	27.8	7.0	87.5	171	422	2.4	909	1286	503	0.71	0.52	39	1.5	51	4.0	2.3
木夕	96	4.1	328	9.4	11.4	47.0	237	198	0.5	330	310	230	0.09	0.30	0	2.4	14	0.8	0.8
金朝	96	6.3	502	26.4	17.0	55.8	155	382	2.6	1141	898	297	0.28	0.33	37	4.5	45	2.9	2.9
金昼	96	5.7	452	17.7	10.2	24.1	478	328	5.1	1142	917	202	0.18	0.32	6	2.3	4	4.2	2.8
金夕	98	8.0	643	26.1	25.4	74.0	83	352	2.2	1130	713	344	0.77	0.48	64	3.9	255	2.9	1.6
土朝	98	4.6	370	16.2	18.2	34.6	383	394	2.2	620	394	48	0.18	0.43	3	0.8	48	0.9	2.9
土昼	98	7.1	567	22.0	18.2	74.8	130	320	0.8	866	1079	176	0.15	0.29	23	3.0	40	2.2	2.2
土夕	98	5.7	458	22.0	7.6	73.6	258	332	2.5	1091	682	514	0.16	0.33	3	0.8	33	1.6	2.9
日朝	98	6.3	507	26.1	10.4	73.9	100	373	0.9	1539	1127	248	0.33	0.39	25	1.6	151	5.3	1.5
日昼	98	5.9	471	21.1	7.6	86.6	557	476	3.7	1483	868	52	0.83	0.60	101	2.0	132	4.1	2.9
日夕	98	7.4	593	22.2	21.3	46.9	180	301	0.9	535	561	178	0.17	0.28	38	1.1	99	2.7	3.5
月朝	98	6.7	532	22.4	28.0	47.2	338	430	2.0	905	945	234	0.24	0.62	12	2.9	246	3.9	2.3
月昼	100	6.0	481	22.0	15.2	86.6	180	391	1.2	976	610	197	0.29	0.28	102	4.6	27	5.9	2.6
月夕	100	7.4	595	22.0	18.6	82.0	359	342	3.2	755	976	1033	0.19	0.40	16	2.2	48	2.9	2.1
2週目																			
火朝	100	5.4	434	17.7	22.0	73.7	188	325	1.6	1346	945	117	0.15	0.43	14	0.8	236	2.4	3.0
火昼	100	4.0	323	9.2	6.1	54.0	153	308	2.6	438	301	50	0.20	0.30	9	2.9	238	1.4	4.5
火夕	102	8.6	686	20.3	33.2	71.0	203	198	0.4	739	696	174	0.37	0.34	3	0.8	103	0.2	1.2
水朝	102	5.4	433	26.0	5.6	52.7	194	346	1.8	1231	981	646	0.11	0.24	54	2.5	24	1.7	1.9
水昼	102	6.2	498	23.3	10.0	70.3	188	379	2.4	891	759	402	0.24	0.41	33	2.1	88	3.8	3.2
水夕	102	6.0	481	22.5	18.2	67.0	97	290	1.9	755	610	132	0.19	0.32	6	2.2	41	1.8	2.3
木朝	102	8.9	701	22.7	28.0	76.2	359	391	1.2	976	945	1033	0.29	0.56	36	4.6	55	4.6	2.6
木昼	102	6.7	532	28.0	15.2	62.0	243	323	3.1	641	1163	399	0.41	0.46	29	3.1	236	4.0	1.6
木夕	102	7.4	593	22.4	18.6	96.5	180	342	2.3	1319	624	358	0.23	0.21	0.2	1.8	40	4.0	3.4
金朝	102	5.9	471	22.2	15.2	54.0	222	360	0.2	268	402	130	0.12	0.33	17	1.4	27	1.8	3.5
金昼	102	4.9	393	10.1	21.6	40.3	183	214	3.1	1163	772	394	0.16	0.21	6	1.3	41	4.1	0.7
金夕	102	8.0	644	28.9	16.9	89.4	478	327	2.6	1120	973	189	0.25	0.56	47	1.9	97	5.5	2.8
土朝	102	6.0	476	18.7	20.5	54.0	294	445	1.6	1172	777	339	0.19	0.32	9	3.7	54	2.5	2.9
土昼	102	6.7	539	25.3	16.9	64.2	216	414	1.9	476	527	83	0.12	0.33	11	1.0	27	2.3	1.2
後期ごはん・4回食																			
木朝	102	4.5	356	10.8	1.7	78.9	247	243	0.7	476	527	83	0.12	0.32	11	1.0	27	2.3	1.2
木昼	102	6.7	539	25.3	16.9	64.2	216	414	1.9	1172	777	339	0.19	0.33	9	3.7	54	2.5	2.9
木夕	102	7.2	575	27.7	18.8	69.8	135	361	2.6	1099	733	342	0.46	0.39	38	3.4	289	3.9	2.6

後期ごはん・4回食

2週目

		v1	v2	v3	v4	v5	v6	v7	v8	v9	v10	v11	v12	v13	v14	v15	v16	v17	v18	v19
金	朝	104	6.9	549	25.5	19.4	67.4	288	408	3.1	1108	716	235	0.26	0.49	17	2.1	235	4.6	3.0
金	昼	104	7.1	564	23.0	11.4	86.9	165	348	1.6	666	794	189	0.24	0.40	43	1.4	42	2.7	1.7
金	夕	104	5.3	423	17.8	21.1	40.0	256	279	1.2	587	410	142	0.13	0.31	2	1.0	62	1.5	1.5
金	週間	104	6.0	477	23.7	17.8	74.4	83	335	2.1	841	981	295	0.17	0.40	88	2.1	106	4.2	2.0
土	朝	104	7.7	619	22.2	23.7	48.5	406	509	1.9	818	795	329	0.24	0.64	33	3.5	258	2.7	2.2
土	昼	104	8.0	642	32.0	37.0	85.1	305	465	2.4	958	954	308	0.87	0.43	51	3.3	55	3.2	2.4
土	夕	104	2.2	179	8.0	17.2	34.1	149	117	0.4	45	355	61	0.12	0.19	62	0.4	12	2.6	0.1
土	週間	104	7.1	574	19.9	3.9	80.9	96	273	2.2	695	709	384	0.12	0.35	30	4.2	46	3.9	1.8
日	朝	104	7.2	570	27.7	15.4	54.7	285	427	1.9	988	852	202	0.29	0.62	30	3.1	263	2.6	2.9
日	昼	104	7.1	571	24.5	22.2	36.2	332	466	1.9	1114	711	171	0.08	0.36	32	0.5	31	4.1	0.3
日	夕	106	2.7	218	5.5	5.9	36.2	133	187	0.4	107	279	44	0.25	0.22	20	1.3	14	3.5	2.5
日	週間	106	7.0	559	23.5	16.3	75.6	160	337	2.7	1068	942	314	0.57	0.30	31	4.5	41	2.6	2.6

3週目

		v1	v2	v3	v4	v5	v6	v7	v8	v9	v10	v11	v12	v13	v14	v15	v16	v17	v18	v19
月	朝	106	6.4	511	16.0	14.2	74.4	130	260	2.2	865	605	237	0.17	0.31	21	2.2	210	2.2	2.2
月	昼	106	7.8	635	24.7	21.9	81.4	63	329	2.3	620	940	356	0.25	0.32	90	4.5	72	5.7	1.5
月	夕	106	4.7	372	11.6	22.0	31.6	271	280	0.4	430	297	119	0.10	0.30	3	1.4	34	1.1	2.0
月	週間	108	6.6	529	28.8	15.0	65.8	183	409	2.1	1452	850	1302	0.62	0.58	18	4.5	171	3.6	1.1
火	朝	108	5.9	476	18.3	9.3	77.8	307	343	3.0	1097	757	445	0.20	0.66	55	2.8	257	3.7	2.5
火	昼	108	7.1	564	23.4	19.2	61.3	408	459	2.1	604	900	436	0.32	0.40	10	4.9	50	3.2	2.9
火	夕	108	6.5	535	25.1	14.0	81.8	53	244	2.2	483	449	118	0.13	0.35	69	2.0	38	5.0	1.5
火	週間	108	6.5	518	26.3	19.2	69.0	129	392	2.6	969	773	152	0.23	0.27	32	1.6	241	3.2	1.2
水	朝	108	5.2	416	12.0	14.0	96.5	190	224	0.6	428	436	179	0.14	0.50	35	2.8	13	2.5	1.1
水	昼	108	7.8	621	27.0	1.8	81.4	358	472	2.8	648	1213	866	0.27	0.67	22	1.6	70	3.1	1.5
水	夕	108	6.9	553	19.7	22.1	64.3	254	382	1.9	1004	689	518	0.21	0.54	32	2.0	46	2.9	3.6
水	週間	108	7.0	557	15.5	16.6	77.5	63	292	1.4	793	677	186	0.67	0.23	35	2.1	260	4.0	2.0
木	朝	108	4.4	355	15.5	16.5	35.8	235	267	0.8	483	449	118	0.13	0.35	79	2.1	38	5.0	1.5
木	昼	108	7.5	603	26.8	10.9	40.8	302	443	2.5	858	971	179	0.26	0.54	32	1.5	46	2.6	2.0
木	夕	108	6.9	553	23.0	22.1	95.7	169	331	2.1	950	816	229	0.26	0.47	72	3.5	102	4.0	2.6
木	週間	110	5.9	474	20.2	10.5	72.0	185	341	2.8	1073	598	109	0.20	0.33	7	1.5	212	2.7	2.5
金	朝	110	7.2	577	27.9	19.1	69.8	153	341	4.6	1026	822	243	0.20	0.27	21	3.2	61	4.1	2.7
金	昼	110	4.2	340	7.8	16.3	40.8	139	142	0.5	319	251	310	0.13	0.23	3	3.2	22	2.1	0.8
金	夕	110	7.5	603	26.8	10.9	95.7	302	443	2.5	858	971	179	0.26	0.54	32	1.8	46	2.6	2.0
金	週間	110	5.7	455	14.8	24.0	44.2	247	256	0.8	493	358	156	0.14	0.35	102	1.8	55	1.4	1.3
土	朝	110	7.1	567	25.9	15.4	77.9	141	313	3.2	750	965	302	0.26	0.34	64	3.5	61	4.5	1.9
土	昼	110	6.2	497	20.0	22.7	53.1	372	418	1.4	1061	763	310	0.36	0.49	51	1.4	50	3.1	2.9
土	夕	110	8.4	672	26.5	18.5	96.8	165	413	3.3	1689	847	229	0.51	0.44	55	3.8	236	4.0	4.3
土	週間	110	3.4	272	7.5	9.4	40.9	238	213	0.5	100	599	93	0.14	0.33	19	1.0	28	1.3	0.2
日	朝	110	7.2	578	28.1	18.5	70.0	181	403	3.1	624	697	216	0.21	0.57	16	2.6	158	2.6	1.6
日	朝	110	6.9	550	23.2	10.0	89.3	219	366	1.6	753	991	584	0.23	0.31	11	1.2	41	3.8	1.9

献立名		成分値	ページ	熱量点数 点	エネルギー kcal	たんぱく質 g	脂質 g	炭水化物 g	カルシウム mg	リン mg	鉄 mg	ナトリウム mg	カリウム mg	レチノール当量 μg	ビタミン B1 mg	B2 mg	C mg	E mg	コレステロール mg	食物繊維 g	食塩相当量 g
3週目	日	昼	110	6.6	525	21.1	34.0	33.8	185	360	1.8	1019	557	244	0.13	0.34	16	5.3	255	3.4	2.7
	日	夕	110	4.6	367	14.6	20.5	30.8	265	310	1.2	177	395	164	0.13	0.57	2	1.5	262	0.2	0.5
	月	朝	110	7.2	573	25.0	15.2	79.1	176	310	2.7	1002	761	164	0.26	0.30	23	1.5	85	2.5	2.5
	月	昼	112	7.0	558	28.1	20.0	66.9	318	462	2.1	1286	973	260	0.24	0.51	27	3.0	80	5.4	3.3
	月	夕	112	6.2	499	16.7	13.8	73.2	228	245	3.4	541	745	505	0.27	0.39	47	3.0	223	0.7	1.3
	火	朝	112	5.0	397	11.8	8.3	66.1	431	378	0.3	266	372	97	0.15	0.35	4	0.3	42	1.3	0.6
	火	昼	112	7.5	598	28.1	14.9	84.5	173	260	4.5	1286	1098	707	0.36	0.58	55	6.0	47	6.1	1.9
	火	夕	112	6.5	519	18.9	15.2	72.8	363	309	1.7	487	490	195	0.12	0.42	13	2.3	221	1.6	1.3
	水	朝	114	7.0	557	19.0	12.4	90.3	250	294	4.0	719	1040	343	0.53	0.42	55	6.0	221	6.1	1.8
	水	昼	114	5.7	460	15.1	13.8	65.8	363	389	0.4	307	360	137	0.12	0.24	13	2.3	17	1.6	0.8
	水	夕	114	6.6	530	22.0	6.2	93.6	181	342	1.5	606	891	336	0.22	0.61	38	1.8	243	3.4	2.3
	木	朝	114	5.1	411	17.7	7.8	67.6	254	311	1.0	307	761	43	0.21	0.31	14	1.7	59	2.4	1.6
	木	昼	114	5.9	472	29.4	8.9	64.6	133	390	2.0	955	838	233	0.40	0.32	6	1.1	14	2.8	2.1
	木	夕	114	6.3	506	24.0	9.4	76.8	239	322	1.7	1156	861	317	0.14	0.34	18	1.9	71	2.6	3.0
後期ごはん・4回食 4週目	金	朝	114	7.0	558	24.8	18.1	70.3	208	419	1.9	734	813	156	0.71	0.33	11	2.4	45	3.1	1.9
	金	昼	114	4.6	364	11.5	3.6	70.9	207	224	0.9	271	510	32	0.08	0.29	9	0.3	58	1.0	0.6
	金	夕	114	7.5	601	25.9	25.5	62.9	203	396	3.1	753	588	160	0.30	0.35	28	3.6	16	2.4	1.6
	土	朝	114	6.2	498	19.9	11.9	75.4	199	286	3.4	1110	877	365	0.19	0.23	47	2.0	234	4.4	1.6
	土	昼	114	7.7	614	29.9	15.3	84.6	189	420	2.5	653	799	126	0.24	0.58	45	1.5	32	2.0	2.8
	土	夕	114	5.0	397	14.4	25.2	27.7	359	363	0.4	505	379	170	0.12	0.40	3	1.6	44	0.9	1.3
	日	朝	116	6.8	544	25.2	16.3	69.8	132	533	1.7	751	892	810	0.35	0.63	27	4.3	100	2.9	1.9
	日	昼	116	6.8	548	23.0	15.2	79.0	104	321	3.5	620	881	290	0.20	0.37	73	3.9	218	7.8	1.9
	日	夕	116	8.4	671	27.6	26.6	77.5	275	395	2.2	1300	761	377	0.20	0.53	22	2.0	76	4.5	3.4
	日	朝	116	3.8	303	9.7	10.7	41.8	244	227	0.8	93	574	342	0.14	0.36	19	2.8	24	2.2	0.2
	日	昼	116	6.9	554	28.9	12.7	77.8	236	413	1.8	1166	992	196	0.89	0.32	53	1.6	58	3.6	3.0
	日	夕	116	7.5	598	26.8	21.9	72.5	356	453	2.3	864	771	250	0.26	0.65	12	2.2	249	4.0	2.3
	日	朝	116	6.1	487	22.9	12.6	66.9	56	259	2.4	1286	831	192	0.21	0.30	57	1.4	49	4.8	3.4
	日	昼	116	5.2	419	11.1	15.7	58.0	235	247	0.8	159	559	135	0.17	0.37	20	0.5	83	1.4	0.4
	日	夕	116	7.4	596	25.9	21.8	69.1	153	279	4.4	983	850	484	0.16	0.39	17	2.2	62	4.3	2.5

卵	和風オムレツ	32	2.4	196	12.0	15.5	0.9	44	158	1.1	208	0.25	0	2.0	230	0	0.6
卵	チーズオムレツ トマトソース	38	2.2	175	11.1	12.8	1.3	196	192	1.0	183	0.30	8	1.3	232	0.5	1.4
卵	洋風茶わん蒸し	38	1.8	145	9.1	2.8	1.4	–	–	1.1	–	0.26	–	1.1	122	0.1	1.1
卵	ポーチドエッグと野菜のヨーグルトソース	48	1.6	129	9.9	9.6	5.0	126	163	0.6	439	0.26	2	1.1	213	0.2	0.4
卵	和風いり卵	50	1.1	89	7.6	5.3	2.2	112	176	1.3	349	0.10	42	1.4	222	0.5	0.4
卵	温泉卵	54	1.2	97	6.9	5.2	4.9	41	249	1.1	509	0.35	7	1.0	224	1.7	1.1
卵	ゆで卵とカテージチーズのサラダ	60	1.9	154	11.4	10.2	3.6	57	164	1.5	237	0.33	10	2.1	210	0.3	0.6
卵	ゆで卵とほうれん草のグラタン	62	3.0	241	13.9	14.2	13.5	244	275	1.9	577	0.54	19	1.9	241	1.6	0.6
卵	野菜のオムレツ	66	1.5	124	6.7	9.2	3.0	33	138	1.0	267	0.23	5	1.4	210	0.8	0.7
卵	小田巻き蒸し	68	3.5	277	18.5	5.4	36.0	35	429	1.3	974	0.23	7	1.0	156	2.5	1.1
卵	ウナギ入り洋風茶わん蒸し	86	1.2	99	6.4	7.2	1.4	31	111	1.1	151	0.23	4	0.6	210	1.7	2.5
卵	五目卵蒸し	88	2.5	196	13.6	11.8	7.9	168	236	1.5	429	0.44	0	1.8	172	2.0	1.4
卵	ふわふわ卵	100	1.0	80	6.4	5.2	0.5	28	98	0.9	456	0.22	2	0.6	210	0	1.2
卵	豆腐入りオムレツ	106	2.2	178	10.5	11.7	5.4	101	165	1.6	423	0.24	8	1.7	220	1.3	1.1
卵	ゆで卵のトマト煮	110	1.5	115	7.3	6.9	5.4	42	115	1.2	457	0.23	0	1.6	241	1.6	0.6
卵	ひき肉とかぼちゃ入り卵焼き	112	1.8	149	9.3	9.5	5.3	29	124	1.0	228	0.27	9	2.0	210	0.7	0.4
卵	生揚げ入り卵焼き	114	2.6	207	12.4	15.4	3.0	166	185	2.4	333	0.24	3	2.1	210	0	0.5
魚介類 / 生・刺し身	刺し身盛り合わせ	40	2.0	160	17.4	8.2	2.4	17	190	0.8	201	0.10	4	2.0	8	0.8	0.8
魚介類 / 生・刺し身	白身魚の刺し身 梅肉だれ	42	1.6	129	13.2	6.5	2.5	15	150	0.3	371	0.06	4	1.6	49	0.4	1.1
魚介類 / 生・刺し身	ほぐしイワシの酢かけ	54	1.4	111	16.9	2.8	3.2	233	335	2.4	751	0.22	7	1.9	55	0.6	1.9
魚介類 / 生・刺し身	シラスボシの梅肉おろしあえ	100	0.2	22	2.7	0.2	2.7	35	60	0.2	345	0.03	8	0.1	24	0.9	0.8
魚介類 / 生・刺し身	ツナときゅうり、はるさめの酢の物	102	0.7	59	3.3	3.3	4.1	13	44	0.3	223	0.02	6	0.8	5	0.5	0.5
魚介類 / 生・刺し身	糸三つ葉とエビのマヨネーズあえ	104	0.7	59	3.3	3.7	1.9	37	86	0.7	268	0.03	7	1.5	42	0.4	0.6
魚介類 / 生・刺し身	アジのみそたたき	114	1.2	99	15.2	2.7	1.6	29	173	0.7	280	0.08	1	0.4	54	0.5	0.7
魚介類 / 焼き物	タラのみそ漬け焼き	36	1.3	103	19.2	0.5	4.3	44	261	0.6	307	0.16	6	0.9	58	0.9	0.8
魚介類 / 焼き物	ブリのみそ風味焼き	52	2.3	184	13.5	10.8	5.6	10	88	1.0	165	0.22	2	1.2	43	0.6	0.5
魚介類 / 焼き物	サワラの照り焼き	56	2.4	194	16.6	11.8	2.7	23	191	0.8	523	0.29	6	1.0	48	0.6	1.4
魚介類 / 焼き物	カジキの照り焼き	58	2.5	203	16.2	12.2	6.4	147	294	0.7	482	0.18	51	2.1	54	0.7	1.2
魚介類 / 焼き物	ブリのチーズムニエル	60	2.0	163	13.0	10.6	2.3	12	86	0.8	331	0.23	5	0.7	44	0.9	0.9
魚介類 / 焼き物	シーフードグラタン	64	4.1	330	17.3	17.0	24.6	206	326	1.0	737	0.36	26	1.3	83	0.7	2.0
魚介類 / 焼き物	サワラの塩焼き	68	1.7	194	13.2	11.8	2.7	23	191	0.8	523	0.10	6	1.0	48	0.6	1.4
魚介類 / 焼き物	サワラの西京焼き	70	1.4	203	17.2	12.2	6.4	147	294	0.7	482	0.10	51	2.1	54	0.7	1.2
魚介類 / 焼き物	生サケのとろろこんぶ焼き	76	1.4	111	14.4	4.2	1.3	2	178	0.8	238	0.11	2	1.1	105	0.2	0.6
魚介類 / 焼き物	サケの黄身焼き	86	2.5	205	15.4	12.6	5.5	13	180	1.0	621	0.12	8	1.5	45	0.4	1.6
魚介類 / 焼き物	サバの南蛮漬け																

献立名	分類	ページ	熱量点数 点	エネルギー kcal	たんぱく質 g	脂質 g	炭水化物 g	カルシウム mg	リン mg	鉄 mg	ナトリウム mg	カリウム mg	レチノール当量 μg	ビタミンB₁ mg	ビタミンB₂ mg	ビタミンC mg	ビタミンE mg	コレステロール mg	食物繊維 g	食塩相当量 g
サケの幸みそ漬け焼き	魚介類 焼き物	92	1.2	100	14.3	2.5	2.9	18	158	0.7	404	256	27	0.10	0.14	1	0.9	35	0.4	1.0
サンマの塩焼き		98	2.4	196	11.3	14.8	2.3	32	116	0.9	280	219	8	0.02	0.16	9	0.9	40	0.8	0.7
サワラのごま焼き		108	2.4	189	15.2	9.4	10.0	36	196	1.0	503	243	10	0.10	0.26	9	0.7	42	0.7	0.6
カレイのおろし煮	魚介類 煮・蒸し物	38	1.4	110	16.5	1.1	6.3	50	186	0.4	456	440	4	0.04	0.30	6	1.2	57	0.7	1.2
サケと野菜のクリーム煮		46	3.3	267	19.1	13.1	17.4	145	286	0.8	634	582	406	0.20	0.35	41	1.9	65	2.5	1.6
アジの煮つけ		48	1.4	115	13.5	2.1	6.7	26	162	0.9	280	219	15	0.08	0.16	8	0.3	46	0.6	1.1
白身魚のさらさ蒸し		80	1.8	145	19.3	2.1	2.4	17	117	0.3	240	296	5	0.05	0.10	27	2.0	33	0.9	0.6
イワシのトマトケチャップ煮		84	2.7	216	8.3	10.6	6.1	120	242	2.9	594	545	854	0.13	0.30	8	1.5	46	1.6	1.6
ギンダラのチャップ煮		100	1.8	143	8.2	10.5	11.9	12	111	0.3	291	309	321	0.04	0.14	5	0.3	27	0.6	0.7
イワシの揚げおろし煮		104	3.2	257	14.9	14.8	10.5	74	195	1.6	453	416	667	0.28	0.28	7	1.9	46	1.2	1.6
ブリと大根の中国風煮物		112	2.6	212	15.9	12.0	9.6	223	151	3.5	474	683	552	0.23	0.37	44	4.4	43	3.6	1.3
牛肉のホイル焼き	肉類 焼き物	44	2.5	196	16.0	12.4	3.7	19	155	1.2	255	361	154	0.08	0.18	13	0.8	60	1.1	0.6
牛肉のなべ照り焼き 粉吹き芋添え		50	2.3	185	11.9	9.4	11.4	9	128	1.4	390	407	16	0.10	0.14	18	0.7	38	1.0	1.0
牛肉のみそ漬け焼き		56	1.7	135	13.5	7.6	3.5	7	108	1.0	223	218	20	0.05	0.13	18	0.8	38	0.4	0.6
鶏肉のチーズと野菜巻き		64	1.8	131	15.9	5.4	3.2	95	218	0.7	488	311	24	0.07	0.21	4	0.3	72	0.5	1.2
ミートローフ		72	2.6	212	14.3	11.5	3.7	41	53	1.3	278	350	2	0.11	0.19	20	0.9	55	2.3	1.7
牛レバーのみそくわ焼き		82	1.3	106	12.7	2.5	6.2	14	214	2.9	336	407	18	0.11	1.82	19	0.9	144	0.6	0.8
牛肉の野菜巻き	肉類 煮・蒸し物	84	2.7	215	19.4	12.6	4.7	190	306	1.6	565	696	337	0.64	0.32	15	2.3	54	1.2	1.5
コンビーフとキャベツのグラタン風		88	3.8	307	17.0	19.9	14.6	379	359	1.3	536	406	20	0.10	0.37	24	1.1	62	1.3	1.4
牛ヒレ肉のバター焼き		94	2.6	209	17.9	10.3	9.4	6	181	2.0	373	488	140	0.13	0.20	18	0.2	58	0.5	1.0
牛ヒレ肉のご香焼き		106	2.4	202	16.4	12.7	3.7	5	171	1.4	508	446	1	0.11	0.23	1	0.9	55	0.6	0.7
チキンロールのスープ煮		116	2.3	183	15.5	9.5	7.4	26	174	1.4	749	244	51	0.09	0.15	46	0.9	49	1.3	1.3
チキンソテーのホイル焼き		34	2.4	191	10.0	12.3	9.9	59	84	0.9	607	340	109	0.09	0.22	35	0.5	70	2.0	1.5
鶏ひき肉とかぼちゃのくず煮	肉類 煮・蒸し物	42	2.1	165	13.9	5.3	11.3	33	86	1.0	459	278	169	0.09	0.16	22	2.2	45	2.3	1.9
野菜と豚肉のレンジ蒸し		60	1.5	117	10.6	2.1	12.7	14	130	0.6	397	425	278	0.09	0.16	8	0.5	46	1.6	1.6
鶏ひき肉のしゅうまい		62	1.6	129	7.1	4.7	14.7	20	104	0.6	287	334	216	0.16	0.10	25	0.4	17	1.6	1.0
鶏ひき肉団子と野菜のスープ煮		64	1.9	152	16.0	6.7	6.3	28	121	1.3	261	373	58	0.11	0.30	5	0.8	108	1.8	1.3
豚ひき肉の陣笠蒸し		74	1.8	144	17.4	5.3	5.0	70	205	1.2	1081	702	2	0.63	0.27	3	0.8	39	0.7	0.7
チキンボールの三色煮		76	3.6	285	20.3	13.4	20.5	199	254	1.2	434	395	329	0.19	0.44	55	0.9	70	2.8	2.8
親子煮		96	1.7	134	13.9	4.6	7.8	47	182	1.0	434	115	115	0.09	0.27	11	0.6	151	1.2	1.1
鶏肉のくずたたき 酢みそかけ		100	1.7	133	16.6	3.6	7.9	51	182	1.2	620	415	110	0.09	0.22	6	0.5	74	2.0	1.6

分類	料理名	C1	C2	C3	C4	C5	C6	C7	C8	C9	C10	C11	C12	C13	C14	C15	C16	C17
肉類 煮物	肉団子のトマト煮	110	2.4	193	13.5	10.3	21	1.2	654	425	87	0.20	0.43	12	1.2	88	0.4	1.6
肉類 蒸し物	蒸し鶏と野菜のサラダ	112	1.1	88	10.1	4.0	11	0.5	380	260	15	0.05	0.13	7	0.5	46	0.3	1.0
肉類 焼き物	豚肉とキャベツの重ね煮	116	1.9	154	17.5	9.6	37	0.9	763	500	28	0.75	0.20	31	0.7	50	1.6	2.0
肉類 いため物	豚肉と玉ねぎのみそいため	58	2.1	169	11.9	9.6	185	0.8	433	319	15	0.47	0.13	20	1.2	34	1.6	1.1
肉類 いため物	豚肉と豆腐の和風いため	70	2.0	160	14.2	7.2	135	0.8	258	289	2	0.50	0.15	34	0.8	0	0.7	1.1
豆・豆製品 生	オクラ納豆	46	1.1	85	7.3	4.0	39	1.2	229	335	17	0.07	0.16	2	1.7	0	0.6	1.8
豆・豆製品 生	豆腐のごまみそだれかけ	48	1.4	114	6.9	4.6	115	1.6	171	248	102	0.08	0.13	7	0.9	2	1.5	0.5
豆・豆製品 生	冷やし鉢 梅肉だれ	112	0.9	68	4.7	1.7	113	1.6	182	221	154	0.07	0.05	11	1.6	0	2.0	0.4
豆・豆製品 焼き物	豆腐とひき肉の重ね焼き うすあんかけ	36	2.6	207	12.6	8.3	76	1.3	334	275	4	0.26	0.11	11	1.5	23	0.4	0.7
豆・豆製品 焼き物	サケ缶と豆腐の重ね焼き	54	4.0	319	27.3	18.0	486	1.0	511	473	78	0.19	0.25	0	1.5	76	1.4	1.3
豆・豆製品 煮物	生揚げの網焼き オクラ添え	62	1.1	91	6.8	5.7	142	1.6	183	188	17	0.06	0.07	5	1.0	2	1.7	1.2
豆・豆製品 煮物	凍り豆腐と野菜の卵とじ	36	1.9	144	9.5	3.2	82	1.5	657	186	231	0.05	0.24	2	1.3	210	0.7	1.6
豆・豆製品 煮物	煮やっこ 青菜添え	42	0.7	52	4.4	3.5	77	1.1	199	320	78	0.08	0.09	11	0.9	76	1.4	0.5
豆・豆製品 煮物	豆腐のくず煮	44	0.8	62	4.8	2.2	70	0.8	326	234	19	0.06	0.08	5	0.8	2	0.7	0.8
豆・豆製品 煮物	麻婆豆腐	72	3.1	242	17.0	15.8	127	1.7	578	394	8	0.17	0.14	2	1.6	38	0.6	1.6
豆・豆製品 いため物	豆腐とカニのくず煮	78	0.6	90	8.7	4.2	130	1.0	423	219	0	0.08	0.07	0	0.8	7	1.0	1.1
豆・豆製品 いため物	生揚げとかぼちゃの煮つけ	92	1.7	138	7.0	5.8	132	1.6	321	368	210	0.07	0.07	22	3.3	0	2.1	0.8
豆・豆製品 いため物	凍り豆腐と里芋のうま煮	98	1.2	100	5.8	2.7	68	1.0	410	545	211	0.04	0.08	5	0.8	5	2.0	1.1
豆・豆製品 いため物	がんもどきと切り干し大根のいため煮	100	1.5	124	6.4	7.5	132	1.9	439	257	17	0.04	0.05	1	1.0	26	1.7	1.2
豆・豆製品 汁物	射込み凍り豆腐の煮物	102	2.2	175	16.6	7.8	125	1.8	591	326	114	0.08	0.14	3	0.8	26	1.7	1.7
野菜類 サラダ	トマトとブロッコリーの和風サラダ	54	0.6	53	2.0	3.6	28	0.6	101	222	86	0.07	0.07	44	1.8	6	1.9	0.2
野菜類 サラダ	白菜とりんごのサラダ	62	0.7	57	0.4	4.1	22	0.2	198	133	9	0.08	0.02	10	0.9	7	1.0	1.1
野菜類 サラダ	かぼちゃのマッシュ	72	0.5	41	2.0	2.2	16	0.5	350	216	42	0.03	0.02	22	2.7	0	0.9	0.5
野菜類 サラダ	カリフラワーのサラダ	66	0.6	47	3.7	2.8	13	0.3	301	186	5	0.03	0.03	29	0.9	0	0.8	0.1
野菜類 サラダ	もやしのサラダ	68	0.4	31	1.2	2.4	10	0.2	233	48	25	0.02	0.03	5	0.5	8	0.8	0.6
野菜類 サラダ	トマトのツナ缶のサラダ	68	1.0	86	3.1	6.9	39	0.2	11	178	140	0.03	0.05	17	2.1	14	1.0	0.7
野菜類 サラダ	大根とツナ缶のサラダ	82	0.3	84	6.9	3.1	24	0.2	302	152	63	0.02	0.02	6	0.6	12	1.4	0.6
野菜類 サラダ	小松菜と焼き豚の和風サラダ	78	1.1	89	5.3	4.5	124	0.6	301	399	144	0.14	0.14	28	2.2	11	1.7	0.9
野菜類 サラダ	大根のノンオイルサラダ	72	0.4	47	2.2	4.2	94	0.5	350	216	75	0.07	0.08	42	1.2	0	2.7	0.9
野菜類 サラダ	トマトのノンオイルサラダ	88	0.6	44	0.3	8.6	12	0.2	167	188	33	0.02	0.02	17	2.1	14	1.0	0.7
野菜類 サラダ	アスパラとチーズの和風サラダ	84	0.3	87	5.4	3.8	182	5.0	167	136	63	0.03	0.14	17	2.1	14	1.4	0
野菜類 サラダ	大根のもみサラダ	104	1.3	102	7.1	6.8	182	2.6	438	146	96	0.05	0.14	42	2.2	19	0.9	0.4
野菜類 サラダ	ブロッコリーのサラダ	110	0.8	66	2.4	5.3	22	0.6	230	197	139	0.07	0.11	60	1.3	11	2.3	0.7
野菜類 小鉢	トマトとハムのサラダ	114	1.1	88	3.8	6.8	51	0.6	230	170	45	0.15	0.04	18	0.9	8	1.5	0.8
野菜類 小鉢	なすとかぶの即席漬け	100	0.2	13	0.5	3.0	13	0.3	314	142	5	0.02	0.01	7	0.1	0	0.8	0.5
野菜類 小鉢	ゆで野菜のマリネ	80	0.8	65	1.4	4.1	16	0.2	201	215	34	0.03	0.05	34	0.9	11	1.5	0.5
野菜類 つけもの	ラディッシュの塩もみ	106	0.1	5	0.2	0	5	0.1	80	66	4	0.01	0.01	0	0	0	0.2	0.2

献立名 成分値	ページ	熱量点数	エネルギー kcal	たんぱく質 g	脂質 g	炭水化物 g	カルシウム mg	リン mg	鉄 mg	ナトリウム mg	カリウム mg	レチノール当量 μg	ビタミン B₁ mg	B₂ mg	C mg	E mg	コレステロール mg	食物繊維 g	食塩相当量 g
野菜類																			
つけもの																			
きゅうりの変わり漬け	114	0.5	41	0.8	0.2	2.8	16	26	0.2	172	127	28	0.02	0.02	8	0.3	0	0.7	0.4
ミニトマトの中国風ドレッシング漬け	116	0.7	56	0.4	4.0	4.5	5	12	0.2	119	117	64	0.03	0.02	13	1.1	0	0.6	0.3
おひたし・あえもの																			
春菊のお浸し	32	0.2	13	1.4	0.2	2.3	61	28	0.9	211	248	375	0.05	0.09	10	2.0	0	1.6	0.5
皮むきなすとトマトのあえ物	34	0.4	35	1.2	0.1	6.8	12	30	0.2	343	176	27	0.04	0.04	5	0.3	0	1.3	0.9
はるさめときゅうりの酢の物	38	0.3	27	0.2	0	6.4	9	10	0.1	198	44	11	0.01	0.01	0	0.1	0	0.6	0.5
ブロッコリーのごま酢あえ	38	0.5	43	2.8	2.1	4.6	31	45	0.7	13	197	65	0.07	0.11	60	1.3	0	2.2	0.1
かぼちゃのごまじょうゆあえ	40	0.2	21	0.6	0.1	4.4	13	30	0.3	143	100	132	0.04	0.02	9	1.3	0	0.7	0.4
春菊とにんじんの白あえ	40	1.0	76	4.9	4.1	5.5	113	79	1.2	158	289	435	0.08	0.08	6	0.9	0	1.5	0.4
皮むきトマトのマヨネーズあえ	42	0.4	36	0.7	3.0	2.1	6	20	0.2	37	105	39	0.04	0.03	7	1.0	6	0.6	0.1
トマトとアスパラのマヨネーズあえ	46	0.2	15	0.9	0.1	3.2	7	25	0.2	230	148	51	0.04	0.03	9	0.6	0	0.7	0.6
せん切り野菜の酢じょうゆあえ	52	0.3	21	1.7	0.2	3.2	26	33	1.1	184	366	350	0.06	0.11	18	1.1	0	1.4	0.6
ほうれん草のお浸し	56	0.4	33	1.4	1.1	4.9	29	30	0.3	290	167	153	0.04	0.04	7	1.0	0	0.7	0.7
キャベツのピーナッツあえ	60	0.5	40	1.9	1.6	5.0	27	36	0.2	298	159	10	0.04	0.03	22	0.2	0	1.2	0.7
白菜の柚香あえ	68	0.1	11	0.6	0.1	2.4	25	20	0.2	121	152	10	0.02	0.02	12	0.1	0	0.8	0.3
ほうれん草ともやしのナムル	72	0.7	55	2.1	4.3	2.8	52	45	1.3	180	379	350	0.07	0.12	20	1.3	0	1.9	0.4
かぶときゅうりのピーナッツあえ	74	0.3	23	0.4	0.1	5.1	14	25	0.1	243	180	10	0.02	0.03	6	0.4	0	0.8	0.5
オクラのおろしあえ	76	0.2	14	0.6	0.1	3.0	27	36	0.2	121	152	4	0.02	0.02	7	0.1	0	1.2	0.4
キャベツとわかめのぬた	80	0.2	15	1.0	0.2	3.3	23	19	0.2	231	153	22	0.02	0.02	22	0.2	0	0.8	0.6
焼き麩の甘酢あえ	80	0.7	53	2.3	2.6	5.5	24	51	0.3	195	119	11	0.02	0.07	12	0.1	0	0.8	0.4
きゅうりとセロリのピーナッツあえ	86	0.5	38	2.8	2.6	5.5	19	54	0.1	370	192	19	0.02	0.07	6	0.4	0	1.2	0.9
にんじんのタラコあえ	86	0.3	23	2.3	0.1	3.1	16	32	0.2	478	243	842	0.10	0.10	4	1.0	35	1.9	1.1
春菊のごまあえ	90	0.2	13	1.0	0.5	1.9	32	16	0.6	123	149	135	0.05	0.07	11	0.5	0	1.2	0.3
小松菜のごまあえ	90	0.5	38	2.0	1.8	4.1	97	44	1.2	208	254	375	0.07	0.09	20	0.9	0	2.0	0.5
クレソンと春菊のごまあえ	92	0.4	31	1.7	1.0	3.6	82	41	1.5	179	273	260	0.05	0.05	10	0.5	0	1.7	0.5
さやいんげんのナムル	96	0.2	21	0.8	1.1	2.6	21	19	0.4	195	218	300	0.03	0.06	11	0.5	0	1.1	0.3
こらみずなのお浸し	98	0.3	20	1.1	0.2	3.6	25	21	0.4	118	121	41	0.03	0.05	4	0.1	0	1.1	0.6
トマトのクリームチーズあえ	100	0.9	75	2.3	5.8	5.8	54	51	0.2	174	272	295	0.03	0.08	10	1.3	20	1.4	0.3
にらともやしのあえ物	102	0.4	31	1.3	1.2	3.9	26	44	0.4	172	274	295	0.04	0.08	11	1.4	0	1.5	0.4
かぶとやしのあえ物	102	0.2	18	0.3	0.1	3.9	13	23	0.1	177	134	0	0.02	0.02	9	0	0	0.8	0.4
小松菜の梅肉あえ	108	0.2	17	1.2	0.1	3.0	87	30	1.5	181	278	20	0.05	0.08	20	0.5	0	1.1	0.4

150

分類	料理名	エネルギー(kcal)	たんぱく質(g)	脂質(g)	炭水化物(g)	食物繊維(g)	カルシウム(mg)	鉄(mg)	ナトリウム(mg)	カリウム(mg)	ビタミンA(μg)	ビタミンB1(mg)	ビタミンB2(mg)	ビタミンC(mg)	食塩相当量(g)	コレステロール(mg)	葉酸(μg)	n-3系脂肪酸(g)
野菜類 煮物	皮むきなすとかぼちゃの煮物	36	0.7	1.8	53	1.8	9.2	21	41	0.4	256	273	141	0.05	0.06	11	1.2	1
	ブロッコリーと麩の卵とじ	42	1.4	1.4	109	9.6	5.8	44	142	1.5	127	262	210	0.10	0.31	48	1.6	210
	かぶのいため煮	42	0.7	0.7	59	4.1	5.5	16	25	0.4	0	181	0	0.03	0.02	10	0.8	10
	大根とサケ缶の煮物	50	0.7	4.0	50	1.3	5.6	47	73	0.3	349	250	210	0.05	0.04	6	0.2	10
	かぼちゃのクリーム煮	52	1.4	4.7	111	1.4	15.9	15	31	0.3	191	280	435	0.04	0.11	26	3.1	6
	ブロッコリーの豆腐くずあんかけ	56	0.9	2.4	73	5.5	8.1	80	101	1.0	339	252	65	0.05	0.12	60	1.6	0
	小松菜の卵とじ	58	1.1	7.0	89	5.2	2.8	79	116	1.8	368	265	231	0.06	0.27	12	0.8	210
	なすのいため煮	74	0.6	0.6	48	4.1	2.6	16	46	0.2	117	266	14	0.02	0.06	9	1.6	0
	野菜のクリーム煮	94	1.5	5.3	122	4.9	10.8	27	79	1.0	185	193	380	0.11	0.27	26	1.1	23
	蒸しかぼちゃのツナソースがけ	98	1.8	6.3	145	8.7	10.5	9	25	0.4	103	332	294	0.05	0.05	22	4.3	10
	ふろふき大根 肉みそかけ	100	0.4	0.6	38	1.7	8.8	14	41	0.6	320	294	6	0.04	0.05	12	0.1	11
	かぼちゃのレモン煮	108	0.3	0.3	28	0.2	3.2	9	14	0.1	63	95	500	0.02	0.03	18	1.6	0
焼き物・いため物	にんじんのバター煮	40	1.3	1.3	99	7.1	3.9	10	9	0.1	270	142	500	0.01	0.01	1	0.2	0
	皮むきなすのチーズ焼き	44	1.3	5.3	104	5.3	8.5	27	46	0.2	200	198	56	0.04	0.11	4	0.8	4
	野菜のソテー	50	0.5	1.1	35	1.7	4.6	24	70	0.4	220	179	320	0.04	0.03	17	2.3	16
	グリーンアスパラガスのソテー	78	2.8	13.2	223	1.0	10.8	24	28	0.3	103	192	380	0.06	0.11	26	4.3	10
	玉ねぎとブロッコリーのキッシュ風	78	0.3	1.0	27	1.3	2.1	8	55	0.5	383	152	320	0.07	0.04	22	0.1	4
	かぼちゃの蒸し焼き	92	0.9	2.8	75	1.3	10.8	27	29	1.3	241	249	238	0.04	0.05	35	1.4	236
	野菜の蒸し焼き南蛮漬け	106	1.6	1.6	37.7	2.5	4.2	19	27	0.3	222	387	180	0.12	0.46	6	1.0	0
	小松菜と油揚げのソテー	112	0.6	0.6	28	0.2	3.2	9	14	0.1	63	95	500	0.01	0.01	1	0.2	0
芋	ポテトとサケ缶の重ね焼き	32	2.1	11.8	164	4.9	11.6	105	188	0.2	459	432	48	0.14	0.08	23	0.6	42
	ピザ風ツナポテト	40	0.8	7.6	28	1.7	3.2	10	9	0.2	63	95	500	0.01	0.08	1	0.6	4
	ゆでじゃが芋の練りみそがけ	64	0.8	1.5	63	0.2	8.9	8	30	0.8	164	233	151	0.08	0.04	30	1.6	0
	じゃが芋のミルク煮	58	1.2	2.9	99	3.2	15.0	72	80	0.2	153	336	25	0.08	0.11	35	0.9	0
	さつま芋のミルク煮	46	1.8	3.9	145	3.9	23.5	130	116	0.4	43	385	41	0.06	0.17	16	0.2	9
	じゃが芋のごまだれがけ	44	0.8	1.8	62	2.0	10.0	17	28	0.5	241	108	9	0.07	0.03	24	0.1	12
	じゃが芋と野菜の素焼き	42	0.9	1.9	70	1.9	15.9	19	55	0.4	383	420	280	0.08	0.05	24	0.1	0
	里芋と春菊の煮物	76	0.7	2.6	57	1.9	11.7	16	64	0.5	242	557	48	0.07	0.09	23	2.0	30
	さつま芋と野菜のミルク煮	84	1.7	5.6	136	5.1	17.6	70	73	1.2	319	447	102	0.10	0.14	25	0.4	9
	ツナポテトのはちみつ煮	86	0.8	0.4	61	0.1	15.0	16	28	0.4	368	504	11	0.04	0.04	13	1.2	16
	ツナポテトの和風サラダ	90	1.6	6.4	132	6.6	11.4	6	75	0.3	2	689	376	0.22	0.03	34	0.3	0
	さつま芋の和風クリーム煮	96	1.1	4.6	91	0.1	11.7	18	1	1.2	368	165	71	0.12	0.01	10	1.5	3
	粉吹き芋の生クリーム風	106	0.6	0.8	46	0.1	10.4	4	19	0.2	262	218	0	0.05	0.02	18	0	12
	和風粉吹き芋の梅肉風	112	0.6	1.7	51	0.1	10.4	3	32	0.3	176	225	0	0.05	0.03	18	0	2

献立名		ページ	熱量点数	エネルギー kcal	たんぱく質 g	脂質 g	炭水化物 g	ミネラル（無機質）					ビタミン					コレステロール mg	食物繊維 g	食塩相当量 g
								カルシウム mg	リン mg	鉄 mg	ナトリウム mg	カリウム mg	レチノール当量 μg	B_1 mg	B_2 mg	C mg	E mg			
穀類 ごはん物	ミニおむすび	68	1.1	91	2.5	0.4	18.6	3	37	0.1	91	30	1	0.03	0.03	2	0.4	18	0.2	0.2
	五目炊き込みごはん	84	2.1	164	4.8	0.8	32.9	24	68	0.5	636	303	135	0.07	0.07	32	1.2	0	2.2	1.6
	三色ごはん	88	4.1	328	12.4	9.9	43.5	13	135	0.9	574	251	283	0.08	0.08	14	1.6	23	0.8	1.4
	鉄火どんぶり	90	4.1	330	11.5	11.9	41.3	14	137	0.9	512	206	56	0.05	0.05	2	0.1	9	0.3	1.2
	石狩ごはん	96	3.6	288	9.1	1.4	57.4	10	129	0.5	123	118	11	0.07	0.05	1	0.1	24	0.4	0.4
	タイ飯	98	3.3	267	3.2	0.7	46.6	7	121	0.6	399	181	3	0.08	0.05	2	0.4	12	0.7	1.0
	ウナギずし	106	5.5	443	9.3	3.2	62.4	101	278	1.0	689	347	924	0.17	0.44	1	1.1	149	1.1	1.7
	ドライカレー	108	5.8	469	18.1	13.4	65.2	34	202	2.6	449	422	153	0.17	0.12	8	1.0	48	2.6	1.1
	卵と焼き豚のチャーハン	110	6.6	530	18.3	14.3	77.5	54	266	1.4	1211	265	100	0.34	0.31	12	1.9	236	1.4	3.1
	二色おむすび	112	3.3	263	5.2	0.7	56.5	8	74	0.3	526	72	19	0.07	0.05	1	0.1	18	0.7	1.1
	サケとかぶの混ぜごはん	114	3.8	307	9.7	3.3	56.9	31	127	0.4	184	223	40	0.08	0.07	7	0.5	12	1.4	0.4
	チーズおむすび＋牛乳	120	6.2	496	16.3	14.6	71.3	383	420	0.7	750	344	148	0.13	0.41	2	0.4	43	1.1	0.3
	ささ身かゆ	125	3.0	237	20.9	2.0	31.2	9	217	0.5	222	365	135	0.10	0.04	1	0.3	16	0.4	0.9
	卵黄入り野菜おじや	124	2.9	231	5.9	7.0	34.1	50	161	1.4	307	210	307	0.08	0.13	6	0.9	280	1.3	0.1
パン	一口チーズサンド	32	2.0	248	8.3	12.5	20.6	353	321	0.3	467	247	128	0.08	0.30	2	0.7	34	0.7	1.2
	トースト	60	2.3	188	5.6	5.9	28.0	18	50	0.4	330	59	21	0.04	0.03	0	0.4	8	1.4	0.9
	生クリームとジャムのサンドイッチ	76	3.5	197	8.8	8.7	24.6	23	46	0.3	229	59	59	0.07	0.04	0	0.4	18	1.1	0.6
	卵トースト	80	2.9	234	11.7	7.8	28.2	43	140	1.3	431	124	75	0.07	0.24	10	0.9	210	1.4	1.4
	フレンチトースト	82	4.5	359	14.5	13.8	43.4	125	220	1.4	449	139	168	0.13	0.36	0	1.5	227	2.1	1.1
	卵サンドイッチ	84	4.2	334	12.8	17.8	29.6	56	157	0.8	750	164	79	0.10	0.25	12	2.3	230	1.3	1.9
	チーズとハムのサンドイッチ	94	3.8	297	13.6	13.9	29.0	191	270	0.7	461	328	100	0.17	0.13	15	0.8	32	1.6	1.1
	スイートポテトサンド	100	3.7	293	6.6	6.2	53.1	35	77	1.1	369	72	6	0.11	0.05	1	1.3	11	2.9	1.3
	クロワッサンド	106	3.4	271	6.7	16.3	24.4	106	140	0.3	371	301	61	0.04	0.07	2	1.2	16	1.0	1.9
	パンがゆ	124	4.2	336	13.8	15.0	35.2	212	303	1.6	1093	290	155	0.14	0.35	1	1.3	298	1.4	0.6
めん類・その他	なべ焼きうどん 卵黄ソース	66	4.8	381	23.9	8.1	47.8	69	296	2.5	1093	693	290	0.18	0.45	14	1.5	266	2.5	2.8
	スパゲティ イタリアン	104	5.0	402	13.4	14.9	51.5	31	154	1.3	493	415	74	0.17	0.17	13	3.7	9	3.3	1.2
	ざるうどん 中国風みそだれ	116	3.3	267	6.8	3.0	49.9	26	76	0.8	778	185	0	0.08	0.05	1	0.4	0	2.2	2.1
	小松菜入りオートミール	125	3.9	312	10.8	12.2	39.5	157	323	2.5	52	283	135	0.15	0.28	1	1.1	292	3.0	0.1
汁物	卵黄入りはんぺんのすまし汁	40	0.2	14	1.6	0.1	2.0	57	43	0.9	461	43	135	0.04	0.06	12	0.3	1	0.6	1.4
	小松菜とはんぺんのすまし汁	44	1.3	105	5.3	4.5	11.2	147	134	0.6	557	387	19	0.07	0.19	19	0.4	12	1.8	1.2
	牛乳みそ汁	44	1.3	105	5.3	4.5	11.2	147	134	0.6	557	387	19	0.07	0.19	19	0.4	12	1.8	1.2
	野菜汁	48	0.9	73	2.3	0.2	16.2	24	68	0.5	529	303	303	0.09	0.07	32	1.2	0	2.2	1.6

152

分類	料理名	エネルギー(kcal)	たんぱく質(g)	水分/脂質	脂質/炭水化物	炭水化物	Ca	P	Fe	Na	K	V.B1	V.B2	V.C	食物繊維	コレステロール	塩分	その他
汁物	じゃが芋のみそ汁	54	0.8	61	2.5	0.7	11.6	18	59	0.6	542	27	0.07	0.05	18	0.2	0	1.3	1.4
汁物	豚汁	60	1.4	107	4.6	5.9	8.8	28	88	0.7	571	142	0.14	0.06	11	0.5	0	1.8	1.4
汁物	にんじんのポタージュ	66	1.1	88	5.9	6.8	5.9	22	59		908	142	0.03	0.04	18	1.6	0	1.6	0.5
汁物	じゃが芋のみそ汁	70	0.8	63	2.6	0.7	12.2	19	22		182	356	0.04	0.04	19	0.1	0	1.4	1.4
汁物	なすとしいたけのみそ汁	76	0.4	30	2.2	0.7	4.4	20	49	0.5	542	0	0.07	0.04	0	0.1	1.7	1.4	1.4
汁物	小松菜としいたけのみそ汁	80	0.3	29	2.5	1.5	3.8	58	83	1.5	547	5	0.04	0.05	36	0.6	0	1.4	1.4
汁物	じゃが芋とにんじんのみそ汁	82	2.6	207	6.1	12.5	17.4	178	169	0.2	257	908	0.11	0.26	16	0.5	0	0.9	1.2
汁物	青梗菜のすまし汁	88	0.1	9	1.0	1.7	0.7	48	0	—	430	163	0.03	0.06	19	0.2	0	0.6	1.1
汁物	豆腐と青ねぎのすまし汁	90	0.6	43	4.1	1.9	3.2	37	81	0.5	424	188	0.05	0.04	2	0.3	0	0.7	0.9
汁物	トマトとロロリのスープ	94	0.7	14	0.5	2.1	1.7	22	18	0.1	175	46	0.03	0.04	8	0.2	0	0.7	1.1
汁物	野菜のいためもの	102	0.6	48	2.0	12.7	6.7	31	50	0.5	549	280	0.04	0.01	0	1.7	0	1.4	1.4
汁物	タイのうしお汁	106	0.8	66	7.2	3.2	0.9	9	97	0.1	551	3	0.12	0.05	22	0	1.4	1.4	1.4
汁物	スイートポテト	108	2.7	218	14.6	13.0	9.5	253	289	0.4	503	134	0.13	0.46	228	1.3	0	1.3	1.4
汁物	くずし豆腐と卵のみるくスープ	112	1.6	129	6.7	6.2	12.8	213	183	0.9	379	195	0.11	0.30	18	0.8	0.8	0.8	0.8
汁物	青梗菜としめじのみそミルクスープ	125	2.7	215	4.2	14.2	17.1	109	108	0.3	366	451	0.08	0.18	22	2.8	0.7	1.8	0.7
甘味・デザート	カスデラ生クリームがけ	42	1.8	148	1.9	7.9	16.9	17	33	0.1	33	71	0.01	0.12	60	0.3	1.8	1.1	1.1
甘味・デザート	りんごのやわらかレンジ煮	58	0.7	55	0.2	0.1	14.7	2	8	—	0	2	0.02	0.01	3	0	0.9	1.1	1.1
甘味・デザート	りんごの甘煮	58	0.6	48	0.1	0.1	12.7	6	6	—	0	2	0.02	0.01	2	0.1	0	0.7	1.1
甘味・デザート	桃のヨーグルトがけ	68	1.3	110	4.6	0.3	22.0	122	105	0.2	62	190	0.04	0.16	4	0.6	0	0.7	0.2
甘味・デザート	りんごのレモン煮	76	0.7	56	0.2	0.1	15.1	3	8	0	0	93	0.02	0.01	6	1.2	1.2	1.2	0.2
甘味・デザート	いちごミルクセーキ	84	1.2	97	4.6	5.0	8.8	148	130	0.1	53	52	0.06	0.20	16	0.3	0.4	0.4	0.1
甘味・デザート	バナナヨーグルト ウエハース添え	118	2.3	183	6.1	2.5	35.2	126	124	0.4	137	7	0.06	0.18	20	0.4	0	0.7	0.4
甘味・デザート	ヨーグルトゼリー	118	1.7	136	7.1	4.7	16.3	126	124	0.3	137	7	0.06	0.17	8	0	0	0.4	0.3
甘味・デザート	カスデラプディング	118	2.4	195	6.6	6.9	27.0	176	168	0.4	76	70	0.07	0.33	7	0	0	0.4	0.2
甘味・デザート	パンプディング	119	2.2	179	7.9	7.0	20.9	130	155	0.3	152	282	0.07	0.27	2	0	0.9	0.6	0.2
甘味・デザート	スイートパンプキン+牛乳	119	3.1	249	6.5	7.9	23.2	187	175	0.4	67	234	0.11	0.27	15	0.5	2.1	0.4	0.2
甘味・デザート	パンケーキ	119	3.1	245	6.0	14.4	23.1	61	83	0.7	89	77	0.07	0.16	0	0.6	1.0	0.4	0.2
甘味・デザート	かぼちゃかん+アイスミルクティー	120	3.7	295	9.6	13.5	22.9	294	264	0.3	108	502	0.14	0.15	24	1.3	69	0.3	0.3
甘味・デザート	マフィンサンド+ミルクティー	120	4.3	346	16.2	17.3	30.6	402	414	0.7	601	176	0.17	0.44	3	0.7	47	1.5	0.3
甘味・デザート	白玉団子+抹茶ミルク	121	4.0	318	9.3	16.5	31.9	242	220	0.7	97	248	0.10	0.35	47	0.9	58	0.2	0.2
甘味・デザート	じゃが芋のパンケーキ+牛乳	121	4.9	390	11.1	12.2	58.7	234	246	0.8	99	93	0.17	0.37	66	0.9	1.0	0.2	0.2
甘味・デザート	杏仁豆腐+オレンジ	121	2.3	187	4.5	3.9	35.1	135	121	0.4	42	328	0.16	0.19	12	1.0	0.1	0.1	0.1
甘味・デザート	カスタードクリーム	124	2.5	199	6.9	10.6	18.6	144	213	1.4	51	207	0.09	0.26	1	0.9	292	0.3	0.1
甘味・デザート	バナナミルクセーキ	125	1.8	144	5.5	5.8	18.5	168	153	0.2	62	63	0.09	0.25	10	0.4	18	0.2	0.2

INDEX さくいん

流動栄養食品などの 栄養価一覧

食事療法もおいしく楽しむことがポイント。
自分に合った製品を選択するのにお役立てください。
―は検出せずまたは未測定を示します。
栄養価は1缶・1袋など1パッケージあたりの数値です。

商品名	成分値	1パッケージ	エネルギー kcal	たんぱく質 g	脂質 g	炭水化物 g	カルシウム mg	リン mg	鉄 mg	ナトリウム mg	カリウム mg	レチノール当量 μgRE	ビタミン B₁ mg	B₂ mg	C mg	E mg	食物繊維 g	食塩相当量 g
半消化態栄養																		
エネプラス	キッセイ薬品工業(株)	200ml	300	12.0	15.0	29.5	115	109	5.7	274	240	(1080)	1.20	1.20	30	4.8	—	0.70
アイソカルプラス	ミードジョンソン(株)	200ml	300	11.3	13.8	34.5	170	160	2.9	190	300	240	0.60	0.68	70	8.2	—	0.48
テルミール2.0α(ストロベリー・バニラ味)	テルモ(株)	200ml	400	14.5	15.0	52.0	150	200	3.0	200	200	(666)	0.37	0.40	60	4.2	—	0.51
テルミールミニα(いちご)	テルモ(株)	125ml	200	7.3	7.5	26.0	120	100	2.0	100	100	(400)	0.22	0.24	30	2.5	—	0.25
テルミールミニ(コーヒー・バナナ・麦茶味)	テルモ(株)	125ml	200	7.3	7.5	26.0	90	90	1.5	100	100	(400)	0.25	0.25	30	5.0	—	0.25
テルミールソフトM(ヨーグルト・ストロベリー味)	テルモ(株)	125g	200	6.0	6.0	30.5	60	60	1.5	100	100	(250)	0.25	0.25	30	5.0	—	0.25
アクトケアPN-Hi(ピーエス・ハイ)	(株)クリニコ	200ml	200	10.0	4.0	31.4	120	80	2.0	100	100	(253)	0.24	0.36	20	2.4	0.4	0.25
サンエットA	(株)三和化学研究所	200ml	200	9.4	3.4	33.0	80	127	2.0	310	180	175	0.32	0.32	17	4.1	—	0.80
メイバランス200(バニラ・ストロベリー・お茶・コーヒー風味)	明治乳業(株)	200ml	200	8.0	5.6	31.4	316	170	2.0	258	316	120	0.30	0.40	32	6.0	—	0.60
ファイブレンYH	明治乳業(株)	250ml	250	10.0	7.0	40.3	275	213	2.5	188	250	(500)	0.38	0.50	40	7.5	3.5	0.48
エンリッチーSF	アボット ジャパン(株)	250ml	250	8.8	8.8	32.9	130	130	2.3	370	370	(625)	0.43	0.43	38	3.8	3.8	0.60
F²α(エフツーアルファ)(プルーン・抹茶風味)	エヌエス製薬(株)	200ml	200	10.0	4.4	33.6	180	140	2.4	200	220	(420)	0.40	0.30	36	4.4	3.4	0.51
アクトケアCZ-Hi(シーゼットハイ)	(株)クリニコ	200ml	200	10.0	4.1	34.2	150	150	2.4	210	300	180	0.24	0.36	20	3.6	4.0	0.23
アクトケアE-3(イースリー)	(株)クリニコ	200ml	200	10.0	4.4	31.2	180	150	2.0	130	130	180	0.24	0.36	20	2.4	1.2	0.41
アイソカル2K	ミードジョンソン(株)	200ml	400	12.0	17.0	49.0	220	230	5.0	160	300	300	0.80	0.90	70	11.0	—	0.51
濃厚栄養																		
OKUNOS流動食品C200	ホリカフーズ(株)	200ml	204	10.6	4.8	29.6	266	187	2.9	148	216		0.32	0.16	17	0.8	0.6	0.38
エンジョア・リキッド(バニラ・コーヒー・ストロベリー味)	アボット ジャパン(株)	250ml	250	8.8	8.8	34.5	130	130	2.3	200	370		0.38	0.43	38	7.5	—	0.51

分類	商品名	製造元	内容量											
その他	粉飴	(株)H+Bライフサイエンス	6g	15	Tr	Tr	3.8	—	—	—	—	—	—	—
	液状フレーバー(メロン味)	(株)三和化学研究所	10g	39	0	0	9.7	—	0	—	—	—	—	—
デザート類	OKUNOSデザート かぼちゃ	ホリカフーズ(株)	54g	68	3.6	1.7	9.5	116	33	0.2	45	78	173	0.26	0.26	55	3.0	0.4	0.11
	OKUNOSデザート ほうれん草	ホリカフーズ(株)	54g	68	3.8	1.9	8.9	138	35	0.8	53	84	139	0.19	0.27	55	2.8	0.5	0.13
	OKUNOSデザート あずき	ホリカフーズ(株)	54g	78	3.6	2.3	10.8	126	30	4.8	41	33	113	0.16	0.23	53	2.7	0.8	0.10
	OKUNOSデザート 黒豆	ホリカフーズ(株)	54g	68	4.2	3.0	6.0	124	47	5.0	79	55	113	0.18	0.24	51	3.1	0.8	0.20
	OKUNOSデザート ミルクプリン	ホリカフーズ(株)	54g	68	3.8	1.9	8.9	230	38	0.2	49	124	113	0.26	0.26	51	2.7	0.4	0.12
	OKUNOSデザート バナナチョコ	ホリカフーズ(株)	54g	66	3.6	2.1	8.7	230	31	0.3	44	73	113	0.17	0.24	52	2.8	0.4	0.11
	アイソカルジェリー(ミックスフルーツ/ストロベリー/マスカット)	ミードジョンソン(株)	66g	80	4.0	1.2	14.0	276	66	7.0	66	0	—	0.02	0.06	0	1.0	0.7	0.20
	アイソカルプディング(バニラ・ピーチ・レモン)	ミードジョンソン(株)	43.5g	200	8.2	2.4	25.5	196	426	2.4	282	121	—	0.20	0.35	20	—	1.08
	エンジョイゼリー(ブレーン・梅・柚子・抹茶/小豆・珈琲ほか)	クリニコ	220g	300	11.2	8.4	45.6	370	240	3.0	150	(666)	—	0.36	0.40	34	0.6	0.38
	エンジョイムース(ブレーン/小豆・珈琲・青林檎)	クリニコ	48g	200	7.0	5.6	32.4	200	200	2.0	100	120	260	0.25	0.25	30	2.0	2.0	0.25

流動栄養食品などのお問い合わせ先

(株)H+Bライフサイエンス　〒700-0907　岡山県岡山市下石井1-2-3　Tel 086-224-4320

エスエス製薬(株)　〒103-8481　東京都中央区日本橋浜町2-12-4　Tel 03-3865-6851

キッセイ薬品工業(株)ヘルスケア事業部　〒399-0711　長野県塩尻市片丘9637-6　Tel 0263-54-5010

(株)クリニコ　〒153-0063　東京都目黒区目黒4-4-22　フリーダイヤル Tel 0120-52-0050

(株)三和化学研究所　〒461-8631　名古屋市東区東外堀町35　Tel 052-951-8130

アボットジャパン(株)医薬品事業部本社　〒540-0001　大阪府大阪市中央区城見2-2-53　Tel 06-6942-2065

テルモ(株)　〒151-0072　東京都渋谷区幡ヶ谷2-44-1　フリーダイヤル Tel 0120-12-8195

ミードジョンソン(株)　〒163-1327　東京都新宿区西新宿6-5-1 新宿アイランドタワー　Tel 03-5323-8390

ホリカフーズ(株)栄養食品販売部　〒949-7411　新潟県北魚沼郡堀之内町大石59-1　Tel 02579-4-5536

明治乳業(株)オクノス食品事業部　〒136-8908　東京都江東区新砂1-2-10　Tel 03-5653-0339

(株)ヘルシーネットワーク(ヘルシード(株))　〒191-0012　東京都日野市日野7774　フリーダイヤル Tel 0120-236-977

* 一部の製品を除いては、(株)ヘルシーネットワークで一括注文できます。

食品名	1点あたりたんぱく質(g)	1点あたり食物繊維(g)	1点重量(g)	食品名	1点あたりたんぱく質(g)	1点あたり食物繊維(g)	1点重量(g)	食品名	1点あたりたんぱく質(g)	1点あたり食物繊維(g)	1点重量(g)
温州みかん・砂じょう・普通	1.0	0.8	190	りんご	0.3	2.3	150	加工野菜			
梨	0.6	1.7	190	キウイフルーツ	1.5	3.8	150	ぜんまい・ゆで	4.2	13.3	380
伊予かん	1.5	1.9	170	さくらんぼ(国産)	1.3	1.6	130	ぜんまい・乾	3.9	9.4	27
はっさく	1.4	2.7	180	ぶどう	0.6	0.7	140	切り干し大根・乾	1.7	6.0	29
メロン(露地)	1.9	1.0	190	西洋梨	0.5	2.9	150	かんぴょう・乾	2.1	9.0	30
ぶんたん	1.5	1.9	210	きんかん	0.6	5.1	110	じゅん菜・水煮びん	6.4	16.0	1600
いちじく	0.9	2.9	150	柿・甘柿	0.5	2.1	130	トマト・缶ジュース	3.3	3.3	470
びわ	0.6	3.2	200	パイナップル(生)	1.0	2.4	160	アスパラガス・水煮缶	8.6	6.1	360
ネーブル	1.5	1.7	170	さくらんぼ(アメリカ産)	1.4	1.7	120	竹の子・水煮缶	9.5	8.1	350
すもも	1.1	2.9	180	ざくろ	0.3	0	140	トマト・ホール缶	3.6	5.2	400
ネクタリン	1.3	2.9	190	マンゴー	0.8	1.7	130	トマト・ミックスジュース缶	2.8	3.3	470
パパイヤ(完熟果)	1.1	4.6	210	バナナ	1.0	1.0	95	トマトピュレ	3.8	3.6	200
ぐみ	1.6	2.4	120	アボカド	1.1	2.4	45	とうもろこし・缶・ホールカーネル	2.3	3.3	100
ライチー	1.3	1.2	130	干しぶどう	0.7	1.1	27	とうもろこし・缶・クリーム	1.6	1.7	95

◆第4群 穀類／砂糖／油脂／その他

●穀類を6.5〜10.5点はとる。穀類のうち1点くらいはバターやマヨネーズなどの油脂でとってもよい。油脂は1日1〜2点。砂糖は1点が目安。

食品名	1点あたりたんぱく質(g)	1点あたり食物繊維(g)	1点重量(g)	食品名	1点あたりたんぱく質(g)	1点あたり食物繊維(g)	1点重量(g)	食品名	1点あたりたんぱく質(g)	1点あたり食物繊維(g)	1点重量(g)
穀類				手延べそうめん・手延べ冷や麦	2.1	0.4	23	マカデミアナッツ(味つけ)	0.9	0.7	11
玄米	1.6	0.7	23	干しそば	3.2	0.9	23	菓子・嗜好品			
胚芽精米	1.5	0.3	23	干しうどん	2.0	0.6	23	大福もち	1.7	0.9	35
精白米	1.3	0.1	22	マカロニ・スパゲティ	2.7	0.6	21	どら焼き	1.7	1.0	28
玄米ごはん	1.4	0.7	50	そうめん・冷や麦	2.1	0.6	22	練りようかん	1.0	0.8	27
胚芽精米ごはん	1.4	0.4	50	砂糖・甘味料				あられせんべい	1.7	0.3	21
白米ごはん	1.3	0.3	50	水あめ	0	0	24	かりんとう・黒	1.3	0.3	18
赤飯	1.6	0.7	40	黒砂糖	0.4	0	23	ポテトチップス	0.7	0.6	14
きりたんぽ	1.4	0.7	40	上白糖	0	0	21	カスタードプディング	3.6	-	65
あわもち	1.8	0.6	40	グラニュー糖　ざらめ	0	0	21	アイスクリーム・普通脂肪	1.8	0	45
もち	1.5	0.3	35	角砂糖	0	0	21	コーラ	0.2	-	170
ビーフン	1.5	0.2	21	コーヒーシュガー	0	0	21	コーヒー飲料	1.5	-	210
白玉粉	1.4	0.1	22	いちごジャム・高糖度	0.1	0.4	30	ビール・淡色	0.6	0	200
上新粉	1.4	0.1	22	あんずジャム・高糖度	0.1	0.2	30	ワイン赤	0.2	-	110
小麦粉・強力粉・1等	2.6	0.6	22	オレンジマーマレード・高糖度	0.1	0.2	30	ワイン白	0	-	110
小麦粉・薄力粉・1等	1.8	0.6	22	油脂				甘酒	1.7	0.4	100
ライ麦パン	2.5	1.7	30	植物油	0	0	9	清酒・純米酒	0.3	0	80
フランスパン	2.7	0.8	29	マーガリン(ソフトタイプ)	0	0	11	梅酒	0.1	-	50
ロールパン	2.5	0.5	25	フレンチドレッシング	0	0	20	焼酎・甲類	0	0	40
食パン	2.8	0.7	30	マヨネーズ(卵黄型)	0.3	0	12	ジン	0	0	28
ぶどうパン	2.5	0.7	30	バター(有塩バター)	0.1	0	11	本みりん	0.1	-	35
クロワッサン	1.4	0.3	18	ラード	0	0	9	ウイスキー	0	0	35
中華まんじゅう(肉)	2.8	1.1	30	ショートニング	0	0	9	ブランデー	0	0	35
あんパン	2.3	0.8	29	種実				ウォッカ	0	0	35
中華まんじゅう(あん)	1.7	1.1	28	栗	1.4	2.1	50	その他			
デニッシュペストリー	1.4	0.5	20	甘栗	1.7	3.0	35	カレールウ	1.0	0.6	16
蒸し中華めん	2.1	0.8	40	ぎんなん	2.1	0.8	45	ハヤシルウ	0.9	0.4	16
そば・生	2.8	0.8	29	落花生	3.6	1.0	14	トマトソース	3.6	2.0	180
中華めん・生	2.4	0.6	28	ピーナッツバター	3.6	1.0	14				
うどん・生	1.8	0.4	30	ピスタチオ(味つけ)	2.3	1.2	13				

食品名	1点あたりたんぱく質(g)	1点あたり食物繊維(g)	1点重量(g)	食品名	1点あたりたんぱく質(g)	1点あたり食物繊維(g)	1点重量(g)	食品名	1点あたりたんぱく質(g)	1点あたり食物繊維(g)	1点重量(g)
牛肩ロース肉(脂身つき)	4.1	0	25	焼き豚	8.7	0	45	豆腐・充てん	7.0	0.4	140
豚外もも肉(脂身つき)	6.6	0	35	ベーコン・ショルダー	7.7	0	45	豆腐・絹ごし	6.9	0.4	140
牛リブロース肉(脂身つき)	2.8	0	20	ベーコン・ロース	6.7	0	40	豆腐・もめん	7.3	0.4	110
牛ひき肉	6.7	0	35	ロースハム	6.6	0	40	焼き豆腐	7.0	0.5	90
牛バラ肉(脂身つき)	2.3	0	18	ドライソーセージ	4.1	0	16	生揚げ	5.9	0.4	55
豚ひき肉	6.5	0	35	ウインナーソーセージ	3.3	0	25	生湯葉	7.6	0.3	35
豚ロース肉(脂身つき)	5.8	0	30	フランクフルトソーセージ	3.4	0	27	がんもどき	5.4	0.5	35
豚バラ肉(脂身つき)	3.0	0	21	レバーペースト	2.7	0	21	油揚げ	3.9	0.2	21
ラムもも肉(脂身つき)	6.7	0	35	レバーソーセージ	3.2	0	22	湯葉・干し	8.5	0.5	16
ラムロース肉(脂身つき)	6.3	0	35	ベーコン	2.6	0	20	凍り豆腐	7.4	0.3	15
マトンもも肉(脂身つき)	6.6	0	35	豆・豆製品				おから・旧来製法	4.3	8.7	90
あいがも(皮つき)	3.4	0	24	いんげん豆	4.8	4.6	24	枝豆	7.0	3.0	60
牛タン	4.9	0	30	あずき	4.9	4.3	24	大豆・ゆで	7.2	3.2	45
鶏・皮・もも	1.1	0	16	えんどう	5.0	4.0	23	糸引き納豆	6.6	2.7	40
加工肉C				ひよこ豆	4.2	3.4	21	きな粉(脱皮)	6.6	2.5	18
生ハム・長期熟成	7.7	0	30	大豆・国産	6.7	3.2	19	あずき・こしあん	4.9	3.4	50
ローストビーフ	8.7	0	40	豆乳	6.1	0.3	170	米みそ・赤色辛みそ	5.9	1.8	45

♣第3群 野菜／芋／果物

- 1日緑黄色野菜150g＋淡色野菜150g（約1点）、芋で50g（約0.5点）、果物で100g（約0.5点）を目安に選択。
- 芋はとりにくいなら2〜3日で調整してもOK。
- 果物は食物繊維の多いものは避ける。缶詰はエネルギーも高く消化もよい。

食品名	1点あたりたんぱく質(g)	1点あたり食物繊維(g)	1点重量(g)	食品名	1点あたりたんぱく質(g)	1点あたり食物繊維(g)	1点重量(g)	食品名	1点あたりたんぱく質(g)	1点あたり食物繊維(g)	1点重量(g)
野菜・緑黄色野菜				青じそ	8.6	16.1	220	らっきょう	1.0	14.7	70
サラダ菜	9.7	10.3	570	ブロッコリー	10.3	10.6	240	大豆もやし	8.1	5.1	220
青梗菜	5.3	10.7	890	芽キャベツ	9.1	8.8	160	れんこん	2.3	2.4	120
つる菜	9.5	12.2	530	しその実	6.8	17.8	200	ごぼう	2.2	6.8	120
根三つ葉	7.6	11.6	400	ししとうがらし	5.7	10.8	300	グリーンピース	5.9	6.5	85
つるむらさき	4.3	13.6	620	野菜・淡色野菜				くわい	4.1	1.6	65
京菜	7.7	10.5	350	きゅうり	5.7	6.3	570	そら豆	8.2	2.0	75
トマト	2.9	4.2	420	ふき	2.2	9.5	730	芋			
にら	6.5	10.3	380	白菜	4.6	7.4	570	里芋	2.1	3.2	140
かぶ・葉	9.2	11.6	400	レタス	4.0	7.4	670	長芋	2.6	1.2	120
春菊	8.3	11.5	360	セロリー	5.3	8.0	530	じゃが芋	1.8	1.4	110
小松菜	8.6	10.8	570	とうがん・果実	2.5	6.5	500	やつがしら	2.4	2.2	80
ふだん草	8.4	13.9	420	うど	3.5	6.2	440	いちょう芋	3.4	1.1	75
さやいんげん	6.3	8.4	350	ブラックマッペもやし	10.6	7.4	530	じねんじょ	1.8	1.3	65
おかひじき	6.6	11.8	470	みょうが	6.0	14.1	670	さつま芋	0.7	1.4	60
大根・葉	7.0	12.8	320	なす	4.0	7.9	360	乾燥マッシュポテト	1.5	1.5	22
グリーンアスパラガス	9.4	6.5	360	かぶ・根(皮つき)	2.8	6.0	400	果物			
ピーマン	3.2	8.3	360	大根・根(皮つき)	2.2	6.0	440	まくわうり	2.0	2.5	250
ほうれん草	8.8	11.2	400	ぜんまい	4.8	10.6	280	すいか	1.3	0.7	220
葉ねぎ	3.9	7.5	260	キャベツ	4.6	6.3	350	あんず	2.2	3.5	220
あさつき	10.1	7.9	240	カリフラワー	9.0	8.7	300	いちご	2.2	3.4	240
あしたば	7.9	13.4	240	ねぎ・根深ねぎ	1.5	6.4	290	グレープフルーツ	1.9	1.3	210
さやえんどう	6.8	6.6	220	しょうが	2.4	5.7	270	バレンシアオレンジ	2.1	1.7	210
オクラ	5.7	13.5	270	竹の子	11.2	8.7	310	レモン・全果	1.4	7.4	150
とうがらし・果実	7.8	13.1	230	菊の花	4.2	10.2	300	桃	1.2	2.6	200
にんじん	1.3	5.9	220	玉ねぎ	2.2	3.5	220	夏みかん	1.8	2.4	200

食品名	1点あたりたんぱく質(g)	1点あたり食物繊維(g)	1点重量(g)
アイナメ	13.4	0	70
カツオ・秋捕り	12.5	0	50
メカジキ	10.1	0	55
ハモ	12.3	0	55
ハマグリ	12.8	0	210
トリ貝	12.3	0	95
ホタルイカ	11.2	0	95
ウニ・生ウニ	10.4	0	65
加工魚B			
塩ホッケ	11.8	0	65
マス・水煮缶	10.4	0	50
カツオ・フレーク味つけ缶	10.1	0	55
新巻きザケ	11.4	0	50
アジ・開き干し	10.1	0	50
ベニザケ・薫製	12.9	0	50
マグロ・フレーク味つけ缶	11.4	0	60
カツオ・フレーク味つけ缶	10.1	0	55
キビナゴ・調味干し	13.9	0	29
シシャモ・国産生干し	10.9	0	45
イカ・塩辛	10.6	0	70
裂きイカ	13.2	0	29
クラゲ・塩蔵塩抜き	18.7	0	360
魚介・Cグループ（1点あたりたんぱく質10g未満）			
マナガツオ	7.7	0	45
タカベ	9.4	0	50
アユ・養殖	9.8	0	55
アナゴ	8.7	0	50
イボダイ	9.0	0	55
サワラ	9.0	0	45
ミナミマグロ・脂身	4.7	0	23
マイワシ	6.9	0	35
ギンダラ	4.6	0	35
ブリ	6.4	0	30
ハマチ・養殖	5.9	0	30
サンマ	4.8	0	26
マサバ	8.3	0	40
ニシン	6.1	0	35
ウナギ・養殖	5.1	0	30
ホンマグロ・脂身	4.6	0	23
マダイ・養殖	8.7	0	40
ハタハタ	9.9	0	70
キンメダイ	8.9	0	50
タチウオ	5.0	0	30
カタクチイワシ	7.3	0	40
コイ・養殖	8.0	0	45
シルバー	9.3	0	50
コノシロ	9.5	0	50
ムツ	6.7	0	40
シジミ	9.0	0	160
カキ・養殖	8.6	0	130
加工魚C			
サケ・水煮缶	9.5	0	45
サンマ開き干し	5.8	0	30
塩イワシ	8.4	0	50
サンマ・かば焼き缶	6.1	0	35
マイワシ・生干し	7.2	0	35
ハゼ甘露煮	6.3	0	30
サバ・水煮缶	8.4	0	40
しめサバ	4.5	0	24
サバ・みそ煮缶	5.7	0	35
マグロ・フレーク油漬け缶(ライト)	5.3	0	30
塩サバ	7.1	0	27
イワシ・目刺し	5.5	0	30
ワカサギ・つくだ煮	7.2	0	25
マイワシ・みりん干し	7.5	0	24
ウナギ・かば焼き	6.2	0	27
身欠きニシン	7.3	0	35
サンマ・みりん干し	4.8	0	20
塩ザケ	9.0	0	40
カタクチイワシ・みりん干し	10.6	0	24
イワシ・水煮缶	9.3	0	45
シシャモ・輸入生干し	7.0	0	45
ハタハタ・生干し	8.4	0	50
アサリ・つくだ煮	7.3	0	35
ハマグリ・つくだ煮	9.5	0	35
アミ・つくだ煮	6.7	-	35
ウニ・練りウニ	6.1	0	45
魚卵			
数の子・塩蔵水戻し	13.5	0	90
タラコ・生	13.2	0	55
スジコ	8.5	0	28
からすみ	7.7	0	19
練り製品・内臓			
蒸しかまぼこ	10.2	0	85
焼き抜きかまぼこ	13.0	0	80
鳴門巻き	7.6	0	100
はんぺん	8.4	0	85
こぶ巻きかまぼこ	8.5	-	95
つみれ	8.4	0	70
焼きちくわ	7.9	0	65
さつま揚げ	7.5	0	60
魚肉ハム	6.7	0	50
魚肉ソーセージ	5.8	0	50
伊達巻き	5.8	0	40
ウナギ・肝	9.1	0	70
アンコウ・肝	1.8	0	18
肉・Aグループ（1点あたりたんぱく質14g以上）			
若鶏ささ身	17.3	0	75
若鶏胸肉(皮なし)	16.7	0	75
鶏砂肝	15.6	0	85
くじら・赤肉	18.1	0	75
馬・赤肉	15.1	0	75
豚ヒレ肉(赤肉)	16.0	0	70
ほろほろ鳥肉(皮なし)	16.9	0	75
加工肉A			
ゼラチン	20.1	0	23
肉・Bグループ（1点あたりたんぱく質10g以上14g未満）			
鶏レバー	13.2	0	70
牛腎臓	10.0	0	60
牛レバー	11.8	0	60
豚レバー	13.3	0	65
豚もも肉(皮下脂肪なし)	11.8	0	55
若鶏もも肉(皮なし)	13.2	0	70
鶏ひき肉	10.5	0	50
加工肉B			
ボンレスハム	13.1	0	70
プレスハム	10.8	0	70
肉・Cグループ（1点あたりたんぱく質10g未満）			
牛肩肉(皮下脂肪なし)	6.3	0	35
牛もも肉(皮下脂肪なし)	9.2	0	45
牛外もも肉(皮下脂肪なし)	7.8	0	40
牛肩ロース(皮下脂肪なし)	4.3	0	26
豚外もも肉(皮下脂肪なし)	9.1	0	45
牛ヒレ肉(赤肉)	9.6	0	45
牛外もも肉(脂身つき)	6.4	0	35
牛もも肉(脂身つき)	7.8	0	40
牛サーロイン肉(皮下脂肪なし)	5.5	0	30
牛ランプ肉(皮下脂肪なし)	6.9	0	35
豚肩肉(皮下脂肪なし)	8.9	0	45
豚もも肉(脂身つき)	9.2	0	45
牛肩肉(脂身つき)	5.0	0	30
牛ランプ肉(脂身つき)	5.6	0	30
豚肩肉(脂身つき)	6.5	0	35
豚ロース肉(皮下脂肪なし)	8.4	0	40
若鶏胸肉(皮つき)	7.8	0	40
若鶏もも肉(皮つき)	6.5	0	40
若鶏手羽肉(皮つき)	7.0	0	40
牛サーロイン肉(脂身つき)	4.0	0	24

家族の生活習慣病を防ぎ
エネルギーコントロールに役立つ 食品1点(80kcal)の重量早見表

● 買い物で悩まないために役立てましょう。絶対に必要な食品は優先的に求め、余分な量を買わない合理的な食事作りをしましょう。
● 20歳以上の人は1〜3群まで、3点、3点、3点の合計9点は男女老若を問わず確保(中学、高校生はもっと食べられるので後ろ見返しの食品構成を参照しましょう。)

『五訂版食品80キロカロリーガイドブック』(女子栄養大学出版部)より抜粋。

▲第1群 乳・乳製品／卵

● 卵は1日1個、食欲がなければ卵黄のみ1個分でもOK。
● 乳・乳製品で4点を選択。1日に牛乳1点、ヨーグルト1点、チーズ1点、生クリーム1点の合計4点。

食品名	1点あたりたんぱく質(g)	1点あたり食物繊維(g)	1点重量(g)	食品名	1点あたりたんぱく質(g)	1点あたり食物繊維(g)	1点重量(g)	食品名	1点あたりたんぱく質(g)	1点あたり食物繊維(g)	1点重量(g)
乳・乳製品				カマンベールチーズ	5.0	0	26	加糖練乳	1.9	0	24
低脂肪牛乳(加工乳)	6.5	0	170	クリームチーズ	1.9	0	23	クリーム(植物性脂肪)	1.4	0	20
普通牛乳	4.0	0	120	ゴーダチーズ	5.4	0	21	**卵**			
濃厚牛乳(加工乳)	3.9	0	110	チェダーチーズ	4.9	0	19	うずら卵(全卵)	5.7	0	45
脱脂粉乳	7.5	0	22	粉チーズ(パルメザン)	7.5	0	17	鶏卵(全卵)	6.8	0	55
プレーンヨーグルト(全脂無糖)	4.7	0	130	ブルーチーズ	4.3	0	23	卵黄	3.5	0	21
ヨーグルト(脱脂加糖)	5.2	0	120	プロセスチーズ	5.4	0	24	卵白	17.9	0	170
カテージチーズ	10.0	0	75	チーズスプレッド	4.1	0	26	ピータン	4.8	0	35

♥第2群 魚介・肉／豆・豆製品

● 1日に魚介で2点、肉で1〜1.5点、豆・豆製品で0.5〜1.0点の計3.5〜4.5点を食べる。低脂肪のものはたんぱく質が多い傾向。
● 肉、豆より魚介を優先的に食べる習慣を。

食品名	たんぱく質(g)	食物繊維(g)	1点重量(g)	食品名	たんぱく質(g)	食物繊維(g)	1点重量(g)	食品名	たんぱく質(g)	食物繊維(g)	1点重量(g)
魚介・Aグループ(1点あたりたんぱく質14g以上)				赤貝	14.9	0	110	アサリ・水煮缶	14.2	0	70
マダラ	17.6	0	100	帆立貝(貝柱)	14.3	0	80	帆立貝・水煮缶	16.6	0	85
メルルーサ	17.0	0	100	トコブシ	15.2	0	95	素干し桜エビ	16.9	-	26
トラフグ・養殖	18.3	0	95	サザエ	17.5	0	90	干しエビ・皮つき	17.0	-	35
アンコウ	18.2	0	140	アサリ	16.2	0	270	ズワイガニ・水煮缶	17.9	0	110
ドジョウ	16.1	0	100	芝エビ	17.8	0	95	タラバガニ・水煮缶	18.5	0	90
サヨリ	16.7	0	85	車エビ・養殖	17.3	0	80	アワビ・水煮缶	17.5	0	90
キビナゴ	16.0	0	85	伊勢エビ	17.8	0	85	するめ	16.6	0	24
キス	18.2	0	95	ズワイガニ	18.1	0	130	イカ・薫製	14.1	0	40
マガレイ	16.7	0	85	タラバガニ	18.2	0	140	アユ・天然	14.6	0	80
フナ	14.6	0	80	アマエビ	17.8	0	90	**魚介・Bグループ(1点あたりたんぱく質10g以上14g未満)**			
イシモチ(グチ)	17.1	0	95	マダコ	18.0	0	110	メバル	13.6	0	75
キハダマグロ	18.2	0	75	ヤリイカ	16.7	0	95	ホウボウ	12.7	0	65
ソウダガツオ	15.4	0	60	マダコ・ゆで	17.4	0	80	ヤマメ・養殖	12.0	0	65
ホンマグロ(赤身)	17.2	0	65	シャコ・ゆで	15.4	0	80	ホッケ	12.1	0	70
ワカサギ	14.4	0	100	**加工魚A**				カマス	10.4	0	55
イトヨリ	15.4	0	85	塩ダラ	18.2	0	120	イサキ	11.2	0	65
アコウダイ	14.3	0	85	マグロ・フレーク水煮缶(ライト)	17.6	0	110	子持ちガレイ	10.9	0	55
ミナミマグロ(赤身)	18.4	0	85	すき身ダラ	18.2	0	45	マアジ	13.5	0	65
ナマコ	16.1	0	350	しらす干し(微乾燥品)	16.2	0	70	カンパチ	12.6	0	60
タイラ貝(貝柱)	17.4	0	80	なまり節	17.1	0	45	シロサケ	13.4	0	60
アワビ	14.0	0	110	アジ(クサヤ)	17.5	0	35	ニジマス・淡水養殖	12.8	0	65
アオヤギ	14.7	0	90	丸干し(ウルメイワシ)	15.8	0	35	シラウオ	13.6	0	100
帆立貝	14.9	0	110	カツオ節	17.0	0	22	ヒラメ・養殖	13.8	0	65
ミル貝	18.3	0	100	タタミイワシ	16.5	0	22	クロダイ	11.2	0	55
ツブ貝	16.9	0	95	煮干し	15.4	0	24	スズキ	12.9	0	65
バイ貝	14.7	0	90	カツオ・塩辛	15.6	0	130	アマダイ	13.2	0	70

Staff

監修
香川 芳子(かがわ よしこ)
医学博士・女子栄養大学学長

●

栄養指導
足立 香代子(あだち かよこ)
せんぽ東京高輪病院栄養管理室長

●

献立プランと料理作成
今井 久美子(いまい くみこ)
料理研究家・栄養士

●

病気の解説
青木 照明(あおき てるあき)
東京慈恵会医科大学客員教授

●

運動指導
中島 節子
女子栄養大学栄養クリニック・朝日生命附属糖尿病研究所

●

装丁
磯田 尚男

●

表紙撮影
小川 勝彦

●

本文・料理撮影
小川 勝彦・川上 隆二

●

レイアウト
大薮 胤美・斎藤 聖・原 玲子

●

イラスト
時田 潔野

●

編集協力
黒須 陽子

●

校正
川島 智子・共同制作社

●

撮影協力
(株)タニタ

献立カレンダー❽
改訂新版 **胃手術後の人の 朝昼夕 献立カレンダー**

2003年7月20日 第1刷発行
2004年7月1日 第2刷発行

監 修 香川芳子
発行者 香川達雄
発行所 女子栄養大学出版部
　　　〒170-8481　東京都豊島区駒込3-24-3
　　　電話 03-3918-5411(営業)　03-3918-5301(編集)
　　　振替 00160-3-84647
印刷所 大日本印刷株式会社

本書の内容の無断転載・放送を禁じます。
乱丁本・落丁本はお取り替えします。

©Kagawa Education Institute of Nutrition 2003, Printed in Japan
ISBN4-7895-1318-1

〈第3群〉
野菜・芋・果物
3点 (240kcal)
緑黄色野菜100g　芋110g
淡色野菜200g　果物180g

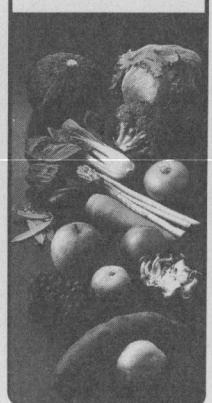

〈第4群〉
穀類・砂糖・油脂
11点 (880kcal)
このグループでエネルギーのコントロールをする

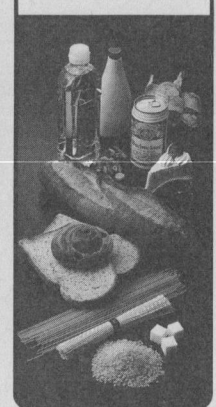

バランスのよい食事作りの目安
毎日とりたい食品グループ

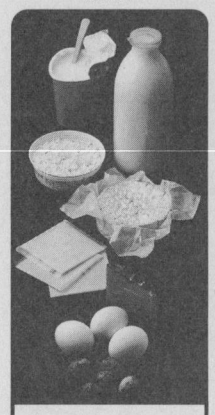

〈第1群〉
卵・乳乳製品
3点 (240kcal)
卵1個・牛乳1½カップ

〈第2群〉
魚介・肉・豆豆製品
3点 (240kcal)
主菜で2～3皿

● 毎回の献立には〈主食＋主菜＋副菜〉の3皿が並ぶよう努めましょう。1日に25～30種の食品をとって偏食防止。
● 20歳以上は第1～3群まではだれでも同じ量。

上段表は運動習慣のない人の場合、日常的な運動習慣を持ち、活発な生活行動をしている人には下段表を適用。〈香川芳子案〉

	15～17歳		18～29歳		30～49歳		50～69歳		70歳以上		4つの食品群	
	男	女	男	女	男	女	男	女	男	女		
g 3.0点	400g 3.0点	250g 2.0点	250g 2.0点	250g 2.0点	250g 2.0点	250g 2.0点	250g 2.0点	250g 2.0点	250g 2.0点	250g 2.0点	乳・乳製品	♠ 第1群
1.0	50 1.0	50 1.0	50 1.0	50 1.0	50 1.0	50 1.0	50 1.0	50 1.0	50 1.0	50 1.0	卵	
3.0	120 2.5	120 2.5	100 2.0	120 2.5	100 2.0	120 2.5	100 2.0	120 2.0	100 2.0	魚介、肉類	♥ 第2群
1.5	80 1.0	80 1.0	80 1.0	80 1.0	80 1.0	80 1.0	80 1.0	60 1.0	60 1.0	豆・豆製品	
1.0	300 1.0	300 1.0	300 1.0	300 1.0	300 1.0	300 1.0	300 1.0	300 1.0	300 1.0	300 1.0	野菜	♣ 第3群
1.0	100 1.0	100 1.0	100 1.0	100 1.0	100 1.0	100 1.0	100 1.0	100 1.0	100 1.0	100 1.0	芋	
1.0	200 1.0	200 1.0	200 1.0	200 1.0	200 1.0	200 1.0	200 1.0	200 1.0	200 1.0	200 1.0	果物	
11.0	180 8.0	270 12.0	180 8.0	260 11.5	180 8.0	210 9.5	160 7.0	180 8.0	120 5.5	穀物	◆ 第4群
1.0	20 1.0	20 1.0	20 1.0	20 1.0	20 1.0	20 1.0	20 1.0	15 0.7	15 0.7	砂糖	
2.5	20 2.5	25 2.5	20 2.5	25 2.5	15 1.5	15 1.5	15 1.5	15 1.5	10 1.0	油脂	
6.0点	21.5点	25.0点	20.0点	24.5点	19.5点	22.0点	18.2点	20.0点	16.5点	合計点数	
(2080 kcal)	(1720 kcal)	(2000 kcal)	(1600 kcal)	(1960 kcal)	(1560 kcal)	(1760 kcal)	(1456 kcal)	(1600 kcal)	(1320 kcal)	(エネルギー)	

	15～17歳		18～29歳		30～49歳		50～69歳		70歳以上		4つの食品群	
	男	女	男	女	男	女	男	女	男	女		
g 3.0点	400g 3.0点	250g 2.0点	250g 2.0点	250g 2.0点	250g 2.0点	250g 2.0点	250g 2.0点	250g 2.0点	250g 2.0点	250g 2.0点	乳・乳製品	♠ 第1群
1.0	50 1.0	50 1.0	50 1.0	50 1.0	50 1.0	50 1.0	50 1.0	50 1.0	50 1.0	50 1.0	卵	
3.0	120 2.5	120 2.5	100 2.0	120 2.5	100 2.0	120 2.5	100 2.0	120 2.5	100 2.0	魚介、肉類	♥ 第2群
1.5	100 1.5	80 1.0	80 1.0	80 1.0	80 1.0	80 1.0	80 1.0	80 1.0	80 1.0	豆・豆製品	
1.0	300 1.0	300 1.0	300 1.0	300 1.0	300 1.0	300 1.0	300 1.0	300 1.0	300 1.0	300 1.0	野菜	♣ 第3群
1.0	100 1.0	100 1.0	100 1.0	100 1.0	100 1.0	100 1.0	100 1.0	100 1.0	100 1.0	100 1.0	芋	
1.0	200 1.0	200 1.0	200 1.0	200 1.0	200 1.0	200 1.0	200 1.0	200 1.0	200 1.0	200 1.0	果物	
14.5	230 10.0	330 14.5	230 10.0	320 14.0	230 10.0	270 12.0	200 9.0	230 10.0	160 7.0	穀物	◆ 第4群
1.0	20 1.0	20 1.0	20 1.0	20 1.0	20 1.0	20 1.0	20 1.0	20 1.0	15 1.0	砂糖	
3.5	20 3.5	35 3.5	20 3.5	35 3.5	20 3.5	25 2.5	20 2.5	20 2.0	15 1.5	油脂	
0.5点	24.0点	28.5点	22.0点	28.0点	22.0点	25.0点	21.0点	22.0点	18.5点	合計点数	
(2440 kcal)	(1920 kcal)	(2280 kcal)	(1760 kcal)	(2240 kcal)	(1760 kcal)	(2000 kcal)	(1680 kcal)	(1760 kcal)	(1480 kcal)	(エネルギー)	